Heilen mit der
Polyvagal-Theorie

Stephen W. Porges

Heilen mit der Polyvagal-Theorie

Neuronales Training für Körper, Herz und Hirn

Aus dem amerikanischen Englisch von Theo Kierdorf & Hildegard Höhr

G. P. PROBST VERLAG
Lichtenau/Westfalen

VERLAGSKONTAKT:
G. P. Probst Verlag GmbH
In den Rauten 3
D–33165 Lichtenau
Tel.: +49(0)5295 99 57 81
eMail: verlag@gp-probst.de

Verlag & Herausgeber danken Dr. Siegfried Joel für seine wertvollen Kommentare und klärenden Hinweise zur Übersetzung.

2. Auflage 2024

Übersetzung aus dem amerikanischen Englisch: Theo Kierdorf & Hildegard Höhr, Köln
Umschlaggestaltung: Mareile Gropengießer (Paderborn)
Coverfoto: © kesipun – stock.adobe.com
Satz: SpaceType, Köln
Druck & Bindung: Generál Nyomda Kft., Szeged/Ungarn

ISBN 978-3-944476-39-1

Bibliographische Information der Deutschen Nationalbibliothek
Die Deutsche Nationalbibliothek verzeichnet diese Publikation in der Deutschen Nationalbibliografie; detaillierte bibliografische Daten sind im Internet über *http://dnb.d-nb.de* abrufbar.

Inhalt

Einleitung

Die Geschichte der Entstehung einer neuen Wissenschaft

Als ich die Polyvagal-Theorie entwickelte, verstand ich sie nicht als umfassendes Modell, das einen Paradigmenwechsel initiieren könnte. Ich sah sie vielmehr als mit der vorausgegangenen Forschung und Theoriebildung im Einklang. Sie erschien mir eher wie ein naheliegender nächster Schritt. In den 25 Jahren nach ihrer ersten Präsentation wurde mir dann durch interdisziplinären Austausch klar, daß aus der Polyvagal-Theorie ein Verständnisrahmen für eine neue Gehirn-Körper- oder Geist-Körper-Wissenschaft hervorgehen könnte. Außerdem ging mir auf, daß eine auf der Polyvagal-Theorie aufbauende neue Strategie in Modelle für die Behandlung physischer und psychischer Probleme einbezogen werden könnte. Diese Strategie müßte das Nervensystem der Patienten nutzen, um das natürliche Streben des Körpers nach Sicherheit im Rahmen der Bemühungen des Nervensystems, die Gesundheit zu fördern, ins Zentrum zu stellen. Sicherheit und Bedrohung waren nicht nur psychologische Konstrukte, sondern fanden ihren Niederschlag im Autonomen Nervensystem. Befand sich das ANS in einem Zustand der Ruhe und der Offenheit für soziale Kontakte, waren Behandlungen psychischer und physischer Störungen effizient möglich. Befand es sich hingegen in einem Zustand der Defensivität und Verletzlichkeit, so beeinträchtigte dies die Wirksamkeit der Behandlung. Vereinfachend könnte man auch sagen, daß die Polyvagal-Theorie die Strukturen und Möglichkeiten enthüllte, durch die unserem neurobiologisch fundierten Streben nach Sicherheit durch soziale Verbundenheit Erfolg beschieden sein konnte.

Ob eine neue Theorie anerkannt wird, hängt von verschiedenen komplexen und oft nicht gewürdigten Aspekten ab. Am wichtigsten sind in diesem Zusammenhang das Verständnis (1) früher entstandener Theorien, (2) der Terminologie,

---

Autor: Stephen W. Porges

die zur Veranschaulichung der in der Theorie beschriebenen hypothetischen Konstrukte benutzt wird, und (3) der Fragen, welche die Theorie zu beantworten beabsichtigt. Weil für die Polyvagal-Theorie die Evolution ein organisierendes Prinzip ist und weil neuroanatomische Strukturen ihr zufolge bestimmte adaptive Funktionen erfüllen sollen, sind das Verständnis der Entwicklung der Wirbeltiere sowie der Neuroanatomie der neuronalen Regulation des ANS für eine fundierte Auseinandersetzung unverzichtbar. Und weil die Polyvagal-Theorie zu überprüfbaren Hypothesen führt, die auf dynamischen Anpassungen der autonomen Funktion basieren, ist ein differenziertes Verständnis beispielsweise von Zeitreihenanalysen notwendig.

Wissenschaftler fokussieren intellektuell auf Peer-Groups, die das Bemühen um die Untersuchung bestimmter Probleme miteinander verbindet. Sie sehen die Welt im Lichte ihrer Forschungsfragen sowie bestimmter expliziter und impliziter Theorien und Methoden. Meine wissenschaftliche Basis ist die Welt der Psychophysiologie, einer Wissenschaft, die in den 1960er Jahren damit begann, die Beziehung zwischen bestimmten physiologischen Reaktionen und psychologischen Phänomenen zu untersuchen, etwa geistiger Anstrengung, Aufmerksamkeit, Erwartung, Reizerkennung, Entscheidungsfindung, Ehrlichkeit und Vorlieben. Als ich die Polyvagal-Theorie erstmals vorstellte, dominierte in der Psychophysiologie die Arousal-Theorie. Trotz ihres langen großen Einflusses lag ihr ein relativ simples Modell zugrunde. Sie basierte auf der Feststellung, daß Arousal (Erregung) ein lineares Konstrukt ist. Dieses indiziert ein Spektrum von niedrigen bis hohen Aktivierungsstufen, die sich durch die Beobachtung des Verhaltens oder der Physiologie messen oder ableiten lassen. Die Beziehung zwischen Erregung und Leistung wurde oft in Form einer Glockenkurve dargestellt, in deren mittlerem Bereich die optimale Leistung stattfand, während im Bereich geringer und hoher Erregung schlechte Leistung beobachtet wurde. Diese Beziehung war unter dem Namen Yerkes-Dodson-Gesetz (Yerkes & Dodson 1908) bekannt. Metaphorisch stand Erregung für die Energie des menschlichen Nervensystems. Was Erregung beinhaltete, war leicht zu verstehen, denn wenn sie im Verhalten zum Ausdruck kam, war sie als stärkere Aktivität zu erkennen, und wenn sie sich autonom manifestierte, konnte man sie an verstärktem Schwitzen und am Ansteigen der Herzfrequenz erkennen.

Die frühe psychophysiologische Forschung nahm an, periphere autonome Maße seien ein aussagekräftiger Indikator für Erregung. Dieser Auffassung lag ein rudimentäres Verständnis des ANS zugrunde, das Veränderungen der elektrodermalen Aktivität (in Form von Schwitzen) und der Herzfrequenz als zuverlässige Indikatoren für sympathische Aktivität ansah. Zur Zeit der Entwicklung der Aktivierungs-/Erregungstheorie ging man von einem Kontinuum zwischen peripheren autonomen Reaktionen und zentralen Mechanismen aus (siehe Darrow, Jost, Solomon & Mergener 1942), und von der sympathischen Aktivität nahm man an, sie gehe parallel zur Aktivierung des Gehirns vonstatten. Dieser Annahme zufolge waren Organe, die durch sympathische efferente Fasern beeinflußt wurden – etwa die Schweißdrüsen, die Blutgefäße und das Herz –, potentielle Indikatoren für limbische oder kortikale Aktivität (Duffy 1957; Lindsley 1951; Malmo 1959).

Obgleich nie geklärt wurde, welche Nervenbahnen mit diesen verschiedenen Ebenen verbunden sind, und dies immer noch unklar ist, rückten in der Anfangszeit des Bestehens der *Society for Psychophysiological Research* die galvanische Hautreaktion und die Herzfrequenz in den Mittelpunkt wissenschaftlicher Aktivität. Die Gründe hierfür waren einesteils die vermutete sympathische Innervation und andernteils die Möglichkeit, diese Faktoren zu messen. Zwangsläufig wurden in der so entstehenden Forschungsumgebung mehrere wichtige Faktoren vernachlässigt: (1) parasympathische (z. B. vagale) Einflüsse, (b) Interaktionen zwischen sympathischen und parasympathischen Prozessen, (c) periphere autonome Afferenten, (d) zentrale regulatorische Strukturen, (e) der adaptive und dynamische Charakter des ANS und (f) phylogenetische und ontogenetische Unterschiede der strukturellen Organisation und Funktion.

Die Polyvagal-Theorie präsentierte ein komplexeres nichtlineares Modell autonomer Regulation, das sich auf identifizierbare und potentiell meßbare Nervenbahnen konzentrierte, die mittels eines die homöostatische Funktion fördernden Feedbacksystems zur autonomen Regulation beitragen. Die Polyvagal-Theorie erforderte ein Konzept autonomer Regulation, das Psychophysiologen mit einer Herausforderung konfrontierte, weil die Psychophysiologie eine Top-down-Repräsentation der Funktion des Zentralen Nervensystems in Form meßbarer peripherer physiologischer Werte (autonomer Reaktionsmuster) bevorzugte. Deshalb vertraten viele Psychophysiologen die Auffassung, die systematische Quantifizierung peripherer autonomer Reaktionen liefere zuverlässige Informationen hinsichtlich der Gehirnfunktion und der mentalen Prozesse. Bevor ich die Polyvagal-Theorie entwickelt hatte, entsprachen die Ergebnisse meiner wissenschaftlichen Untersuchungen dieser Top-down-Perspektive. Beispielsweise habe ich einen Aufsatz mit dem Titel »*Heart rate patterns in neonates: A potential diagnostic window to the brain*« (Porges 1983) publiziert.

Als ich im Jahre 1994 die Polyvagal-Theorie vorstellte, hatte sich meine Auffassung über die neuronale Regulation des ANS verändert. Ich arbeitete damals an etwas, das ich Vagusparadox nannte. Aus der Entdeckung der Nervenbahnen, die eine plausible Auflösung dieses Paradoxes ermöglichen, ist die Polyvagal-Theorie hervorgegangen. Im Gegensatz zu den Modellen, die meine Kollegen bevorzugten, postulierte die Polyvagal-Theorie eine bidirektionale Kommunikation zwischen Gehirn und inneren Organen, die im ANS vonstatten geht. Die Anerkennung der Polyvagal-Theorie konfrontierte Wissenschaftler mit der plausiblen Möglichkeit, daß periphere innere Organe Gehirnprozesse zu beeinflussen vermochten und daß dies sogar für kognitive und emotionale Prozesse galt, von denen man bisher angenommen hatte, ihr Ursprung liege im Gehirn.

Die Polyvagal-Theorie ließ sich mit den Einschränkungen der Arousal-Theorie nicht gut vereinbaren, obwohl die Polyvagal-Theorie eine neuronale Erklärung für die Arousal-Theorie lieferte. Die Arousal-Theorie entsprach einem überholten, aber heute noch gelehrten Modell des ANS, das Erregung als Resultat eines Kampfes zwischen Sympathischem Nervensystem (SNS) und Parasympathischen Nervensystem (PNS) verstand. Allerdings erklärte dieses ältere Modell nicht, wie sich ein schwacher Erregungszustand mit erhöhter Aktivierung des PNS vereinbaren ließ.

Die Polyvagal-Theorie erforderte die Entwicklung einer anderen Quantifizierungsstrategie und neuer Meßmöglichkeiten (z. B. die Messung der Respiratorischen Sinusarrhythmie [RSA] als Maß für die Regulierung des Herzens durch den Vagus); erst dadurch würde es möglich, die dynamische Regulation des ANS genau zu überwachen. Die Polyvagal-Theorie regte Wissenschaftler dazu an, über die Mittelwerte der Variablen hinauszublicken und sich mit den Periodizitäten im physiologischen Signal zu befassen, das die Eigenschaften des Feedback-Systems repräsentierte, welche die Optimierung der Homöostase ermöglichten. Zeitreihenanalysen ergänzten deskriptive statistische Methoden, und neue Maße konnten die systematischen Perturbationen um den Sollwert beschreiben. In meinem Fall gelangte dies in Form periodischer Variationen der Herzfrequenz um den Mittelwert oder Sollwert des Herzens zum Ausdruck. Beispielsweise definieren die periodischen Variationen der Herzrate in der Frequenz spontaner Atmung die RSA und spiegeln neurophysiologisch das Feedback zwischen Herz und Hirnstamm über den ventralen Vagus. Die Amplitude dieser Oszillation ist ein valider Index für eine Komponente des kardialen vagalen Tonus, der über die myelinisierten ventralen Vagusbahnen zum Sinusknoten, dem Schrittmacher des Herzens, vermittelt wird. Während der Vorbereitung auf eine Bewegung oder bei deren Ausführung wird die Amplitude dieser Oszillation gedämpft, um den Einfluß des SNS auf das Herz zu optimieren und so die Herzleistung zu steigern, um die Mobilisierung zu unterstützen. Die Dämpfung dieser Feedbackschleife entspricht der Einschränkung der Rolle des ANS bei der Aufrechterhaltung der

Homöostase. Konzeptionell können wir uns die RSA-Amplitude als Index für die Unterstützung der Homöostase oder körperlicher Bewegung durch das ANS vorstellen, was häufig dazu dient, im Bedrohungsfall Kampf- oder Fluchtreaktionen zu fördern. Und weil die RSA-Amplitude die Stärke der »Vagusbremse« repräsentiert, überwachen wir durch Beobachtung der RSA funktional die homöostatische »Reserve« des ANS hinsichtlich jener Herausforderungen, die wir oft als Streß bezeichnen. Deshalb wäre die Störung der Homöostase ein genau meßbarer Indikator für die Wirkung schwieriger Situationen und könnte besser Aufschluß über Streß geben als beispielsweise der Kortisolspiegel.

Aus Sicht der Polyvagal-Theorie hat der Begriff der Homöostase eine nuancierte Bedeutung, wobei der Status der Feedbackschaltkreise eine Rolle spielt, welche die bidirektionale Kommunikation zwischen inneren Organen und Hirnstamm ermöglichen. Das traditionelle ANS-Modell basierte auf der Annahme, die Homöostase sei relativ stabil und werde durch die konkurrierenden Einflüsse des SNS und PNS aufrechterhalten, obwohl die für die Homöostase entscheidenden Feedbackschaltkreise und die für diese wichtigen Nervenverbindungen nie genau identifiziert wurden. Hingegen geht die Polyvagal-Theorie davon aus, daß sich die Homöostase am besten nicht ausschließlich durch einen statischen Sollwert beschreiben läßt, sondern außerdem eine Beurteilung der systematischen Perturbationen um den Sollwert erfordert.

Kaum beachtet wird merkwürdigerweise die Rolle viszeraler Afferenzen, die (hauptsächlich durch den Vagus) von jedem inneren Organ zu einem Zentrum im Hirnstamm verlaufen und relevante Informationen übermitteln, die es möglich machen, daß der zu den Organen strömende Output die Homöostase unterstützt. Ohne differenzierte Möglichkeiten, die neuronale Regulation zu messen, die die inneren Organe unterstützt, kann die Medizin Störungen der neuronalen Regulation, die der Schädigung eines Organs vorausgehen, nicht entdecken. Obwohl die sensorischen Vagusfasern die regulierenden Zentren im Hirnstamm ständig über den aktuellen Zustand der Organe informieren, spielt dieses Konzept dynamischen Feedbacks bei der Regulierung der inneren Organe in der Ausbildung von Ärzten keine Rolle. Fragen Sie einmal Ihren Internisten, was er über die sensorischen Fasern gelernt hat, die das Gehirn mit den Organen, die er behandelt, verbinden (was dies für die Bereiche der Kardiologie, Nephrologie, Hepatologie und Pulmonologie bedeutet).

Vor dem Hintergrund der Arousal-Theorie, einer Neigung zu statischen Maßen der autonomen Funktion (z. B. der Herzfrequenz im Ruhezustand, des Blutdrucks) und eines nur beschränkten Verständnisses dessen, wie die dynamische Regulierung des ANS die Homöostase unterstützen oder stören könnte, trat die

Polyvagal-Theorie an einem Oktobermorgen des Jahres 1994 an die Öffentlichkeit. In ihrer ursprünglichen Form stellte ich sie im Rahmen meiner Präsidialrede anläßlich der Jahresversammlung der *Society for Psychophysiological Research* in Atlanta, Georgia, vor. Der Vortrag wurde später in überarbeiteter Form in der Zeitschrift der Gesellschaft, *Psychophysiology* (Porges 1995/2010), veröffentlicht. Damals ging es mir darum, die in den vorangegangenen 25 Jahren meiner Forschungstätigkeit herausgearbeiteten Prinzipien zu archivieren und meine wissenschaftliche Disziplin anzuregen, autonome Reaktionen aus einer neuen Perspektive zu erforschen. Zwar waren einige dieser Prinzipien völlig neuartig, doch die allgemeinen Fragen waren Psychophysiologen vertraut, die herauszufinden versuchten, ob die Überwachung von Herzfrequenzmustern ihnen zusätzliche Informationen über die psychische und physische Gesundheit betreffende Prozesse liefern würde. Da mein Vortrag von meinen Kollegen gut aufgenommen wurde, nahm ich an, daß die Vorstellung der Polyvagal-Theorie sich positiv auf die Forschungstätigkeit in der Psychophysiologie auswirken würde, weil sie eine neuartige Sicht der Funktion des ANS bei der Regulierung psychischer Prozesse, des physiologischen Zustandes und des Verhaltens erschloß. Hingegen erwartete ich damals nicht, daß die Polyvagal-Theorie zu klinischen Erkenntnissen und Interventionen und neuen Ansätzen der Behandlung psychischer und physischer Probleme anregen würde.

In den folgenden 25 Jahren, in denen sich wissenschaftliche Erkenntnisse über die neuronale Regulation des ANS häuften, nahm auch unser Wissen darüber, was die Polyvagal-Theorie uns über menschliches Verhalten und die Gesundheit sagt, zu. Und parallel zu diesem Zuwachs an wissenschaftlichen Erkenntnissen entwickelte sich auch die Polyvagal-Theorie weiter und erschloß neue Konstrukte, die halfen, das neue Wissen zu einem besseren Verständnis der psychischen Gesundheit zu nutzen und dementsprechend zu übersetzen. Vier dieser neuen Konstrukte, die in den folgenden Absätzen jeweils kurz beschrieben werden, trugen dazu bei, Psychotherapeuten Aspekte der Polyvagal-Theorie zu erläutern, die für sie besonders wichtig sind. Die Aufsätze, in denen diese Konstrukte eingeführt wurden, sind in Tabelle 1 aufgeführt. Sie alle wurden in dem Buch *Die Polyvagal-Theorie – Neurophysiologische Grundlagen der Therapie* (Porges 2011/2010) zusammengefaßt.

Die Vagusbremse (1996) spiegelt den inhibitorischen Einfluß jener Vagusbahnen auf das Herz, die die Eigenfrequenz des Sinusknotens verlangsamen. Verlöre der Vagus seinen Einfluß auf das Herz, stiege die Herzfrequenz spontan, obwohl sich die sympathische Erregung nicht verändern würde. Die intrinsische Herzfrequenz gesunder junger Erwachsener liegt bei 90 Schlägen pro Minute. Doch die Baseline-Frequenz ist bedingt durch den Einfluß des Vagus, der als »Vagusbremse« fungiert, deutlich niedriger. Die Vagusbremse aktiviert und deaktiviert den Einfluß des Vagus auf den Sinusknoten. Wenn Aktivitäten die systematische Einschaltung und Lösung der Vagusbremse erfordern, können sie als neuronale Übung verstanden werden, welche die Funktion der Vagusbremse verstärkt, unter anderem die Fähigkeit zur Selbstberuhigung und Selbstregulation. Es wird angenommen, daß die Vagusbremse durch den myelinisierten ventralen Vagus vermittelt wird. Obwohl die nicht myelinisierten Vagusfasern bei Frühgeborenen offenbar eine klinische Bradykardie vermitteln, wird dieser Prozeß nicht im Sinne des Konstrukts der Vagusbremse verstanden. Die Funktion der Vagusbremse ist ein zentrales Konstrukt der Polyvagal-Theorie und spielt für die Verringerung von Defensivverhalten und die Förderung der Bereitschaft zu sozialen Kontakten, die sich zur Co-Regulation entwickeln könnten, eine Rolle.

Das System für soziale Verbundenheit (1998) besteht aus einer somatomotorischen Komponente (der neuronalen Kontrolle der gestreiften Muskulatur) und einer viszeromotorischen Komponente (der neuronalen Kontrolle der Muskeln der inneren Organe). Die somatomotorische Komponente beinhaltet spezielle viszerale efferente Bahnen, welche die gestreiften Muskeln des Gesichts und des Kopfes regulieren. Die viszeromotorische Komponente beinhaltet den myelinisierten supradiaphragmatischen Vagus, der Herz und Bronchien reguliert. Die Funktion des Systems besteht zunächst darin, Saugen, Schlucken, Atmen und Vokalisation zu koordinieren. Eine atypische Koordination des Systems früh im Leben legt es nahe, von der Entstehung späterer Schwierigkeiten hinsichtlich des Sozialverhaltens und der Emotionsregulation auszugehen. Mit Hilfe des Systems für soziale Verbundenheit bringen Menschen ihren physiologischen Zustand in ihren stimmlichen Äußerungen und ihrer Mimik zum Ausdruck. Kundige Psychotherapeuten entdecken diese Merkmale intuitiv und geleiten ihre Klienten durch adäquate Co-Regulation in ruhigere und offenere Zustände.

Mit Hilfe der **Neurozeption (2003)** beurteilt das Nervensystem Gefahren, ohne auf das Gewahrsein angewiesen zu sein. An diesem automatischen Prozeß sind Gehirnbereiche beteiligt, die Signale für Sicherheit, Gefahr und Lebensgefahr analysieren. Hat die Neurozeption diese entdeckt, verändert sich der physiologische Zustand automatisch auf eine für das Überleben optimale Weise. Obwohl wir uns der Signale, welche die Neurozeption aktivieren, normalerweise nicht bewußt sind, nehmen wir die damit verbundenen physiologischen Veränderungen häufig wahr (die Interozeption). Manchmal spüren wir dies als Empfindungen im Bauch oder im Herzen oder als intuitives Erkennen der Gefährlichkeit des aktuellen Kontexts. Das System kann auch physiologische Zustände hervorrufen, die Vertrauen, soziale Verbundenheit und starke Beziehungen fördern. Die Neurozeption liegt nicht immer richtig. Eine unzutreffende Neurozeption kann eine adaptive Überlebensreaktion sein. Sie zeigt eine Gefahr an, wenn keine Gefahr besteht, oder entdeckt Anzeichen für Sicherheit, obwohl die Situation gefährlich ist. Menschen mit einer Traumavorgeschichte erleben eine solche irreführende Neurozeption häufig.

Der Frequenzbereich des Wahrnehmungsvorteils (2010) ist der Bereich akustischer Frequenzen, in dem Artgenossen Signale für Sicherheit und reziproke positive soziale Intentionen zum Ausdruck bringen. Dieses Frequenzband basiert auf den physikalischen Gegebenheiten der Mittelohrstrukturen und entscheidet darüber, in welchen Frequenzbereichen Signale für Sicherheit oder Gefahr kommuniziert werden. Vokale Äußerungen in diesem Frequenzbereich signalisieren Sicherheit und beruhigen den Zuhörer durch Beeinflussung seines inneren Zustandes. Hingegen signalisieren vokale Äußerungen außerhalb dieses Frequenzbereiches Gefahr und beeinträchtigen den inneren Zustand des Zuhörers. Diese Interpretationen akustischer Eigenschaften basieren auf der phylogenetischen Entwicklung der Wirbeltiere. Vokale Äußerungen in relativ hohen Frequenzen sind Notrufe und signalisieren Artgenossen in der Nähe eine Verletzung oder Bedrohung. Ein Beispiel hierfür ist der Säuglingsschrei in einem relativ hohen Frequenzbereich, der die erwachsene Bezugsperson dazu bringen soll, das Leid des Kindes zu verringern. Niederfrequente Geräusche unter dem für Säugetiere charakteristischen Frequenzbereich des Wahrnehmungsvorteils werden generell mit Lebensgefahr assoziiert. Säugetiere wurden im Laufe ihrer Entwicklungsgeschichte mit den stimmlichen Äußerungen größerer Raubtiere konfrontiert, die sich in einem ziemlich tiefen Frequenzbereich bewegen. Deshalb mobilisieren akustische Signale von starker Energie (großer Lautstärke), die über oder unter dem für Säugetiere charakteristischen Frequenzbereich des Wahrnehmungsvorteils liegen, Ressourcen für Kampf-/Fluchtreaktionen oder das für Totstellreaktionen charakteristische Shutdown-Verhalten. Das *Safe and Sound Protocol™* ist eine akustische Intervention, die als neuronale Übung das System für soziale Verbundenheit beeinflußt, indem es auf den Frequenzbereich des Wahrnehmungsvorteils fokussiert. Weitere Informationen über diese Intervention finden Sie unter https://integratedlistening.com/porges/

TABELLE 1

Konstrukt	Erstpublikation
Vagusbremse	Porges, S. W., Doussard-Roosevelt, J. A., Portales, A. L., & Greenspan, S. I. (1996/2010): Die Regulation der Vagusbremse bei Säuglingen ermöglicht Voraussagen über spätere Verhaltensprobleme.
System für soziale Verbundenheit	Porges, S. W., (1998/2010): Liebe: Eine emergente Eigenschaft des ANS von Säugetieren.
Neurozeption	Porges, S. W., (2003/2010): Soziales Engagement und Bindung: Eine phylogenetische Sicht.
Frequenzbereich des Wahrnehmungsvorteils	Porges, S. W., & Lewis, G. F. (2010/2010): Die Polyvagal-Hypothese: Autonome Regulation, Vokalisationen und Zuhören.

Mit Hilfe dieser Konstrukte inspirierte die Polyvagal-Theorie Psychotherapeuten und regte sie dazu an, ihre Behandlungsstrategien zu verändern. Das Verständnis der Konstrukte ermöglichte ihnen, das Nervensystem ihrer Klienten effektiver für die Arbeit am gemeinsamen Ziel, das Wohlbefinden zu steigern, zu nutzen. Indem die Therapeuten ihr eigenes System für soziale Verbundenheit nutzten, um Signale für Sicherheit auszusenden, war es ihnen möglich, ihre Klienten von der Co-Regulation über die Selbstregulation zur Resilienz zu geleiten. Während die Polyvagal-Theorie aus dem Stadium der Grundlagenforschung in den Bereich der klinischen Anwendungen wechselte, entstand eine neue Sprache, die es ermöglichte, die theoretischen Konstrukte einem breiteren Publikum, unter anderem Klinikern und ihren Klienten, zugänglich zu machen.

In den 25 Jahren, die seit der ersten Präsentation vergangen sind, hat sich die Polyvagal-Theorie weiterentwickelt und verwandelt. Ein großer Teil dieser Transformation ist meinen Erfahrungen im klinischen Bereich und meiner Zusammenarbeit mit Klinikern zuzuschreiben. Inzwischen haben Tausende von Forschern auf die Polyvagal-Theorie Bezug genommen, um ihre Resultate zu erklären, und Zehntausende von Therapeuten und Klienten haben mit Hilfe der Polyvagal-Theorie die Wirkung von chronischem Streß und Traumata auf die psychische und physische Gesundheit zu erklären versucht. Ihre Wirkung und Anwendung hat sich in den verschiedensten Disziplinen niedergeschlagen.

Zugänglichkeit ist für die Übersetzung wissenschaftlicher Erkenntnisse in den klinischen Alltag und in das öffentliche Bewußtsein entscheidend. Die meisten wissenschaftlichen Zeitschriften beschränken die Möglichkeit, ihre Aufsätze zu lesen, durch kostspielige Abonnements auf die Angehörigen akademischer Institutionen. Aber auch Artikel, die in Zeitschriften publiziert werden, die der Öffentlichkeit zugänglich sind, eignen sich aufgrund ihres akademischen Stils in der Regel kaum für Nichtfachleute. Doch mittlerweile sind zumindest bestimmte Aspekte der Polyvagal-Theorie durch das Internet und aufgrund von Buchveröffentlichungen auch für die Allgemeinheit leichter zugänglich, und intuitive Wissenschaftler und Kliniker haben Aspekte der Polyvagal-Theorie in ihre eigenen Forschungsprojekte und ihre therapeutische Praxis einbezogen. Ein flüchtiger Überblick mit Hilfe von Google Scholar ergab, daß auf die Polyvagal-Theorie mehr als 8500 Mal in wissenschaftlichen Aufsätzen verwiesen wird; die Google-Suche führt 285000 Websites mit entsprechenden Verweisen auf; und auf YouTube wird eine große Zahl von Videos zu diesem Thema aufgeführt, die insgesamt weit über eine Million Mal angeschaut wurden.

Im Laufe der Zeit wurde die Polyvagal-Theorie in die verschiedensten klinischen Ansätze integriert, und auf diese Weise entstanden zahlreiche »*Polyvagal-Informed*« (»der Polyvagal-Theorie kundige« bzw. »diese berücksichtigende«) Therapien. Im Jahre 2018 habe ich zusammen mit Deb Dana einen Reader mit dem Titel »*Klinische Anwendungen der Polyvagal-Theorie*« (Porges & Dana 2018/2019) herausgegeben, in dem unabhängige und kreative Therapeuten der verschiedensten Disziplinen beschreiben, wie sie die Polyvagal-Theorie in ihre Arbeit einbeziehen. Dieses Buch herauszugeben war für mich ein transformierendes Erlebnis und weckte in mir ein Gefühl der Dankbarkeit dafür, Zeuge dessen zu werden, wie die Polyvagal-Theorie in der kreativen Arbeit anderer Menschen ihren Niederschlag fand.

Im vorliegenden Buch sollen die seit der Publikation des ersten Buches über die Polyvagal-Theorie neu entstandenen Erkenntnisse über diesen Ansatz bekannt gemacht werden. Bei der Lektüre sollten Leser sich vergegenwärtigen, daß das Wissen über die Polyvagal-Theorie seit 1994 umfangreicher geworden ist. Das heute Bekannte geht über die damals verfügbaren Informationen weit hinaus. Außerdem sollte man bedenken, wie wertvoll eine Theorie ist, wenn es um die Entwicklung plausibler Erklärungen für klinische Beobachtungen geht. Theorien erklären Phänomene. Ob sie wahr oder falsch sind, wird nur selten bewiesen. Eher werden sie durch auf neueren Untersuchungen basierende Informationen aktualisiert oder durch eine konkurrierende Theorie, die das betreffende Phänomen plausibler erklärt, abgelöst. Durch das Verfolgen der Publikationen, die seit der ersten Präsentation der Polyvagal-Theorie erschienen sind, können Leser deren allmähliche Verfeinerung bei dem Bemühen, klinische Aspekte adäquat einzubeziehen, nachvollziehen. Im Mittelpunkt der gemeinsamen Arbeit vieler an dieser Zielsetzung steht jedoch weiterhin, daß die psychische und physische Gesundheit nur gefördert werden kann, wenn sich unser ANS in einem Zustand der Sicherheit befindet.

Die Polyvagal-Theorie ist keine statische Theorie, sondern ein Rahmen für die Organisation von Informationen und strukturierenden Hypothesen. Es handelt sich um eine Theorie über unser In-der-Welt-Sein als Menschen und über unser Bedürfnis nach Sicherheit und Verbundenheit mittels vertrauensvoller Beziehungen. Aus Sicht der Polyvagal-Theorie existiert nur ein Nervensystem, dem die Regulation von Gehirn und Körper obliegt. Die Polyvagal-Theorie beschreibt einen neurowissenschaftlichen Ansatz, der Gehirn und Körper einschließt und die soziale Kommunikation zur Regulation des ANS in Beziehung setzt. Sie trifft keine Aussagen darüber, aus welcher Richtung psychische und physische Co-Morbiditäten verursacht wurden. Vielmehr stellt sie Feedbacksysteme ins Zentrum, welche die Homöostase unterstützen, fokussiert auf operationale Definitionen von Streß (z. B. im Sinne einer Störung der Homöostase) und betont die Bedeutung des autonomen Zustandes bei der Entstehung sowohl von Beeinträchtigungen der psychischen und physischen Gesundheit als auch von Möglichkeiten der Rehabilitation und Heilung. Geben Sie bei der Lektüre dieses Buches Ihrem Entdeckungsdrang Raum, der uns die wunderbaren Eigenarten unserer Existenz als menschliche Säuger zu würdigen hilft.

1

Neurokardiologie im Lichte der Polyvagal-Theorie

1. Die Gehirn-Körper-Verbindung in der Medizin

Wissen und Erfahrung fließen in unsere Vorstellung der Interaktion von Gehirn und Autonomem Nervensystem ein. Was wir in unserer Ausbildung gelernt haben, beeinflußt, wie wir in der Forschung Fragen formulieren und Hypothesen überprüfen. Und in dem Maße, wie unser Verständnis der Neurophysiologie des ANS wächst, verändert sich die Bandbreite unserer Untersuchungen. Neue Erkenntnisse gelangen nur sehr verzögert in die medizinische Ausbildung, und bis sie in der klinischen Praxis verstanden und für Behandlungen genutzt werden, vergeht noch mehr Zeit.

Die Sicht des Autonomen Nervensystems in der Ausbildung von Ärzten hat nicht Schritt gehalten mit der neurophysiologischen Forschung, die unsere Kenntnisse über die bidirektionalen Verbindungen zwischen Gehirn und inneren Organen stark erweitert hat. Im Medizinstudium sind die Möglichkeiten, ein Verständnis der Regulierung der peripheren Organe durch die neuronalen Schaltkreise im Gehirn zu entwickeln und etwas über den Einfluß der peripheren Organe auf die Gehirnfunktion zu lernen, gering. Aufgrund dieser eingeschränkten Kenntnisse verstehen viele Ärzte nicht, wie die Gesundheit gefördert werden kann bzw. wie Dysfunktionen hervorgerufen werden. Ergibt die Diagnostik keinen plausiblen Befund und ist in einem Organ keine funktionale oder strukturelle Besonderheit

---

Autoren: Stephen W. Porges & Jacek Kolacz
Originaltitel: Neurocardiology through the Lens of the Polyvagal Theory (2018)
Quellennachweis: In: R. J. Gelpi & B. Buchholz (Hrsg.), *Neurocardiology: Pathophysiological Aspects and Clinical Implications.* Amsterdam: Elsevier.

zu erkennen, kann ein mangelndes Verständnis der Rolle der bidirektionalen neuronalen Kommunikation zwischen Gehirn und inneren Organen dazu führen, daß ein Arzt die Symptome eines Patienten für nicht glaubwürdig hält.

Die verschiedenen medizinischen Fachbereiche fokussieren vorrangig auf bestimmte Organe, nicht auf deren neuronale Regulation. Dieses Vorgehen kann bei Vorliegen einer allgemeinen »systemischen« Dysfunktion der neuronalen Regulation zur Ausbreitung des gestörten Zustandes auf andere Organe (sogenannten Co-Morbiditäten) führen. Wenn beim Assessment eines Organs keine Funktionsstörung zu erkennen ist, geht man davon aus, daß die Störung keine physiologische Grundlage hat, sondern »rein psychisch« bedingt ist. Dieser Schluß schränkt die Unterstützungs- und Behandlungsmöglichkeiten des Arztes stark ein und bringt den Patienten in eine riskante Lage. Von verschiedenen Störungen wird angenommen, daß sie psychische Komponenten haben, weil keine entsprechenden neuronalen Verbindungen bekannt sind; die Stärke der Symptome wird dabei häufig mit belastenden Situationen in Verbindung gebracht.

Ein primäres Ziel »integrativer« Disziplinen wie der Neurokardiologie besteht darin, die Beziehung zwischen dem Nervensystem und den inneren Organen objektiv zu beschreiben. Doch ist allen, die sich der Erforschung der neuronalen Regulation des Herzens und anderer innerer Organe widmen, klar, daß Gehirnareale und periphere Organe über Nervenbahnen miteinander verbunden sind, die Signale von inneren Organen zum Hirnstamm und vom Hirnstamm zu inneren Organen übermitteln. Diese bidirektionalen Kommunikationsverbindungen beinhalten dynamisch regulierende Mechanismen, über welche Gehirnstrukturen die inneren Organe beeinflussen und umgekehrt. Diese Prämisse ist die Grundlage der Polyvagal-Theorie und eine wichtige Annahme der Neurokardiologie.

2. Historische Perspektiven bezüglich der Gehirn-Körper-Verbindung

Die heutige Vorstellung von der bidirektionalen Kommunikation zwischen inneren Organen und Gehirn basiert auf der Arbeit von Walter Hess. Im Jahre 1949 erhielt Hess für seine bahnbrechende Forschung über die zentrale Kontrolle der inneren Organe den Nobelpreis für Physiologie und Medizin. Seine Nobelpreisrede, in der es um den Einfluß des Gehirns auf die inneren Organe ging, hatte den Titel *The Central Control of the Activity of Internal Organs.*[1] Der erste Absatz seiner Nobelpreisrede ist sowohl visionär als auch von historischer Bedeutung. Er beschreibt den Kontext, aus dem Entwicklung, Anwendung und Anerkennung neuroautonomer Disziplinen wie die der Neurokardiologie hervorgegangen sind.

Dieser Kontext beinhaltet die Widersprüche zwischen der Förderung eines besseren Verständnisses der Dynamik der neuronalen Regulation in einem integrierten Nervensystem und der Einschränkung derselben durch reduktionistische Experimentalmethoden und begrenzende Paradigmen.

> Ein lebender Organismus ist nicht das Resultat einer Vielzahl zur Einheit strebender Prozesse, sondern eines in sich geschlossenen Ganzen, das durch Wechselbeziehungen sowie höhere und niedrigere Ebenen der Kontrolle charakterisiert ist. Wenn die Forschung, um Vorgänge zu verstehen, in der Regel isolierte Prozesse untersucht, müssen diese zwangsläufig aus ihrem Kontext herausgelöst werden. Im allgemeinen erfordert diese Separierung zugunsten der experimentellen Machbarkeit aus biologischer Sicht ein Opfer. Tatsächlich können quantitative Befunde materieller und energetischer Veränderungen nur als Bestandteile einer natürlichen Ordnung kontextualisiert werden. Dies impliziert, daß die Gesetze, die der organischen Kohäsion zugrunde liegen, der Organisation, die vom Teil zum Ganzen führt, eine biologische Ungewißheit repräsentieren, eine Ungewißheit ersten Ranges. Je schneller die Spezialisierung fortschreitet, desto stärker wird die Fähigkeit, diese Fortschritte zu begreifen, gefährdet, geschweige denn, sie zu würdigen. Obgleich dieser Sachstand soeben erläutert wurde, wird unser Thema von seinem allgemeinen Inhalt bestimmt. Insbesondere beschäftigt es sich mit den neuronalen Mechanismen, durch welche die Aktivitäten der inneren Organe permanent an sich wandelnde Umstände angepaßt und im Sinne miteinander verbundener Funktionssysteme aufeinander abgestimmt werden. Es bleibt hinzuzufügen, daß die Erweiterung unseres diesbezüglichen Wissens nicht nur im Hinblick auf das menschliche Bestreben zu verstehen von Vorteil, sondern auch für die Praxis der Heilkunst von Wert ist. Auch für den Menschen geht es, im Zustand der Gesundheit wie der Krankheit, nicht nur um die Summe seiner Organe, sondern um das Ganze des menschlichen Organismus.[1]

Die von Hess entwickelte Sicht eines integrierten Nervensystems, das die wechselseitige und dynamische bidirektionale Interaktion zwischen Gehirn und inneren Organen beinhaltet, erfuhr und erfährt in der traditionellen medizinischen Ausbildung nicht die ihr gebührende Aufmerksamkeit. Vielmehr bestätigte sich, wie Hess gewarnt hatte, daß eine zunehmende Spezialisierung, die immer neue medizinische Subdisziplinen generiert, die Fähigkeit gefährdet, die Organisation der Beziehung zwischen einem Organ und dem integrierten Ganzen des menschlichen Organismus zu würdigen.

Nur wenigen Ärzten sind die wegweisenden Forschungen von Hess und seine Warnung davor, den menschlichen Körper in ein zentrales und ein peripheres Nervensystem zu unterteilen, bekannt. Aus seiner Sicht existierte nur ein einziges, integriertes Nervensystem. Statt die von Hess entwickelte vorausschauende Sichtweise aufzugreifen, blieb die medizinische Ausbildung einer älteren, begrenzteren Sicht des Autonomen Nervensystems treu, die John Newport Langley im Jahre 1921 formuliert hatte. Sie ist bis heute in der medizinischen Ausbildung das tonangebende Modell geblieben.[2] Falls Sie dies nicht glauben, sollten Sie einen Kardiologen, einen Nephrologen, einen Gastroenterologen oder einen Internisten fragen, ob bestimmte Nervenbahnen zu den Symptomen einer Dysfunktion beitragen können. Falls die Befragten dies bestätigen, können Sie nachfragen, welcher »neuronale« Test diese Spekulation bestätigen könnte. Außerdem können Sie den Spezialisten mit der Frage konfrontieren, ob Angst, Depression oder chronischer Streß auf eine organische Dysfunktion zurückzuführen oder deren Ursache sein könnten. Fragen Sie auch, ob medizinische Behandlungen peripherer Organe über afferentes Feedback vom betroffenen Organ zum Gehirn zu der Symptomatik beitragen könnten. Eine solche Befragung gibt Aufschluß über die gewaltigen Lücken im Wissen über die Rolle, die das Nervensystem für Gesundheit und Krankheit spielt.

Langley war Professor an der University of Cambridge. Er schlug 1898 vor, den Begriff *Autonomes Nervensystem* »zur Beschreibung des sympathischen Systems und des mit ihm verbundenen Nervensystems der Kranial- und Sakralnerven sowie des lokalen Nervensystems der Bauchorgane zu verwenden« (S. 270).[3] Zusammenfassend definierte die autonome Funktion der Kranial- und Sakralnerven das Parasympathische Nervensystem (PNS), und das Nervensystem des Darms wurde enterisches Nervensystem genannt. Im ersten Absatz seines klassischen Texts *The Autonomic Nervous System, Part I* definiert Langley das ANS.[2] Er schreibt: »Das Autonome Nervensystem besteht aus Nervenzellen und Nervenfasern, die efferente Impulse in Gewebe leiten, welche sich von denjenigen der vielkernigen gestreiften Muskelzellen unterscheiden.«

Langleys Vorstellung vom ANS berücksichtigte *efferente* Bahnen und Zielorgane im Bauchraum; folglich handelte es sich um ein Top-down-Modell, das sowohl die für die Regulation wichtigen Gehirnstrukturen als auch die *afferenten* Bahnen ausschloß, die dem Gehirn den Status der peripheren Organe zurückmelden. Langleys Modell beinhaltet nicht die Komponenten eines »Systems«, das zur Regulation auf der Grundlage von Feedback fähig ist. Ein solches System würde einen über motorische und sensorische Bahnen mit einer Zielstruktur verbundenen zentralen Regulator erfordern. Das von Langley vorgestellte Modell verdrängte die damals aufkommende Sicht eines integrierten, den ganzen Körper umfassenden Nervensystems, so wie Claude Bernard[4] es postuliert und Charles Darwin[5] es beschrieben hatte, ein Nervensystem, das die bidirektionale Kommunikation zwischen Gehirn und inneren Organen vorsah.

Eine naive Behandlung autonomer Reaktionen ohne Berücksichtigung des daraus resultierenden Einflusses afferenten Feedbacks steht in Einklang mit der Definition Langleys[2], die ein begrenztes ANS beschreibt, das den Einfluß der mit den meisten viszeralen motorischen Fasern verbundenen sensorischen Fasern ausschließt. Zwar wird Langleys Definition oft dahingehend erweitert, daß sie die viszeralen Afferenzen und die zentralen Strukturen (z. B. Medulla oblongata und Hypothalamus) einschließt, doch konzentrieren sich auch heutige Lehrbücher weiterhin auf die motorischen Komponenten und spielen die Bedeutung der afferenten und zentralen Beiträge zur Regulation der peripheren autonomen Organe herunter. Dies ignoriert die Bedeutung der afferenten Bahnen und vernachlässigt das Feedback eines funktionalen Systems und dessen zentral regulierende Eigenschaften. Außerdem wird die Auseinandersetzung mit der dynamisch regulierenden Funktion des ANS eingeschränkt, weil die Regulierung des viszeralen Zustandes und die Aufrechterhaltung der Homöostase implizit die Existenz eines Feedbacksystems voraussetzen, das zwingend motorische, sensorische und regulierend wirkende Komponenten umfassen muß. Somit schließt das ANS aus systemischer Sicht afferente Bahnen ein, die Informationen bezüglich der inneren Organe und der Gehirnbereiche übermitteln, welche das afferente Feedback interpretieren und den zu den inneren Organen zurückfließenden motorischen Output kontrollieren.

Schon Darwin[5] vermittelte zu seiner Zeit einen Einblick in die Bedeutung, die der Vagusnerv für die bidirektionale Kommunikation zwischen Gehirn und Herz haben könnte. Zwar konzentrierte er sich bei seiner Definition der Emotionen auf den mimischen Ausdruck, doch erkannte er die dynamische Beziehung zwischen der Aktivität des Vagus und des Zentralen Nervensystems an, die mit dem spontanen Ausdruck der Emotionen verbunden ist. Er vermutete, daß es identifizierbare neuronale Bahnen geben müsse, welche die Kommunikation zwischen bestimmten Gehirnstrukturen und den peripheren Organen ermöglichen, um das mit den Emotionen verbundene einzigartige Muster autonomer Aktivität zu fördern. Beispielsweise schreibt er:

> Wir dürfen erwarten, daß, wenn die Seele heftig erregt wird, sie augenblicklich in einer direkten Weise das Herz affiziert, und dies wird auch ganz allgemein anerkannt … wenn das Herz affiziert wird, [wirkt] es auf das Gehirn zurück […]; andererseits wirkt aber der Zustand des Gehirns wieder durch den herumschweifenden Nerv (Vagus) auf das Herz zurück, so daß bei jeder Erregung

> eine lebhafte wechselseitige Wirkung und Rückwirkung zwischen diesen beiden bedeutungsvollsten Organen des Körpers besteht (S. 69 f).

Nach Darwins Auffassung veränderte sich im Moment der Manifestation eines emotionalen Zustandes der Schlag des Herzens (vermittelt über die efferenten Vagusfasern), und die Veränderung der Aktivität des Herzens beeinflußte ihrerseits die Aktivität des Gehirns (vermittelt über die afferenten Vagusfasern). Auf die neurophysiologischen Mechanismen, die den ursprünglichen emotionalen Ausdruck für das Herz übersetzen, ging Darwin nicht ein. Unsere heutigen Kenntnisse über die Anatomie des Hirnstamms und die Neurophysiologie des Vagus standen ihm noch nicht zur Verfügung. Zu seiner Zeit war noch nicht bekannt, daß Vagusfasern verschiedenen Kernen der *Medulla oblongata* entspringen und daß die Vaguszweige die peripheren Organe über unterschiedliche Feedback-Systeme steuern. Darwins Äußerung ist dennoch wichtig, weil sie auf die Bedeutung des afferenten Feedbacks vom Herzen zum Gehirn hinweist, das unabhängig vom Rückenmark (dem spinalen Nervensystem) und vom Sympathischen Nervensystem übermittelt wird, und weil er außerdem auf die regulierende Funktion des pneumogastrischen Nervs (der am Ende des 19. Jahrhunderts zum Vagusnerv umbenannt wurde) für den Ausdruck von Emotionen hinwies.

Darwin schrieb diese Ideen Claude Bernard zu und sah in ihnen ein Beispiel dafür, wie das Nervensystem das *Milieu intérieur* beeinflußt. Wie die heutige Psychophysiologie und Neurokardiologie sah schon Claude Bernard das Herz als primäres Reaktionssystem, das auf alle Formen sensorischer Stimulation zu reagieren vermag. Er wies ausdrücklich auf den Einfluß des Zentralen Nervensystems auf das Herz hin.[6] Von diesen Bahnen konnte man annehmen, daß sie durch den Vagus verliefen. Diese Erwägungen kommen in der folgenden Beobachtung Claude Bernards zum Ausdruck:

> Beim Menschen ist das Herz nicht nur das zentrale Organ des Blutkreislaufes, sondern auch ein Zentrum, das allen sensorischen Einflüssen unterliegt. Diese mögen aus der Peripherie über das Rückenmark, aus den inneren Organen über das Sympathische Nervensystem oder vom Zentralen Nervensystem selbst übermittelt werden. Tatsächlich wirken die vom Gehirn ausgehenden sensorischen Reize am stärksten auf das Herz (S. 118).[6]

Weil Bernard und Darwin die Bedeutung afferenten Feedbacks auf die neuronale Regulation des Herzens gewürdigt haben, könnte man sie als historische Begründer der Neurokardiologie bezeichnen.

Langley hat nicht als einziger die bidirektionale Kommunikation zwischen inneren Organen und Gehirn heruntergespielt. Walter Cannon, ein weiterer berühmter Physiologe, vertrat die Auffassung, daß die mit den Emotionen verbundenen autonomen Reaktionen primär von Gehirnarealen ausgingen und von sympatho-adrenalen Bahnen übermittelt würden, um Kampf-/Fluchtverhalten zu unterstützen.[7] Cannons Sichtweise stand in Widerspruch zur Auffassung von William James, der zufolge das afferente Feedback aus dem Körper das emotionale Erleben präge.[8] Sie wurde bereitwillig aufgenommen, verschmolz mit den Ansichten von Hans Selye,[9, 10] und dieses Konglomerat dominiert heute die Sicht der Streßphysiologie. Vielleicht trug der Umstand, daß es James an Differenziertheit im Verständnis physiologischer Zusammenhänge mangelte, sowie seine Unfähigkeit zu beschreiben, über welche neuronalen Bahnen das afferente Feedback von der Peripherie ins Gehirn gelangen sollte, zur Etablierung der noch heute dominierenden Sicht bei. Die von Cannon und Selye beschriebenen generalisierten Streßreaktionen stellen die Bedeutung des Sympathischen Nervensystems und der Nebennieren in den Vordergrund. Dies wird der Rolle des Vagus nicht gerecht und marginalisiert die Bedeutung der afferenten Vagusbahnen. Diese jedoch fungieren bei der physiologischen und emotionalen Regulierung als Überwachungssystem, das den jeweils aktuellen Status der Organe an die dafür zuständigen Gehirnstrukturen übermittelt.

Forscher, die versuchen, Erkenntnisse und Konzepte in die klinische Praxis zu übersetzen, werden immer wieder mit den Folgen einer medizinischen Ausbildung konfrontiert, die das ANS im Sinne der von Langley entwickelten eingeschränkten Definition darstellt. Dieses Modell beeinflußte die Art, wie Ärzte die Kommunikation zwischen Gehirn und inneren Organen verstanden und immer noch verstehen, grundsätzlich. Deshalb erkennen sie bestenfalls eine Top-down-Kommunikation vom Gehirn zu den inneren Organen an. Praktisch alle Mediziner haben eine begrenzte Kenntnis der Afferenzen, welche die inneren Organe überwachen und die Gehirnzentren, die diese Organe regulieren, über deren aktuellen Zustand informieren.

Langleys Modell ist allerdings teilweise mißverstanden worden, denn sein Beitrag war insofern ein wichtiger Fortschritt, als er ein Organisationsprinzip für die efferente Regulation der inneren Organe beschrieb. Nicht gedacht war es als Alternative zu den integrativeren Aspekten der viszeralen Regulation, die fünfzig Jahre zuvor Claude Bernard postuliert hatte. Aus historischer Sicht ist es wichtig, diese Differenzen miteinander zu versöhnen, da Wissenschaft und klinische Praxis heute zu neuro-autonomen Disziplinen wie der Neurokardiologie reintegriert werden. Auf der Suche nach einem integrativeren Modell neuronaler Regulation des ANS entstand die Polyvagal-Theorie.[11, 12, 13, 14, 15, 16]

3. Das Vagusparadox: Der Ursprung der Polyvagal-Theorie

Die Polyvagal-Theorie ist aus einem Paradox hervorgegangen, das bei Untersuchungen der Herzfrequenzmuster menschlicher Föten und Neugeborener beobachtet wurde. In der Geburtshilfe und Neonatologie gilt die Bradykardie als Gefahrensignal, das, wie man annimmt, über den Vagus vermittelt wird. Bei den genannten klinischen Populationen kann die Herzratenvariabilität (HRV) als klinischer Index für Resilienz gelten, und es wird angenommen, daß sie ebenfalls durch den Vagus vermittelt wird. Doch wenn der kardiale Tonus des Vagus ein positiver Hinweis auf die Gesundheit eines Fötus oder eines neugeborenen Kindes ist, wie die Überwachung der HRV erkennen läßt, wie kann der Tonus des Vagus dann ein negativer Indikator für den Gesundheitszustand sein, sofern er sich als Bradykardie zeigt? Aus Untersuchungen an Tieren wissen wir, daß man beide Signale unterbrechen kann, indem man entweder die zum Herzen führenden Vagusfasern durchtrennt oder sie durch Atropin blockiert und so die hemmende Wirkung des Vagus auf den Sinusknoten neutralisiert.[11]

Die Auflösung dieses Paradoxes gelang aufgrund der Beobachtung, daß sich bei Säugetieren im Laufe der Entwicklung ihres ANS zwei efferente Vagusverbindungen herausbilden. Eine von diesen verfügt über einen respiratorischen Rhythmus, existiert nur bei Säugetieren, ist mit einer Myelinschicht umgeben, geht aus dem *Nucleus ambiguus* im Hirnstamm hervor, verläuft primär zu Organen oberhalb des Zwerchfells und interagiert im Hirnstamm mit Arealen, welche die gestreiften Muskeln des Gesichts und des Kopfes regulieren. Die andere efferente Vagusbahn verfügt nicht über einen respiratorischen Rhythmus, kann bei praktisch allen Wirbeltieren beobachtet werden, ist nicht von einer Myelinschicht umgeben, verläuft primär zu den Organen unterhalb des Zwerchfells und entspringt dem *dorsalen Nucleus des Vagus* im Hirnstamm.

4. Die Respiratorische Sinusarrhythmie (RSA): Ein Index für den kardialen Tonus des Vagus

Um den Unterschied zwischen der vagal vermittelten Bradykardie und der vagal vermittelten Herzratenvariabilität zu erforschen, müssen wir die neuronalen Mechanismen verstehen, die beide Reaktionen über den Vagus vermitteln. Der Mechanismus, der eine massive Bradykardie hervorruft, wird als ein Anstieg der vagalen Hemmung des Sinusknotens verstanden und kann über die entsprechenden Bereiche im Hirnstamm direkt oder indirekt durch elektrische Stimulation des Vagus hervorgerufen werden. Validierende Experimente, die ähnliche Protokolle nutzen, können nicht zwischen der tonischen Aktivität des Vagus im Hintergrund und der Vagusaktivität infolge akuter Stimulation unterscheiden. Ebensowenig vermögen Stimulationsuntersuchungen zwischen myelinisierten und nicht myelinisierten Vagusbahnen zu differenzieren. Darüber hinaus verhilft auch die Manipulation akuter Veränderungen hinsichtlich efferenter Vagusaktivität nicht zu Erkenntnissen über die Mechanismen, die tonusbasierte Veränderungen der HRV hervorrufen.

Bei gesunden Säugetieren schlägt das Herz nicht in einem konstanten Tempo. Zwar ist die intrinsische Impulsfrequenz des Sinusknotens relativ konstant, doch sie wird durch die vorübergehende Hemmung des Schrittmachers durch die Vagusbahnen moduliert. Manifestiert sich die spontane Respirationsfrequenz in Form des Herzfrequenzmusters, wird sie Respiratorische Sinusarrhythmie (RSA) genannt.

Auf die RSA wurde schon Anfang des 20. Jahrhunderts hingewiesen. Wilhelm Wundt[17] erklärte, daß respiratorische Bewegungen regelmäßig mit Schwankungen des Pulses verbunden sind, dessen Geschwindigkeit beim Einatmen steigt und beim Ausatmen sinkt. Hering[18] berichtete über eine funktionale Beziehung zwischen der RSA-Amplitude und dem kardialen vagalen Tonus. Nach seiner Auffassung ermöglichte die Atmung einen funktionalen Test der Vaguskontrolle des Herzens. Er erklärte, wie allgemein bekannt sei, weise bezüglich der Atmung eine demonstrierbare Absenkung der Herzfrequenz auf die Funktion der Vagi hin. Die heutige Neurophysiologie stützt diese Berichte.[19] Weil die neuronalen Mechanismen, welche die RSA vermitteln, als funktionaler Output myelinisierter efferenter Vagusbahnen verstanden werden, haben sich unsere Untersuchungen auf die RSA konzentriert, nicht auf andere Parameter der HRV, deren Ursprünge noch nicht genau identifiziert werden konnten.

5. Die Polyvagal-Theorie

5.1 Phylogenetische Veränderungen hinsichtlich des ANS der Wirbeltiere

Schaut man sich die Veränderungen bei den Wirbeltieren im Evolutionsverlauf an, stößt man auf ein phylogenetisches Muster, dem zufolge sich bei den Säugetieren zwei zum Herzen führende Vagusbahnen herausbildeten. Man könnte dieses Muster als Resultat von drei Phasen der Evolution beschreiben, in deren Verlauf das Herz regulierende neuronale Schaltkreise entstanden. In der ersten dieser Phasen waren die Wirbeltiere auf einen nicht myelinisierten Vagus angewiesen, dessen efferente Bahnen aus einem dem dorsal-vagalen Komplex ähnelnden Bereich im Hirnstamm hervorgingen, in dem auch die afferenten Bahnen endeten. Im weiteren Verlauf der Evolution bildete sich bei den Wirbeltieren ein spinales sympathisches Nervensystem heraus. Und als die ersten Säugetiere auftauchten, veränderte sich die Regulation des ANS. In dieser Übergangsperiode wanderten einige der Zellen im Hirnstamm, aus denen der Vagus hervorging, vom dorsalen Nucleus des Vagus zum *Nucleus ambiguus*. Im Laufe dieses Prozesses wurden viele aus dem Nucleus ambiguus hervorgehende efferente Vagusfasern mit einer Myelinschicht umgeben und in die vom Hirnstamm ausgehende Organisation der speziellen efferenten Vagusbahnen einbezogen, welche die gestreiften Muskeln des Gesichts und des Kopfes regulieren. Interessant ist in diesem Zusammenhang, daß Langley[2] von einer phylogenetischen Veränderung der Vagusfasern ausging, die der im Rahmen der Polyvagal-Theorie[11] vorgestellten Beschreibung entspricht:

> Meine Hypothese bezüglich der unmittelbaren Ursache für die Existenz der beiden Arten von Nervenfasern lautet, daß Zellen mit nicht myelinisierten Fasern in der Phylogenese als erste vom ZNS aus migrierten. Nachdem sich die Zellen des ZNS weiter spezialisiert hatten, kam es zu einer erneuten Migration, und die Zellen dieser zweiten Migration führten zur Entstehung der myelinisierten Fasern. Im Einklang mit dieser Hypothese sind die beiden Formen embryonischer Zellen in unterschiedlichem Maße bei verschiedenen Wirbeltierarten erhalten geblieben, wobei jede dieser beiden Formen eine eigene Art von Axon hervorgebracht hat (S. 25).[2]

Bei Säugetieren regulieren die nicht myelinisierten Vagusbahnen, die dem dorsalen Nucleus des Vagus entspringen, primär die Organe unterhalb des Zwerchfells, und einige enden im Sinusknoten. Der Polyvagal-Theorie zufolge werden diese nicht myelinisierten Vagusfasern erst maximal aktiv, wenn eine lebensbedrohliche Situation eintritt, und wahrscheinlich werden sie bei Sauerstoffmangel und in Zuständen verstärkt, in denen der Einfluß des Input zum Herzen über die myelinisierten Vagusfasern geschwächt ist. Diese Sequenz kann man anhand der Herzfrequenz menschlicher Föten beobachten, bei denen eine Bradykardie wahrscheinlicher eintritt, wenn der tonische Einfluß der myelinisierten Vagusbahnen, der sich in Form der RSA manifestiert, gering ist.[20]

Bei den alten Wirbeltieren war eine nicht myelinisierte Vagusbahn, die aus dem Hirnstamm hervorging, eine entscheidende Komponente der neuronalen

Regulation sämtlicher inneren Organe. Dieses bidirektionale System verringerte den metabolischen Output, wenn die verfügbaren Ressourcen knapp waren, etwa wenn wenig Sauerstoff verfügbar war. Das Nervensystem primitiver Wirbeltiere brauchte nicht viel Sauerstoff zum Überleben und konnte bei geringen Sauerstoffreserven die Herzfrequenz und die Anforderungen an den Stoffwechsel reduzieren. Somit fungierte dieser Schaltkreis als Konservierungssystem, das bei den Säugetieren zum primitiven Defensivsystem mutierte und in Form von Totstellen und traumabasierter Ohnmacht und Dissoziation zum Ausdruck kam. Weil dieses Defensivsystem bei den auf Sauerstoff stärker angewiesenen Säugetieren tödlich wirken konnte, nutzten sie es nur als letzte Möglichkeit der Überlebenssicherung. Die phylogenetisch älteren, nicht myelinisierten motorischen Vagusbahnen sind bei den meisten Wirbeltieren vorhanden und unterstützen bei Säugetieren, wenn sie nicht als Defensivsystem genutzt werden, Gesundheit, Entwicklung und Regeneration, indem sie die neuronale Regulation der Organe unterhalb des Zwerchfells übernehmen.

Der Schaltkreis der myelinisierten Vagusfasern, dessen efferente Bahnen dem *Nucleus ambiguus* im Hirnstamm entspringen, existiert nur bei Säugetieren. Die »neueren« myelinisierten motorischen Vagusbahnen regulieren die inneren Organe oberhalb des Zwerchfells (z. B. Herz und Lunge) und sind im Hirnstamm mit Strukturen verbunden, welche die gestreiften Muskeln des Gesichts und des Kopfes über spezielle viszerale efferente Bahnen regulieren, wodurch sich ein System für soziale Verbundenheit ergibt. Dieser neuere Vagusschaltkreis senkt die Herzfrequenz und fördert Zustände der Ruhe.

5.2 *Die Entstehung des Systems für soziale Verbundenheit*

Die Integration der myelinisierten, zum Herzen verlaufenden Vagusbahnen in die neuronale Regulation von Gesicht und Kopf ermöglichte bei den Säugetieren die Entstehung des Systems für soziale Verbundenheit. Wie in Abbildung 1 dargestellt, umfassen die Outputs dieses Systems eine somatomotorische und eine viszeromotorische Komponente. Der somatomotorischen Komponente sind spezielle viszerale efferente Bahnen zuzurechnen, welche die gestreiften Muskeln von Gesicht und Kopf regulieren. Die viszeromotorische Komponente beinhaltet den myelinisierten supradiaphragmatischen Vagus, der Herz und Bronchien reguliert. Funktional geht das System für soziale Verbundenheit aus einer Verbindung zwischen Herz und Gesicht hervor, die das Herz mit den Muskeln des Gesichts und Kopfes koordiniert. Die ursprüngliche Funktion dieses Systems besteht darin, die für Saugen, Schlucken, Atmen und Vokalisieren notwendigen

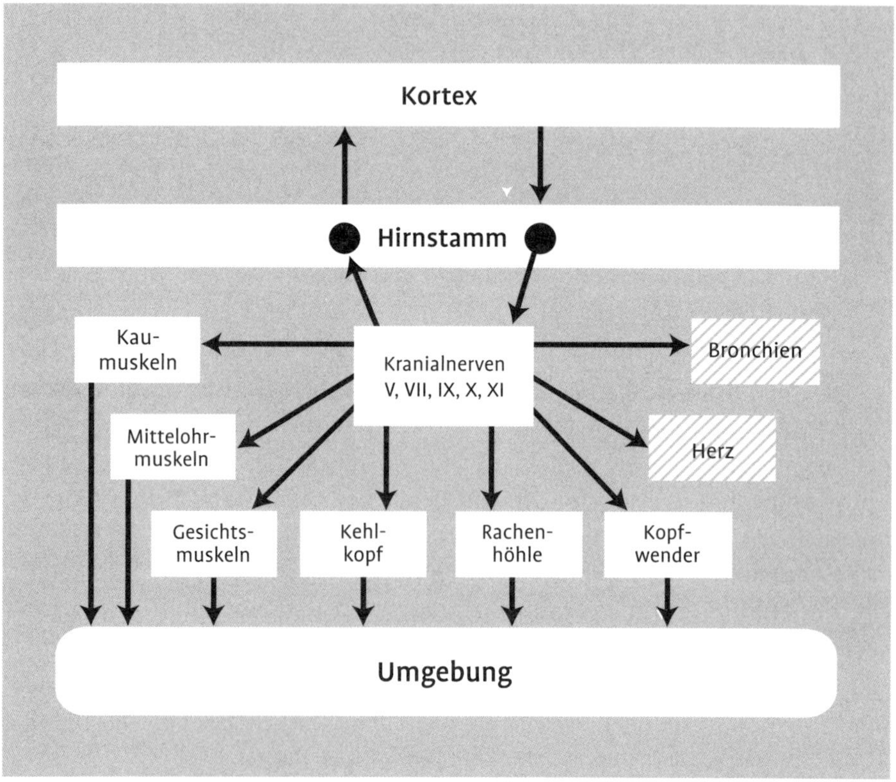

ABBILDUNG 1 Das System für soziale Verbundenheit besteht aus einer somatomotorischen Komponente (weiße Blöcke) und einer viszeromotorischen Komponente (schräg gestreifte Blöcke). Der somatomotorischen Komponente sind spezielle viszerale efferente Pfade zuzurechnen, welche die gestreiften Muskeln des Gesichts und Kopfes regulieren; die viszeromotorische Komponente beinhaltet den myelinisierten Vagus, der Herz und Bronchien reguliert.

Koordinierungen vorzunehmen. Eine atypische Koordination dieses Systems am Anfang des Lebens kann spätere Schwierigkeiten mit dem sozialen Verhalten und der Emotionsregulierung ankündigen.

Ist dieses System vollständig aktiviert, gelangen zwei wichtige biobehaviorale Merkmale zum Ausdruck. *Erstens* wird der körperliche Zustand effizient reguliert, was Entwicklung und Regeneration fördert (z. B. in Form viszeraler Homöostase). Funktional wird dies durch Verstärkung des Einflusses der myelinisierten motorischen Vagusbahnen auf den Sinusknoten erreicht, was darauf abzielt, die Herzfrequenz zu senken, die Kampf-/Fluchtmechanismen des SNS zu hemmen, das Streßreaktionssystem der HPA-Achse (die die Kortisolausschüttung steuert) zu dämpfen und durch Modulation der Immunreaktion (z. B. der Zytokine)[14]

Entzündungen zu verringern. *Zweitens* ermöglicht die für Säugetiere phylogenetisch charakteristische Gesicht-Herz-Verbindung die Übermittlung des physiologischen Zustandes mit Hilfe des Gesichtsausdrucks und der Prosodie (des Klangs der Stimme) und veranlaßt die Muskeln des Mittelohrs, die Reaktion auf die Hörfrequenz zu regulieren.[14, 15, 16, 21, 22]

Die Quellkerne des Systems für soziale Verbundenheit im Hirnstamm werden durch höhere Gehirnstrukturen (Top-down-Einflüsse) und viszerale Afferenzen (Bottom-up-Einflüsse) beeinflußt. Direkte kortikobulbäre Bahnen spiegeln den Einfluß der frontalen Kortexbereiche (d. h. der oberen Motoneuronen) auf die medullären Quellkerne dieses Systems. Bottom-up-Einflüsse manifestieren sich aufgrund von Feedback über den afferenten Vagus (z. B. über den *Tractus solitarius*) und übermitteln Informationen von den inneren Organen in die medullären Bereiche (z. B. zum *Nucleus tractus solitarius*), wodurch sie sowohl die Quellkerne dieses Systems als auch die Bereiche im Vorderhirn beeinflussen, von denen angenommen wird, daß sie bei einigen psychischen Störungen eine Rolle spielen.[22, 23, 24] Weiterhin interagieren die anatomischen Strukturen, die für das System für soziale Verbundenheit von Bedeutung sind, neurophysiologisch mit der HPA-(Hypothalamus-Hypophysen-Nebennierenrinde-)Achse, den sozialen Neuropeptiden (z. B. Oxytocin und Vasopressin) und dem Immunsystem.[25, 26]

Afferenzen, die von den Zielorganen des Systems für soziale Verbundenheit – unter anderem von den Muskeln des Gesichts und des Kopfes – ausgehen, übermitteln ebenfalls starken afferenten Input an die Quellkerne, die sowohl die viszeralen als auch die somatischen Komponenten des Systems für soziale Verbundenheit regulieren. Der Quellkern des Gesichtsnervs bildet die Grenze des *Nucleus ambiguus*, und vom Trigeminusnerv ausgehende Afferenzen übermitteln primären sensorischen Input an den *Nucleus ambiguus*. Somit ist der ventrale Vaguskomplex, der aus den Quellkernen des Trigeminus- und Fazialnervs sowie den aus dem *Nucleus ambiguus* austretenden *N. glossopharyngeus* und *N. accessorius* besteht, funktional mit Ausdruck und Erleben von Emotionen verbunden. Die Aktivierung der somatomotorischen Komponente (z. B. in Form von Hören, Nahrungsaufnahme, Anheben der Augenlider) kann viszerale Veränderungen hervorrufen, die soziale Verbundenheit fördern, wohingegen die Modulation des viszeralen Zustandes – je nachdem, ob der Einfluß der myelinisierten Vagusefferenzen auf den Sinusknoten verstärkt oder verringert wird (was gleichbedeutend mit einer Verstärkung oder Verringerung des Einflusses der Vagusbremse ist) – Verhaltensweisen, die soziale Verbundenheit zum Ausdruck bringen, fördern oder behindern können.[11, 14] Beispielsweise würde die Stimulation mobilisierungsfördernder viszeraler Zustände (Kampf- oder Fluchtverhalten) die Fähigkeit behindern, soziale Verbundenheit förderndes Verhalten auszudrücken.

Die Verbindung zwischen Gesicht und Herz hat Säugetieren ermöglicht herauszufinden, ob sich ein Artgenosse in einem ruhigen physiologischen Zustand befindet, so daß es »sicher« (gefahrlos möglich) ist, sich ihm zu nähern, oder ob er sich in einem stark mobilisierten und reaktionsbereiten physiologischen Zustand befindet, in dem eine Annäherung gefährlich wäre. Die Gesicht-Herz-Verbindung ermöglicht es einem Menschen, durch bestimmte Arten mimischen und vokalen Ausdrucks zu signalisieren, daß in seiner Nähe keine Gefahr besteht, und gleichzeitig einen erregten Artgenossen so zu beruhigen, daß er in die Lage versetzt wird, eine soziale Beziehung herzustellen. Erfüllt der neuere, erst bei Säugetieren entstandene Teil des Vagus in sozialen Interaktionen seine Funktion optimal (indem er die sympathische Erregung hemmt, die Kampf- oder Fluchtverhalten fördert), werden die Emotionen gut reguliert, die Stimme hat eine ausgeprägte Prosodie, und der autonome Zustand unterstützt ruhiges spontanes Verhalten, das sozialer Verbundenheit zugute kommt. Das Gesicht und Herz umfassende System ist bidirektional, wobei der neuere Schaltkreis der myelinisierten Vagusfasern soziale Interaktionen beeinflußt und positive soziale Interaktionen die Vagusfunktion beeinflussen, was sich positiv auf die Gesundheit auswirkt, streßbasierte physiologische Zustände lindert und Entwicklung und Regeneration unterstützt. Soziale Kommunikation und die Fähigkeit zur Co-Regulation von Interaktionen mit Hilfe des reziproken Einflusses der Systeme für soziale Verbundenheit beider Beteiligter erzeugen ein Gefühl der Verbundenheit und sind ein wichtiges prägendes Merkmal menschlichen Erlebens.

5.3 Dissolution

Das menschliche Nervensystem hat sich – ähnlich wie das Nervensystem anderer Säugetiere – nicht nur mit dem Ziel entwickelt, die Überlebensfähigkeit in einer sicheren Umgebung zu gewährleisten, sondern soll auch ermöglichen, in gefährlichen und lebensbedrohlichen Situationen zu überleben. Um diese adaptive Flexibilität zu entwickeln, hat das ANS von Säugetieren zusätzlich zum myelinisierten Vagus, der in das System für soziale Verbundenheit integriert ist, zwei primitivere neuronale Schaltkreise beibehalten, die Defensivstrategien (Kampf-/Fluchtverhalten und die Totstellreaktion) regulieren. Wir sollten uns bewußt machen, daß soziales Verhalten, soziale Kommunikation und viszerale Homöostase sich mit die Verteidigung ermöglichenden neurophysiologischen Zuständen nicht vereinbaren lassen. Die an der Polyvagal-Theorie orientierte Strategie der

Reaktion auf Herausforderungen ist phylogenetisch so organisiert, daß die neuesten Komponenten des ANS zuerst aktiviert werden. Dieses Modell autonomer Reaktivität entspricht John Hughlings Jacksons Konstrukt der *Dissolution*, dem gemäß er postuliert, daß »die höheren neuronalen Strukturen die niederen hemmen (oder kontrollieren), so daß, wenn die höheren plötzlich funktionsunfähig werden, die Aktivität der niederen stärker wird.«[27] In dieser Hierarchie adaptiver Reaktionen kommt der neueste Schaltkreis, das System für soziale Verbundenheit, zuerst zum Einsatz; vermag er die Sicherheit nicht zu gewährleisten, werden nacheinander die älteren Schaltkreise aktiviert.

5.4 Neurozeption

Die Polyvagal-Theorie postuliert, daß das Bewußtsein an der neuronalen Gefahreneinschätzung nicht beteiligt zu sein braucht und daß sie über neuronale Schaltkreise erfolgt, die uns mit unseren phylogenetischen Vorfahren, den Wirbeltieren, verbinden. Der Begriff Neurozeption wurde als Bezeichnung für einen neuronalen Prozeß eingeführt, der sich von der Wahrnehmung (Perzeption) unterscheidet und der Eigenschaften der Umgebung (und des viszeralen Milieus) identifizieren kann, die als sicher, gefährlich oder lebensbedrohlich gelten müssen.[28, 29] In einer sicheren Umgebung wird der autonome Zustand adaptiv reguliert mit dem Ziel, die sympathische Aktivierung zu verringern und das sauerstoffabhängige Zentrale Nervensystem – und ganz besonders den Kortex – vor energiekonservierenden Reaktionen des dorsal-vagalen Komplexes (z. B. vor einer Ohnmacht) zu schützen.

Die Neurozeption wird als »reflexhafter« Mechanismus verstanden, der den physiologischen Zustand augenblicklich verändern kann. Sie vermittelt sowohl den Ausdruck als auch die Störung positiven sozialen Verhaltens sowie die Emotionsregulation und die viszerale Homöostase. Die Neurozeption kann durch mit bestimmten Bereichen des Schläfenkortex verbundene Merkmaldetektoren aktiviert werden, die mit dem zentralen Nucleus der Amygdala und mit dem zentralen Höhlengrau kommunizieren, weil limbische Reaktivität durch Reaktionen des Schläfenkortex auf biologische Bewegungen unter Einschluß von Stimmen, Gesichtern und Handbewegungen moduliert wird. In das Konstrukt der Neurozeption eingebettet ist die Fähigkeit des Nervensystems, auf die »Intention« solcher Bewegungen zu reagieren. Die Neurozeption dekodiert und interpretiert funktional das vermutete Ziel der Bewegungen und Geräusche lebloser und lebender Objekte. Dieser Prozeß findet außerhalb des Bewußtseins statt. Obgleich wir uns der Reize, die unterschiedliche neurozeptive Reaktionen auslösen, oft nicht bewußt sind, nehmen wir die Reaktionen unseres Körpers sehr wohl wahr.

Somit führt die Neurozeption von vertrauten Menschen und Menschen mit angenehm prosodischer Stimme und warmherziger und ausdrucksvoller Mimik zu positiven sozialen Interaktionen, die ein Gefühl der Sicherheit fördern.

5.5 Der autonome Zustand ist eine intervenierende Variable

Die Polyvagal-Theorie postuliert, daß der physiologische Zustand ein wichtiger Bestandteil – also kein Korrelat – von Emotion und Stimmung ist. Der Theorie zufolge fungiert der autonome Zustand als intervenierende Variable, die beeinflußt, wie wir Umgebungssignale erkennen und beurteilen. Je nach physiologischem Zustand werden die gleichen Signale als neutral, positiv oder bedrohlich gedeutet. Eine Veränderung des autonomen Zustandes erschließt den Zugang zu anderen Strukturen im Gehirn und unterstützt entweder die soziale Kommunikation oder defensive Verhaltensweisen in Form von Kampf-/Fluchtreaktionen oder Shutdown. Die zeitgenössische Forschung, die sich damit befaßt, wie sich eine Stimulation des Vagusnervs auf die kognitive Funktion und die Emotionsregulation auswirkt, stützt dieses Modell.[30] Die Polyvagal-Theorie geht von der Existenz einer bidirektionalen Verbindung zwischen Gehirn und inneren Organen aus – was erklären würde, wie Gedanken die Physiologie verändern können und wie der physiologische Zustand Gedanken beeinflußt. Wenn Menschen ihren Gesichtsausdruck, den Klang ihrer Stimme, ihr Atemmuster und ihre Körperhaltung verändern, verändern sie gleichzeitig ihre Physiologie, und dies geschieht hauptsächlich mit Hilfe von Schaltkreisen, in denen die myelinisierten Vagusbahnen, die zum Herzen führen, eine Rolle spielen.

5.6 Die Rolle der viszeralen Afferenzen bei der Regulation des Herzens

Die Erforschung der neuronalen Regulation des Herzens hat sich überwiegend auf die efferenten Bahnen konzentriert, die von den Kernen im Hirnstamm und dem sympathischen Ganglion ausgehen. Nur spärlich untersucht wurde der Einfluß der viszeralen Afferenzen auf die neuronale Regulation des Herzens und wie dieser das Herz und andere innere Organe beeinflußt. Teilweise ist dies eben jener Bevorzugung der efferenten Bahnen in der medizinischen Ausbildung geschuldet, der das beschränkte Verständnis der neuronalen Regulation des Herzens zuzuschreiben ist. Diese Tendenz wandelt sich aufgrund des aktuellen Interesses an der Stimulation des Vagusnervs, eines Bottom-up-Modells, das auf den Vagus als afferenten Nerv fokussiert (etwa 80 Prozent der Vagusfasern sind sensorischer

Art). Interessanterweise beruhen die Nebenwirkungen der Vagusstimulation häufig auf dem Einfluß dieser Stimulation auf die efferenten Bahnen. Die Nebenwirkungen betreffen hauptsächlich Aspekte des Systems für soziale Verbundenheit, unter anderem in Form von Veränderungen des Stimmklangs und von Schluckbeschwerden.[31] Allerdings wurde in einigen Fällen festgestellt, daß sich die Stimulation auf die Organe unterhalb des Zwerchfells in Form von Diarrhoe niederschlug.[32] Mit zunehmender Nutzung der Vagusnervstimulation für die Behandlung von Krankheiten nimmt auch das Interesse an der Wirkung des afferenten Vagusinputs auf die neurophysiologische Funktion (etwa bei Epilepsie), den emotionalen Zustand (bei Depression) und die Kognition (hinsichtlich des Lernens und der Aufmerksamkeit) zu.[32, 33]

Der Polyvagal-Theorie gemäß werden die Quellkerne des myelinisierten Vagus durch komplexe neuronale Schaltkreise reguliert, wobei sowohl viszerale Afferenzen (Bottom-up-Prozesse) als auch höhere Gehirnstrukturen (Top-down-Prozesse) im Spiel sind, welche die Quellkerne des Hirnstamms beeinflussen, die sowohl den myelinisierten Vagus als auch die gestreiften Muskeln des Gesichts und des Kopfes (das System für soziale Verbundenheit) kontrollieren. Da die Funktion der viszeralen Afferenzen mittlerweile in ein neuartiges Verständnis des ANS einbezogen wird, fangen Kliniker und Forscher an, Manifestationen der Vaguskontrolle des Herzens bei Patienten mit vielfältigen Störungen der peripheren Organe zu erkennen. Statt die atypische neuronale Regulation des Herzens zu deuten, die Formen von kardialen und kardiovaskulären Krankheiten spiegeln kann, werden Co-Morbiditäten mittlerweile nicht mehr als Korrelate, sondern als Manifestationen »systemischer« Dysfunktion interpretiert, was den vorausschauenden Ansichten von Walter Hess entspricht.

Verschiedene chronische Krankheiten, die in bestimmten subdiaphragmatischen Organen (z. B. Nieren, Milz, Leber, Darm, Genitalien usw.) auftreten, weisen deutliche Merkmale auf, die zur Entwicklung spezieller Behandlungen für diese Zielorgane geführt haben (z. B. in Form einer Medikation oder eines chirurgischen Eingriffs). Doch für andere Störungen wie Reizdarm und Fibromyalgie, die sich negativ auf die Lebensqualität auswirken, sind eher unspezifische Symptome charakteristisch. Die Fachliteratur bringt solche unspezifischen chronischen Störungen mit einer atypischen Vagusregulation des Herzens in Verbindung, die in einer Verringerung der Herzratenvariabilität (HRV) zum Ausdruck kommt.[34, 35] Im Einklang mit diesen Erkenntnissen wurde die HRV als Biomarker für Störungen dieser Art vorgeschlagen.

Die Polyvagal-Theorie empfiehlt eine alternative Deutung dieser Co-Variation. Im Einklang mit dem im Rahmen der Polyvagal-Theorie beschriebenen integrierten Modell des ANS wird eine atypische HRV nicht als Biomarker für eine bestimmte Krankheit gedeutet, sondern eine verminderte HRV als neurophysiologischer Marker für eine diffuse Neueinstimmung des ANS nach einer adaptiven komplexen autonomen Reaktion auf eine Gefahr verstanden. Dieser Interpretation entsprechend existieren starke Korrelationen zwischen einer Mißbrauchsvorgeschichte, insbesondere dem sexuellen Mißbrauch von Frauen, und den Manifestationen unspezifischer Störungen wie Reizdarm und Fibromyalgie. Darüber hinaus intensiviert emotionaler Streß Symptome und verhindert positive Behandlungsresultate, und Traumata können Symptome auslösen oder verstärken.[36, 37] Nach unserer Auffassung kann eine anfängliche adaptive neuronale Reaktion auf Bedrohung, die durch viszerales afferentes Feedback von den inneren Organen zum Hirnstamm übermittelt wird, eine permanente Reorganisation der autonomen Regulation zur Folge haben, wie hinsichtlich der Vagusregulation des Herzens (in Form einer verringerten HRV) beobachtet wurde, verbunden mit Veränderungen der Funktion subdiaphragmatischer Organe und der afferenten Übertragung von Schmerzsignalen.

6. Zum Abschluß

Die Neurokardiologie erschließt als aufstrebende Disziplin die Möglichkeit, die bidirektionale Kommunikation zwischen Gehirn und Herz zu erforschen. Das Verständnis lebender Organismen als einer Ansammlung dynamischer, adaptiver, interaktiver und interdependenter physiologischer Systeme macht offensichtlich, daß das ANS sich funktional nicht vom ZNS unterscheidet. Im Sinne der Polyvagal-Theorie können wir nicht behaupten, das Herz schwimme in einem »viszeralen Meer«; vielmehr ist es (metaphorisch formuliert) über efferente Bahnen mit den zentralen Strukturen eng verbunden und übermittelt den zentralen regulierenden Strukturen ständig über eine Vielzahl afferenter Bahnen Signale. Deshalb sollten Behandlung und Assessment der kardialen Funktion und der Ausdruck anderer Manifestationen autonomer Dysfunktion hinsichtlich der neuronalen Regulation des Herzens auf den bidirektionalen Verbindungen zwischen autonomen Strukturen und zentralen Gehirnstrukturen basieren. Dieses Wissen informiert uns über die Anfälligkeit für Herzerkrankungen und Dysfunktionen, die mit der Aktivierung des ANS in chronischen Defensivzuständen zusammenhängen, sowie über die Resilienz, die durch den Einfluß des Systems für soziale Verbundenheit gefördert wird.

2

Spiel als neuronales Training

Wir verstehen Spiel oft als amüsanten Zeitvertreib oder als Ablenkung von der »richtigen« Arbeit in unserem Leben. Wenn wir Kinder beim Spiel beobachten, beurteilen wir die Zeit, in der sie spielen, möglicherweise als verpaßte Chance, etwas zu lernen. Diese Geringschätzung des Spiels, die dem schulischen Lernen einen höheren Wert zuschreibt, entspricht der in unserer Kultur vorherrschenden Sicht der Erziehung. Erziehungsinstitutionen versuchen, die Bedeutung schulischen Unterrichts zu maximieren und die soziale Interaktion in der unterrichtsfreien Zeit und andere interaktive Betätigungen wie Mannschaftssport, Musizieren und Theaterspiel möglichst stark einzuschränken. Aus Sicht schulischer Erzieher ist Spiel der Gegensatz zum Lernen; Spiel kostet Zeit, die dem Lernen zugute kommen könnte. Diese Sicht basiert auf Lerntheorien, die Behavioristen vor mehr als hundert Jahren entwickelten. Was wäre, wenn diese in unserer Gesellschaft immer noch vorherrschende Sicht überholt wäre? Was wäre, wenn Spiel in Wahrheit keine Zeit stiehlt, die andernfalls für Lernen genutzt werden könnte, sondern in Wahrheit ein neuronales Training ist und dem Lernen zugute kommt?

Ist unsere momentane Vorstellung vom Spiel nicht angemessen? Basieren unsere Ansichten über das Spiel auf einem unzureichenden Verständnis des Lernens, das unsere Erziehungsinstitutionen, unsere Vorstellungen über Erziehung in der Familie und unsere Erwartungen an die Sozialisation bestimmt? Sind wir in der Lage, uns eine andere Sicht zu eigen zu machen, der zufolge Spiel uns ermöglicht,

---

Autor: Stephen W. Porges
Originaltitel: Play as a neural exercise: Insights from the Polyvagal Theory (2015)
Quellennachweis: In: D. Pearce-McCall (Hrsg.), *The Power of Play for Mind Brain Health.* S. 3–7. http://mindgains.org/

bestimmte Eigenschaften unseres Nervensystems zu trainieren, die das Lernen und die Entwicklung des Sozialverhaltens begünstigen? Würde Spiel aus dieser Sicht wahrgenommen, könnte es als neuronale Übung der Regulation der autonomen Zustände zugute kommen und so Menschen ermöglichen, erfolgreich von aktiven Zuständen in Zustände der Ruhe zu wechseln. Im Einklang damit würde die Fähigkeit, schnell in einen ruhigen Zustand zu wechseln, effizientes Lernen fördern und spontanes und interaktives soziales Verhalten verbessern.

In unserer kognitionszentrierten Erziehungswelt wird dem Spiel der ihm gebührende Wert abgesprochen. Theoretische Modelle des Lernens gestehen körperlichen Empfindungen als einer vermittelnden Variablen wenig Einfluß auf die Lernfähigkeit zu. Wir mögen bereit sein, uns hinzusetzen und unsere Aufmerksamkeit zu fokussieren, doch unser Körper möchte manchmal laufen, kämpfen oder sich verbergen. Ruhig dazusitzen ermöglicht uns, konzentriert und effektiv zu lernen. Aber wenn unser Körper laufen, kämpfen oder sich verbergen möchte, präferiert unser physiologischer Zustand Defensivaktivitäten. In solchen physiologischen Zuständen beeinträchtigt das von unserem Körper ausgehende neuronale Feedback, das die höheren Gehirnstrukturen erreicht, kognitive Aktivität und Lernen. Einer kognitionszentrierten Sicht mangelt es an Verständnis für die Bedeutung, die das Spiel für die Stärkung der Schaltkreise hat, die schnell Defensivsysteme deaktivieren und so das Lernen fördern können, indem sie uns in die Lage versetzen, ruhig dazusitzen und unsere Aufmerksamkeit zu fokussieren.

Die Wurzeln des Spiels liegen in der Entwicklung eines neuronalen Mechanismus, der Säugetieren ermöglicht, zwischen einem mobilisierten Kampf- oder Fluchtzustand und ruhigen Zuständen sozialer Verbundenheit zu wechseln. Im Laufe ihrer Evolution mußten sie lernen, schnell herauszufinden, ob ein Kontakt zu Artgenossen sicher oder gefährlich war. Erkannten sie die Interaktion als gefährlich, mußten sie in einen physiologischen Zustand wechseln können, in dem genügend Energie für einen Kampf mobilisiert oder die sofortige Flucht ermöglicht wurde. Traten bei der Interaktion Signale für Sicherheit zutage, konnten sie die physische Distanz verringern, körperlich in Kontakt treten und schließlich zu Paarungsverhalten übergehen.

Um die Paarung oder engen Kontakt zu einem Artgenossen zu ermöglichen, müssen Defensivreaktionen gehemmt werden, bevor Signale für Aggression oder Furcht zum Ausdruck kommen können. Eine blitzschnelle Einschätzung ist erforderlich, um einen möglichen Partner von einem gefährlichen Gegner zu unterscheiden. Dies war für das Überleben des Einzelnen wie auch der gesamten Art so wichtig, daß die neuronalen Prozesse, die dies ermöglichten, außerhalb des Bewußtseins stattfanden.

Im Kontext der Polyvagal-Theorie wird der Prozeß der unabhängig vom Bewußtsein stattfindenden unverzüglichen Risikoeinschätzung Neurozeption genannt. Unser Körper reagiert dabei auf Umgebungsmerkmale und verändert sich physiologisch, um Gefahren begegnen zu können. Die Neurozeption unterscheidet sich von der Perzeption (Wahrnehmung), insofern sie kein bewußtes Gewahrsein erfordert. Lassen Umgebungssignale eine Neurozeption von Sicherheit entstehen, beruhigt sich unser physiologischer Zustand augenblicklich, und wir sind problemlos in der Lage, soziale Kontakte aufzunehmen oder unsere Aufmerksamkeit auf etwas zu richten. Lassen Umgebungssignale eine Neurozeption von Gefahr entstehen, bereitet sich unser Körper darauf vor, sich zu bewegen. Deuten Signale aus der Umgebung auf Lebensgefahr hin, unterbrechen wir soziale Kontakte und erstarren. Zwar sind wir der Reize, die uns Gefahr oder Sicherheit empfinden lassen, nicht gewahr, aber wir können uns unsere durch die Neurozeption hervorgerufenen körperlichen Reaktionen bewußt machen. Somit beeinflussen die Signale unseres Körpers unser persönliches Wohlgefühl, das sich im Einklang mit dem Wandel der Kontexte, in denen wir uns bewegen, und der Menschen, mit denen wir interagieren, verändert.

Spiel fungiert als neuronale Übung, weil die Umgebungssignale, die eine Neurozeption hervorrufen, zwischen Hinweisen auf Gefahr und Sicherheit changieren. Ein Beispiel ist das »Guckuck«-Spiel, das eine Mutter mit ihrem Säugling spielt. Indem sie ihr Gesicht verbirgt und dem Baby so die durch das System für soziale Verbundenheit erzeugten Signale für Sicherheit (stimmlicher Ausdruck, Mimik) vorenthält, versetzt sie ihr Kind in einen Zustand der Unsicherheit. Kurz danach erschreckt sie das Baby, indem sie ihr Gesicht wieder zeigt und »Guckuck!« ruft. Die Sequenz des Guckuck-Spiels endet, wenn die Mutter das erschrockene Kind mit normal modulierender Stimme und herzlicher Mimik beruhigt.

Wenn wir die dem Guckuck-Spiel zugrunde liegende Verhaltenssequenz genauer untersuchen, wird uns die diesem Spielverhalten immanente neuronale Übung bewußt. Zunächst ruft die Mutter einen Zustand der Unsicherheit und Wachsamkeit hervor, indem sie ihr Gesicht verbirgt. An diesen Zustand ist die Unterdrückung des Systems für soziale Verbundenheit des Kindes gekoppelt, wodurch die zum Herzen führenden myelinisierten Vagusbahnen deaktiviert werden. Dadurch wird das Kind in einen Zustand der Verletzlichkeit versetzt, in dem ein »Schreckreiz« leicht eine die Mobilisierung (d. h. Kampf-/Fluchtverhalten) unterstützende sympathische Aktivität hervorrufen kann. Die Mutter sorgt für den Schreckreiz, indem sie ihr Gesicht plötzlich wieder zeigt und gleichzeitig relativ laut und mit monotoner Stimme »Guckuck« ruft. Die akustischen Merkmale der mütterlichen Stimme verstärken das unerwartete Wiederauftauchen ihres

Gesichts, weil der stimmliche Ausdruck des »Guckuck«* akustische Merkmale aufweist, die Menschen mit Gefahr und dem Fehlen beruhigender prosodischer Charakteristika assoziieren. Die Signale dieser Sequenz triggern eine Neurozeption von Gefahr, die eine Verstärkung der sympathischen Aktivierung zur Folge hat. Der nächste Schritt im Verlauf dieses Spiels gibt Gelegenheit zu einer die Resilienz fördernden neuronalen Übung, welche die Fähigkeit des Kindes, sich zu beruhigen, stärkt.

Nachdem das Kind durch das »Guckuck!« motorisch und autonom aktiviert worden ist, muß die Mutter es mit Hilfe ihres eigenen Systems für soziale Verbundenheit wieder beruhigen, indem sie mit angenehm modulierender Stimme spricht und es mit warmherzigem Ausdruck anschaut. Die dadurch hervorgerufene Neurozeption von Sicherheit wirkt beruhigend auf das Kind, sein System für soziale Verbundenheit wird reaktiviert, und seine myelinisierten Vagusbahnen schränken die sympathische Aktivität ein. Wird das Guckuck-Spiel wie beschrieben ausgeführt, durchläuft das Baby eine Sequenz emotionaler Zustände (ausgehend von einem ruhigen zu einem wachsamen, weiter zu einem erschrockenen und zurück zu einem ruhigen Zustand). Wiederholtes Durchlaufen dieser Spielsequenz ermöglicht dem System für soziale Verbundenheit, durch soziale Interaktion effizient die sympathische Aktivierung zu verringern. Später braucht das Kind diese »neuronale« Fähigkeit, um sich auf die Situation in einer Schulklasse einstellen zu können. Die Verfügbarkeit der neuronalen Ressourcen, die es ermöglichen, den biobehavioralen Zustand zu regulieren, ist für die schulische Leistungsfähigkeit ebenso wichtig wie der IQ und die Motivation.

Spielende Katzen vermitteln einen guten Eindruck davon, was bei dieser Art von Interaktion geschieht. Ich erinnere mich noch genau daran, was ich in meiner Ausbildung über das Spiel von Katzen und anderen Säugetieren gelernt habe. In Kursen über komparative Psychologie und tierisches Verhalten hieß es, junge Katzen übten beim Spiel das Jagen und aggressives Verhalten. Als ich später noch einmal aus der Sicht der Polyvagal-Theorie über diese Vorstellung nachdachte, kam mir der Gedanke, dieses Verhalten könnte einem anderen Zweck dienen. Vergegenwärtigen wir uns einmal, wie es beim Spiel kleiner Katzen zugeht: Sie raufen und kämpfen. Dabei benutzen sie ihre Krallen und Zähne, verletzen einander aber kaum. Falls Sie einmal engeren Kontakt mit Kätzchen hatten, hat es Sie vielleicht überrascht festzustellen, daß sie genau wissen, wann sie ihre Krallen zurückziehen und ihre Kiefer nach einem sanften Biß loslassen müssen. Ein sehr

---

* Beim englischen Äquivalent zum deutschen »Guckuck« – »peek-a-boo!« ist der Schreckeffekt natürlich noch stärker. Anm. d. Übers.

wichtiges Detail des Geschehens bleibt allerdings oft unbemerkt: Kleine Kätzchen halten beim »Spiel« fast ständig Blickkontakt. Nach einem schmerzenden Biß kommt es sofort zu einem Austausch von Blicken, wobei die Systeme für soziale Verbundenheit der Beteiligten interagieren und sie einander signalisieren, daß sie nicht die Absicht hatten, den Spielpartner zu verletzen. Nun ist bei kleinen Katzen ebenso wie bei Kindern die Fähigkeit, einander in einem Spielszenario wahrzunehmen, unterschiedlich ausgeprägt. Ist die Wahrnehmung anderer noch nicht besonders gut entwickelt, kann es zu Verletzungen kommen. Unter Primaten werden Jungtiere, die besonders lebhaft miteinander umgehen und aufgrund mangelnden Gewahrseins andere Jungtiere verletzen, aus der sozialen Gruppe ausgegrenzt oder verbannt.

»Spiel«-Sequenzen der beschriebenen Art gibt es auch bei Hunden. Sie spielen ein strukturiertes Jagespiel. Dabei läuft ein Hund davon und wird von einem anderen Hund gejagt. Erwischt der Jäger den Gejagten, beißt er letzteren manchmal in ein Hinterbein, um seinen Erfolg zu dokumentieren. Daraufhin wendet sich der Gefaßte dem Jäger zu und versucht durch eine Gesicht-zu-Gesicht-Interaktion herauszufinden, ob der »Biß« aggressiv oder spielerisch gemeint war. Ist geklärt, daß es sich um Spiel handelte, interagieren die beiden Hunde über ihre Systeme für soziale Verbundenheit (d. h. von Angesicht zu Angesicht), und das Spiel wird anschließend mit vertauschten Rollen wiederholt. Handelt es sich um Aggression, tritt an die Stelle der Interaktion von Angesicht zu Angesicht ein Angriff auf den Nacken.

Ähnliches können wir auf Spiel- und Sportplätzen beobachten. Beispielsweise werden Basketballspieler oft geschubst und fallen dann hin. Wird nach solch einem Vorfall das System für soziale Verbundenheit aktiviert, kann aggressives Verhalten abgemildert werden. Stellt beispielsweise die Person, die geschubst hat, zu der am Boden liegenden Person Blickkontakt her, hilft ihr aufzustehen und fragt sie, ob alles in Ordnung ist, wird die Aggression dadurch entschärft. Zu einem Kampf hingegen kann es kommen, wenn ein Spieler, nachdem er einen anderen geschubst hat, einfach weggeht. In meinen Vorträgen erwähne ich in diesem Zusammenhang oft ein Beispiel aus einem professionellen Basketball-Spiel, in dem die soeben beschriebene Sequenz dazu führte, daß es zwischen den beiden bekannten US-amerikanischen Spielern Larry Bird und Julius Irving (»Dr. J.«) zu einem Kampf kam.

Wenn wir das Spiel von Säugetieren analysieren – ganz gleich, ob es sich um Katzenjunge, Hunde oder Kinder auf einem Spielplatz handelt –, stoßen wir auf eine Gemeinsamkeit der Verhaltensweisen, die Aspekte von Kampf- oder Fluchtreaktionen simulieren, welche durch soziale Verbundenheit fördernde

Verhaltensweisen (z. B. Mimik, Kopfgesten und prosodische Vokalisationen) aktiv gehemmt werden. Die oben geschilderten Beispiele lassen die Übergänge vom Spiel zu aggressivem Verhalten erkennen, die eintreten, wenn das System für soziale Verbundenheit nicht zur Entschärfung einer potentiellen Neurozeption von Gefahr genutzt wird.

Beim Spiel geht es um die aktive Hemmung des neuronalen Schaltkreises, der Kampf-/Fluchtverhalten fördert. Spiel führt als neuronales Training zu einer Verbesserung der Effizienz des neuronalen Schaltkreises, der Kampf- oder Fluchtverhalten augenblicklich abschwächen kann. Übertragen wir dies auf die Situation in einer Schulklasse, finden wir dort Kinder, denen es schwerfällt, die Aktivität der Kampf- und Fluchtverhalten fördernden neuronalen Schaltkreise zu verringern. Solche Kinder haben Schwierigkeiten, still zu sitzen, aufmerksam zu sein, zuzuhören und mit anderen Kindern auszukommen. Beobachten wir sie auf einem Spielplatz, fällt uns manchmal auf, daß es ihnen schwerfällt, mit anderen Kindern zu spielen. Sie sind nicht immer in der Lage, das Verhalten anderer richtig vorauszusehen, und statt reziprok zu interagieren und dadurch ihr Kampf-/Fluchtverhalten zu hemmen, kommt es vor, daß sie ihre Mitschüler körperlich von sich wegstoßen.

In neurophysiologischen Zuständen, die Mobilisierung und Shutdown unterstützen, werden unsere kognitiven Prozesse stark eingeschränkt. Wir verfügen jedoch über einen neuronalen Schaltkreis, der mobilisierendes Verhalten sehr schnell zu dämpfen vermag, um das Lernen und soziales Verhalten begünstigende ruhige Zustände zu fördern. Zwar ist Spiel häufig mit Bewegung verbunden und nutzt oft viele am Kampf-/Fluchtverhalten beteiligten neuronalen Schaltkreise, es unterscheidet sich aber insofern deutlich von Defensivverhalten, als es mit Hilfe des Systems für soziale Verbundenheit problemlos abgemildert werden kann. Allerdings erfordert es Übung, Kampf-/Fluchtverhalten mit Hilfe des Systems für soziale Verbundenheit effektiv zu verringern. Und die Entwicklung dieser Fähigkeit kann ein Kind schon früh durch Spiel fördern.

Die Definition des Spiels, die diesem Kapitel zugrunde liegt, setzt reziproke und synchrone Interaktionen voraus, bei denen das System für soziale Verbundenheit als Regulator des Mobilisierungsverhaltens (z. B. Kampf/Flucht) fungiert. Diese Definition des Spiels schreibt dem Wort eine andere Bedeutung zu, als Interaktionen zwischen einem Menschen und einem Spielzeug oder einem Computer sie haben. Beim Spielen mit einem Spielzeug oder Computer fehlen die Interaktionen von Angesicht zu Angesicht, und das System für soziale Verbundenheit wird nicht als Regulator der neuronalen Schaltkreise, die Kampf- oder Fluchtverhalten fördern, »trainiert«. Als Säugetiere müssen wir unser phylogenetisches

Erbe respektieren, synchrone Interaktionen von Angesicht zu Angesicht in ihrer Bedeutung würdigen und sie nutzen, um unser System für soziale Verbundenheit zu trainieren. Wird die neuronale Regulation unseres Systems für soziale Verbundenheit verbessert, entwickeln wir Resilienz im Umgang mit den Störungen in unserem Leben. Viele Charakteristika des Spiels existieren auch in der Psychotherapie. Wenn wir eine Therapiesitzung analysieren, wird klar, daß der Klient (und oft auch der Therapeut) aus ruhigen in defensive Zustände und wieder zurück in ruhige Zustände wechselt. Glücklicherweise verfügen wir als Säugetiere über ein System für soziale Verbundenheit. Dieses ist entstanden, um Signale der Interaktionen von Angesicht zu Angesicht zur effizienten Beruhigung unseres physiologischen Zustandes und zur Verwandlung unseres Kampf-/Fluchtverhaltens in vertrauensvolle Beziehungen zu nutzen.

3

Der Vagus als Tor zum Mitgefühl

Seit sich die kontemplative Neurowissenschaft als Disziplin formiert, wird untersucht, welche Nervenbahnen zur Entstehung von Mitgefühl beitragen. Parallel zu diesen Bemühungen versuchen Psychotherapeuten, Interventionen zu entwickeln, die darauf zielen, das Mitgefühl gegenüber anderen Menschen und das Selbstmitgefühl zu stärken (Gilbert 2009). Beeinträchtigt werden diese Bemühungen durch das bisherige Fehlen einer allgemein anerkannten Definition des Mitgefühls bzw. dessen, was es beinhaltet. Diese Unklarheit behindert sowohl die wissenschaftliche Erforschung der Mitgefühl vermittelnden Nervenbahnen als auch die Evaluation von Therapien, die auf Mitgefühl basieren.

Definitionen des Mitgefühls und die Wahl der zur Einschätzung von Mitgefühl benutzten Werkzeuge variieren in der Fachliteratur (siehe hierzu Strauss et al. 2016). Mitgefühl wurde als Handlung, Gefühl, Emotion und Temperament beschrieben. Zwar lassen sich aus der Literatur gewisse gemeinsame Themen ableiten, doch keines der Beurteilungsinstrumente entspricht den in der wissenschaftlichen Forschung gängigen Standards (Strauss et al. 2016). Ohne einen Konsens hinsichtlich einer Definition fehlt den Wissenschaftlern, die sich der Erforschung des Mitgefühls widmen, ein für ihre Untersuchungen geeigneter Werkzeugkasten, und Klinikern fehlt eine Möglichkeit, die Resultate von auf Mitgefühl basierenden Therapien zu beurteilen.

Autor: Stephen W. Porges
Originaltitel: Vagal pathways: Portals to Compassion (2017)
Quellennachweis: In: Emma M. Seppälä, Emiliana Simon-Thomas, Stephanie L. Brown, Monica C. Worline, C. Daryl Cameron & James R. Doty (Hrsg.); *The Oxford Handbook of Compassion Science.* S. 189–202. Oxford Publishing Limited.

Im Gegensatz zu den zahlreichen Definitionen von Mitgefühl als einem psychologischen Konstrukt versteht der vorliegende Text Mitgefühl als einen vom neurophysiologischen Zustand des Probanden abhängigen emergenten Prozeß. Im Einklang damit kann Mitgefühl nicht als willentliches (selbstgewähltes) Verhalten oder als ein vom physiologischen Zustand unabhängiger psychischer Prozeß verstanden werden. Deshalb kann man Mitgefühl nicht auf der Grundlage der klassischen Regeln des Lernens lehren und nicht aufgrund spezifischer neurophysiologischer Prozesse, behavioraler Handlungen oder subjektiver Erlebnisse unabhängig von der bidirektionalen Kommunikation zwischen dem peripheren physiologischen Zustand und der Gehirnfunktion verstehen. Im hier vorgestellten Modell des Mitgefühls fungiert der physiologische Zustand als vermittelnde Variable zwischen der leidenden Person und den Reaktionen auf sie, die sich in Form jener subjektiven Erlebnisse und konkreten (behavioralen) Handlungen manifestieren, die operationale Definitionen von Mitgefühl beinhalten.

Dieser Text erläutert die Auffassung, daß ein über die Vagusbahnen vermittelter physiologischer Zustand eine notwendige, aber nicht hinreichende Bedingung für das Erleben von Mitgefühl ist. Der Vagus ist ein Kranialnerv, der den Großteil der bidirektionalen (motorischen und sensorischen) Kommunikation zwischen Gehirn und Körper bewerkstelligt. Er ist ein wichtiger Bestandteil des parasympathischen Zweigs des Autonomen Nervensystems (ANS). Funktional können bestimmte motorische Fasern des Vagus die Reaktionen des sympathischen ANS-Zweigs hemmen, wohingegen sensorische Vagusfasern bei der Kommunikation zwischen Körper und Gehirn eine wichtige Kontrollfunktion erfüllen. Das hier vorgestellte Verständnismodell hebt die Abhängigkeit des Mitgefühls von einem durch den Vagus vermittelten Zustand hervor, der Gefühle der Sicherheit unterstützt, die es Menschen ermöglichen, ihre eigenen körperlichen Reaktionen zu spüren und die körperlichen Empfindungen eines anderen Menschen zu respektieren. Daß für das Erleben von Mitgefühl Veränderungen des physiologischen Zustandes durch über den Vagus vermittelte Mechanismen verantwortlich gemacht werden, entspricht der historischen Nutzung von Ritualen im Rahmen kontemplativer Übungswege.

Weil Mitgefühl von einem durch den Vagus vermittelten physiologischen Zustand abhängt, kann man es von anderen subjektiven Erlebnissen mit anderer physiologischer Grundlage unterscheiden. So wird zwar oft angenommen, Empathie und Mitgefühl seien identisch, doch könnte der physiologische Zustand, der Empathie zugrundeliegt, ein anderer sein als der für Mitgefühl kennzeichnende. Empathie wird operational als die Fähigkeit definiert, den Schmerz eines anderen Menschen oder seine negative Emotion zu spüren (siehe z. B. Decety & Ickes 2011).

Dekonstruieren wir Empathie aus neurobiologischer Sicht, sollte sie mit der Aktivierung des Sympathischen Nervensystems (SNS) assoziiert sein. Dies träte ein, weil für die autonome Reaktion auf Schmerz ein Rückgang des Vaguseinflusses und eine Aktivierung des SNS charakteristisch sind. Mitgefühl unterscheidet sich aus neurobiologischer Sicht von Empathie, da Mitgefühl Vagusbahnen aktiviert.

Wenn Mitgefühl mit einem ruhigen vagalen Zustand verbunden ist, fördert es einen mit einem Gefühl eigener Sicherheit assoziierten physiologischen Zustand, der auf die andere Person eine beruhigende und akzeptierende Haltung ausstrahlt. Funktional sind die Vagusbahnen ein wichtiger Bestandteil eines Zweigs des ANS, der bisher *Parasympathisches Nervensystem* (PNS) genannt wurde. Diese Bezeichnung enthält eine interessante Spur, die Aufschluß gibt über die Funktion des PNS, denn »*para*« stammt aus dem Altgriechischen und bedeutet »entgegengesetzt« oder »gegen«. Das PNS läßt also, wie sein Name nahelegt, ein implizites Verständnis des Containments der mit dem SNS assoziierten defensiven Reaktivität erkennen. Im Einklang mit dieser Sicht des Containments defensiver Reaktionen erweist sich als für den Ausdruck von Mitgefühl die Fähigkeit entscheidend, die Vagusbahnen zu nutzen, die aktiv die sympathische Reaktivität hemmen und einen physiologischen Zustand der Ruhe fördern, der auf andere Menschen eine Atmosphäre von Sicherheit ausstrahlt.

Der über die Vagusbahnen vermittelte physiologische Zustand entspricht nicht dem Mitgefühl, sondern fördert Gefühle der Sicherheit, positive Empfindungen anderen gegenüber (siehe z. B. Stellar et al. 2015), Verbundenheit und die Fähigkeit, das Leiden anderer ebenso wie ihre Freude zu respektieren.

Mittels Hemmung der neurophysiologischen Abwehr (sympathischer HPA-Reaktionen) ermöglicht der Vagus die Eingrenzung der biobehavioralen und physiologischen Reaktionen auf Leiden. Durch dieses Containment werden Möglichkeiten nicht-urteilenden Bezeugens und anschließender Hilfe bei der Linderung eigenen und fremden Leidens erschlossen. Die Resultate von Brain-Imaging-Studien, die darauf abzielten, Empathie und Mitgefühl voneinander zu unterscheiden, stehen mit den hier postulierten Unterschieden des physiologischen Zustandes bei Empathie und Mitgefühl im Einklang. Nach Klimecki et al. (2014) kann das exzessive Miterleben negativer Emotionen anderer Menschen (d. h. Empathie) dysfunktional sein, und ein Mitgefühlstraining vermag Leiden infolge von Empathie zu verringern und die Resilienz zu stärken. In einem ähnlichen Sinne wurde die Auffassung vertreten, Empathie beinhalte die Fähigkeit, mit der Emotion eines anderen Menschen zu resonieren oder sie im neurophysiologischen, peripheren physiologischen und behavioralen Bereich zu spiegeln (einen Überblick hierzu geben Decety & Ickes 2011).

Ein Eckstein des Mitgefühls ist der Respekt vor der Fähigkeit eines Menschen, seinen eigenen Schmerz zu erleben. Funktional ermöglicht Mitgefühl, indem es die Fähigkeit des Menschen, Schmerz zu empfinden, respektiert, dem Betroffenen, das Selbsterlebte von einem anderen Menschen »bezeugen« zu lassen, ohne den anderen zu verletzen. Dies wird durch empathisches Mitteilen des eigenen Schmerzes und durch Aktivierung des defensiven SNS beim anderen möglich. So kann der Schmerz zum Ausdruck gelangen, ohne daß eine negative Beurteilung und damit verbundene Scham gefürchtet werden muß. Mitgefühl hilft dem anderen anzuerkennen, was er selbst erlebt hat, und respektiert, wenn er dies tut. Schon dieser Respekt dem anderen gegenüber fördert den Heilungsprozeß, indem er den anderen bemächtigt, statt ihn zu unterjochen oder die Bedeutung seiner mit Schmerz oder Verlust verbundenen Erlebnisse in Abrede zu stellen. Mitgefühl ermöglicht einem Menschen, der einen schweren Verlust erlitten hat oder der leidet, auf das Erlebte nicht defensiv zu reagieren und wegen des Verlusts keine Scham zu empfinden. Wenn wir das Problem zu lösen versuchen, ohne Mitgefühl zum Ausdruck zu bringen, beeinträchtigt die Intervention den Ausdruck des Individuums durch die Aktivierung biobehavioraler Defensivstrategien, die mit einer Veränderung des physiologischen Zustandes in Form eines Rückzugs der Vaguseinflüsse und der Aktivierung des SNS einhergehen. Somit verläßt sich Mitgefühl auf eine »neuronale« Plattform, die einen Menschen dazu befähigt, im Falle der Konfrontation mit dem Schmerz und dem Leiden anderer einen physiologischen Zustand der Sicherheit aufrechtzuerhalten und auszudrücken.

Die Verbindung zwischen den Vaguszuständen und der Geschichte kontemplativer Praktiken

In der gesamten Menschheitsgeschichte fungierten rituelle Aktivitäten wie Singen, Beten, Meditation, Tanz und bestimmte Körperhaltungen als Verhaltensgrundlage für kontemplative Praktiken. Eine genauere Untersuchung vieler Rituale dieser Art führt zu der Erkenntnis, daß es sich dabei um Übungen handelt, die dazu dienen, die Vagusbahnen zu trainieren (siehe Tabelle 1). Zwar wurden Gesänge, Gebete und Meditationen in die formellen Religionen integriert, doch könnten diese rituellen Elemente eine andere Funktion erfüllen, als die Narrative der jeweiligen Religionen uns glauben machen wollen. Die Narrative sind Versuche, das menschliche Bedürfnis nach einem Sinn angesichts der Ungewißheit und der unergründlichen Mysterien menschlichen Erlebens in einer sich ständig verändernden und ständig herausfordernden Welt zu erfüllen. Nun mag dies zwar der Geschichte der Narrative entsprechen, die den Wesenskern formalisier-

TABELLE 1 Die Physiologie der Rituale

Ritual	vom Vagus vermittelter Mechanismus
Gesänge (Formen vokalen Ausdrucks)	• Kehlkopfnerven • Rachennerven • Atmung (langes Ausatmen und tiefes Einatmen in den Bauch verstärken die Wirkung der »Vagusbremse«)
Meditation (Atmung)	• Atmung (langes Ausatmen und tiefes Einatmen in den Bauch verstärken die Wirkung der »Vagusbremse«)
Gebet (Körperhaltung)	• Barorezeptoren der Halsschlagader (Beteiligung des Vagus an der Regulierung des Blutdrucks)

ter Religionen bilden, doch könnte die Funktion von Ritualen enger mit der Gesundheit sowie mit subjektiven Empfindungen der Verbundenheit mit anderen Menschen und mit der Gottheit zusammenhängen.

Die dokumentierten positiven Wirkungen von Meditation auf die geistige und körperliche Gesundheit (Bohlmeijer et al. 2010; Chiesa & Serretti 2009; Davidson et al. 2003) haben das Interesse an kontemplativen Praktiken als gesundheitsfördernden Interventionen verstärkt (siehe z. B. Kabat-Zinn 2003). Die Wissenschaft beschäftigt sich mittlerweile mit Erkenntnissen, die durch die Auseinandersetzung mit historischen und oft sehr alten kontemplativen Praktiken gewonnen wurden. Das bereits gesammelte Wissen zu dieser Thematik deutet darauf hin, daß meditative Praktiken nicht nur zu einer veränderten, die Verbundenheit mit anderen hervorhebenden Sicht der Wirklichkeit führen, die in Form von Mitgefühl ihren Ausdruck findet, sondern daß sie möglicherweise auch die Gesundheit positiv beeinflussen. Durch diese Beobachtungen ist eine neue wissenschaftliche Disziplin, die kontemplative Neurowissenschaft, entstanden, die Veränderungen der neuronalen Regulation bei der Ausführung kontemplativer Übungen wie Meditation zu dokumentieren versucht.

Die kontemplative Neurowissenschaft beschreibt Mechanismen, mit deren Hilfe Meditation »heilt«. Sie geht somit von einer gerichteten Kausalität aus, in deren Wirkungsbereich mentale Prozesse Körperfunktionen beeinflussen und eventuell auch optimieren können. Dieses »Top-down«-Modell hebt die Bedeutung des Geistes in der Geist-Körper-Beziehung hervor und sieht das »Denken« als die treibende Kraft an, die der Wirkung meditativer Übungen zugrunde liegt. Die Forschung in dieser neuen Disziplin konzentriert sich auf die Untersuchung der Geist-Körper-Beziehungen mit Hilfe von Imaging-Studien und elektrophysiologischen Untersuchungen der Gehirnschaltkreise erfahrener Meditierender (siehe z.B. Lutz et al. 2013). Der Einfluß von Meditation auf die neuronale Regulation innerer Organe wurde in der kontemplativen Neurowissenschaft bisher noch nicht untersucht.

Das in der kontemplativen Neurowissenschaft vorherrschende Modell einschließlich der Untersuchung dessen, welche Nervenverbindungen für das Mitgefühl entscheidend sind, geht von einer gerichteten Kausalität aus, der zufolge die mentale Aktivität die Gehirnfunktion antreibt. Obwohl diese gerichtete Kausalität zuverlässig dokumentiert ist (es gilt als erwiesen, daß mentale Prozesse die neuronale Aktivität beeinflussen), ist das Modell insofern begrenzt, als es zwei vermittelnde Variablen nicht berücksichtigt, die für Effektivität und Effizienz kontemplativer Praktiken entscheidend sein könnten. *Erstens* ignoriert dieses Modell den Einfluß des Kontexts auf das Nervensystem. Und *zweitens* ignoriert es den Einfluß des peripheren physiologischen Zustandes auf die Gehirnfunktion. Wird diesen beiden Variablen nicht die ihnen gebührende Aufmerksamkeit geschenkt, ist die funktionale Wirkung kontemplativer Übungen auf die psychische und physische Gesundheit nicht einschätzbar. Außerdem kann dadurch der Einfluß kontemplativer Übungen in Form der Stärkung eines Gefühls der Verbundenheit und der Fähigkeit, Mitgefühl auszudrücken, beeinträchtigt werden.

Das vorliegende Kapitel versteht kontemplative Übungen als Methoden, deren Wirksamkeit auf einer Verstärkung der vagalen Regulation biobehavioraler Zustände beruht. Durch Verstärkung der Vagusregulation fördern diese Methoden effizient die Gesundheit und können in umfassender Weise subjektive Erlebnisse von Mitgefühl und universeller Verbundenheit begünstigen. Dem hier beschriebenen Modell zufolge wohnt bestimmten willentlich beeinflußbaren Verhaltensweisen (z. B. der Atmung, Formen stimmlichen Ausdrucks [Vokalisationen] und der Körperhaltung), die in alten Ritualen eine wichtige Rolle spielen und die im Zentrum kontemplativer Übungen stehen, das Potential inne, einen physiologischen Zustand hervorzurufen, der die Gesundheit fördert und jene subjektiven Erlebnisse ermöglicht, auf die kontemplative Übungen zielen.

Dem Modell zufolge müssen zwei wohldefinierte Vorbedingungen erfüllt sein, damit kontemplative Übungen eine förderliche Wirkung entfalten können. *Erstens* muß die Umgebung, in der die Übungen ausgeführt werden, beruhigend und besänftigend wirken. In der gesamten Menschheitsgeschichte und in allen Kulturen wurden kontemplative Übungen in einer ruhigen und sicheren Umgebung ausgeführt. Für diese Übereinstimmung gibt es neurophysiologische Gründe. Um überleben zu können, mußten Menschen Gefahren erkennen und sowohl

Umgebungen als auch andere Menschen als sicher oder gefährlich einschätzen können. Deshalb mußte das menschliche Nervensystem für die Charakteristika physischer Räume sensibel sein, denn diese können defensive physiologische Reaktionen entweder auslösen oder unterbinden. *Zweitens* wirken rituelle Gesänge, Gebete, Meditationen, Tänze und Körperhaltungen als mächtige Stimuli auf unser Nervensystem und »trainieren« die Vagusbahnen, die ihrerseits Defensivzustände dämpfen und Zustände der Ruhe und Stille fördern.

In einer sicheren Umgebung, in der ein Mensch nicht permanent wachsam zu sein braucht, um sich auf das plötzliche Auftauchen einer Gefahr vorzubereiten, wechselt das Nervensystem in der Regel in einen qualitativ und meßbar anderen, »sicheren« physiologischen Zustand. Dieser kann als »neuronaler« Katalysator für subjektive Empfindungen von sozialer Verbundenheit und Mitgefühl fungieren. Ohne entsprechende kontextbezogene Hinweise auf Sicherheit und ohne daß der Körper in einen »sicheren« physiologischen Zustand wechselt, können sich Bemühungen, sich kontemplativen Übungen zu widmen, als fruchtlos erweisen und sogar auf das eigene Überleben fixierte defensive Gefühle hervorrufen, die Hypervigilanz und Hyperreaktivität fördern. Im Einklang mit dieser Prämisse haben Kliniker in Zusammenhang mit der Behandlung an PTBS erkrankter Kriegsveteranen über Situationen berichtet, in denen Achtsamkeitsübungen defensive Reaktionen auslösten (Bohlmeijer et al. 2010).

Dekonstruktion alter Rituale aus Sicht der Polyvagal-Theorie

Die Polyvagal-Theorie (Porges 1995/2010, dt. S. 43–82; 2011/2010) erklärt, wie Rituale, die mit kontemplativen Praktiken verbunden sind, körperliche Gefühle der Sicherheit, des Vertrauens und der Verbundenheit fördern. Sie erläutert, wie Signale für Gefahr und Sicherheit, die das Nervensystem permanent verfolgt, entweder Zustände der Sicherheit und Ruhe oder Zustände der Wachsamkeit gegenüber Quellen potentieller Gefahr und der Defensivzustände verstärken. Der Polyvagal-Theorie zufolge sind Säugetiere ständig auf der Suche nach Sicherheit, was, wenn sie ihr Ziel erreichen, ihrer Gesundheit und ihrer sozialen Verbundenheit zugutekommt. Die Theorie erklärt, wie die mit kontemplativen Praktiken verbundenen Rituale physiologische Zustände hervorrufen, die auf neuronale Defensivsysteme beruhigend wirken und Gefühle der Sicherheit fördern, was zum Empfinden von Mitgefühl und zum Ausdruck desselben führen kann.

Das menschliche Nervensystem kann die neuronalen Mechanismen, die Gesundheit und soziale Verbundenheit fördern, auf zwei Arten aktivieren. Die eine ist passiver Natur und erfordert keine Mitwirkung des Bewußtseins (siehe weiter unten den Abschnitt über die Neurozeption), die andere hingegen erfordert bewußtes, willensgesteuertes Verhalten, das bestimmte neuronale Mechanismen aktiviert, die den physiologischen Zustand verändern. Spontanes positives soziales Verhalten, das sich in der Mimik und im stimmlichen Ausdruck niederschlägt, basiert auf der erstgenannten Möglichkeit, wohingegen optimale Resultate kontemplativer Praktiken wie die von Meditation und rituellen Gesängen auf der zweiten beruhen. Eigenarten des stimmlichen Ausdrucks (die Prosodie) und der Mimik, die Interaktionen im Sinne positiven sozialen Verhaltens charakterisieren, liefern dem Nervensystem wichtige Hinweise für die Beruhigung von Defensivschaltkreisen. Im Gegensatz zum *passiven Pfad** der Beruhigung durch die Förderung sozialer Verbundenheit findet eine kontemplative Übung in der Regel im Kontext eines »spirituellen« Raumes statt (d. h. in einem stillen Raum und manchmal in Verbindung mit beruhigender Musik), welcher den passiven Pfad aktiviert, um den mit dem Gefühl der Sicherheit verbundenen physiologischen Zustand zu fördern. Sobald sich der Übende in einem Zustand der Sicherheit befindet, wird er dazu angeleitet, bestimmte Handlungen willentlich auszuführen, etwa Atemübungen, Haltungsveränderungen und Vokalisationen, die funktionell den Vagusschaltkreis trainieren, der seinerseits Zustände der Ruhe weiter fördert, festigt und verstärkt. Diese willensgesteuerten Verhaltensweisen, die wir als Rituale beobachten können, treten unmittelbar zu Vagusschaltkreisen in Kontakt, die den physiologischen Zustand effizient beeinflussen. Auf diese Weise werden Rituale zu einem neuronalen Training der Vagusbahnen.

Die Rolle des Vagus bei der bidirektionalen Kommunikation

Während der phylogenetischen Weiterentwicklung von den älteren Reptilien zu den Säugetieren veränderte sich das ANS. Bei den alten Reptilien regulierte das

---

* Die Begriffe *passiver* und *aktiver Pfad* erläutert Stephen Porges in Kapitel 4 des 2019 im G. P. Probst Verlag erschienenen Buches über klinische Anwendungen der Polyvagal-Theorie. Dort schreibt er in einem Unterkapitel mit dem Titel »Passive und aktive Pfade«: »Das menschliche Nervensystem hat zwei Möglichkeiten, neuronale Mechanismen zu aktivieren, die Defensivtendenzen abschwächen und Zustände der Ruhe ermöglichen können, welche Gesundheit, spontanes soziales Verhalten und Verbundenheit unterstützen. Einer diese Pfade ist passiver Art und erfordert kein bewußtes Gewahrsein (siehe die Neurozeption), der andere ist aktiv und erfordert bewußte willensgesteuerte Verhaltensweisen, die bestimmte neuronale Mechanismen aktivieren und so den physiologischen Zustand verändern.« Anm. d. Übers.

ANS die Körperorgane über zwei Subsysteme: das Sympathische Nervensystem (SNS) und das Parasympathische Nervensystem (PNS). Die heutigen Reptilien verfügen über die gleichen Eigenschaften. Das SNS stellte die neuronalen Verbindungen für viszerale Veränderungen bereit, die defensive Kampf- und Fluchtreaktionen ermöglichen. Diese physiologische Anpassung, die dazu dient, zum Zweck der Selbsterhaltung die Mobilisierung zu unterstützen, war mit Erhöhungen der Herzfrequenz und einer Hemmung des Verdauungsprozesses verbunden, was die Unterdrückung parasympathischer (d. h. vagaler) Einflüsse auf das Herz und die Verdauungsorgane erforderlich machte.

Bei den alten Reptilien verhielt sich das PNS komplementär zur Funktion des SNS, indem es eine reziproke Beeinflussung der viszeralen Organe ermöglichte. Das PNS erfüllte bei den Reptilien zwei wichtige adaptive Funktionen: (1) Wenn es *nicht* als Defensivsystem genutzt wurde, unterstützte es Prozesse, die Gesundheit, Entwicklung und Heilung zugute kommen. (2) Wenn es als Defensivsystem genutzt wurde, verringerte es die Stoffwechselaktivität durch Absenkung der Herz- und Atemfrequenz, was es den »immobilisierten« Reptilien ermöglichte, auf potentielle Angreifer leblos zu wirken (die sogenannte Erstarrungsreaktion). Sehen sich Reptilien nicht einer Gefahr ausgesetzt, verhalten sich der sympathische und parasympathische Zweig ihres ANS reziprok (und häufig antagonistisch), um simultan die inneren Organe, die Körperfunktionen unterstützen, zu innervieren. Diese Synergie zwischen den beiden Zweigen des ANS im Interesse der Gesundheit (nicht der Gefahrenabwehr) existiert auch bei den Säugetieren, allerdings nur, wenn sie in Sicherheit sind. In diesem sicheren Zustand ist das Potential des ANS, für Defensivhandlungen aktiviert zu werden, stark reduziert.

Die meisten neuronalen Verbindungen des PNS verlaufen im Vagusnerv. Dieser große Kranialnerv geht vom Hirnstamm aus und verbindet die inneren Organe im ganzen Körper mit dem Gehirn. Anders als die vom Rückenmark ausgehenden Nerven verbindet der Vagus das Gehirn direkt mit den Körperorganen. Er enthält motorische Fasern, welche die Funktion der inneren Organe beeinflussen können, und sensorische Fasern, die das Gehirn ständig über den Zustand dieser Organe informieren. Der Informationsfluß zwischen Körper und Gehirn wirkt auf bestimmte Gehirnschaltkreise, die Zielorgane regulieren. Die bidirektionale Kommunikation bildet die neuronale Grundlage für eine Geist-Körper-Wissenschaft oder eine Gehirn-Körper-Medizin, indem sie auf Möglichkeiten der Korrektur von Dysfunktionen des Gehirns mittels peripherer Vagusstimulation hinweist (z. B. in Form der Stimulation des Vagusnervs bei Epilepsie, Depression und PTBS) und plausible Erklärungen für die Verschlimmerung klinischer Symptome durch psychische Stressoren, etwa streßbasierte Reizdarmepisoden, liefert.

Außerdem beinhaltet die bidirektionale Kommunikation zwischen dem Gehirn und bestimmten inneren Organen eine anatomische Grundlage für historische Konzepte einer optimalen Balance zwischen physiologischen Systemen, etwa Walter Cannons Homöostase (Cannon 1932) und Claude Bernards *Milieu intérieur* (Bernard 1872).

Die Polyvagal-Theorie – Ein Überblick

Die Polyvagal-Theorie ist ein neuartiges Konzept der Verbindung zwischen autonomem Zustand und Verhalten. Sie beschreibt eine hierarchische Beziehung zwischen Komponenten des ANS, die entstanden, um adaptive Verhaltensweisen in Reaktion auf spezielle Anzeichen für Sicherheit, Gefahr und Lebensgefahr in der Umgebung zu unterstützen (Porges 2011/2010). Die Bezeichnung »Polyvagal« verweist auf die Existenz zweier Vagusschaltkreise: eines alten Vagusschaltkreises, der Defensivhandlungen (die Erstarrungsreaktion) initiiert, und eines phylogenetisch neueren Schaltkreises, der mit Gefühlen der Sicherheit und spontanem affiliativem sozialem Verhalten in Verbindung gebracht wird. Die Polyvagal-Theorie beschreibt zwei Defensivsysteme: (1) das wohlbekannte Kampf-/Fluchtsystem, das mit der Aktivierung des SNS assoziiert wird, und (2) das weniger bekannte System der Immobilisierung und Dissoziation, das eine phylogenetisch ältere Vagusbahn aktiviert.

Die Polyvagal-Theorie beschreibt die neuronalen Prozesse, mit deren Hilfe physiologische Zustände das Erleben von Sicherheit kommunizieren und so einem Menschen ermöglichen, (a) sich entweder sicher zu fühlen und sich spontan anderen Menschen zu nähern oder mit ihnen zu kooperieren, (b) im Falle einer Bedrohung Defensivstrategien zu nutzen oder (c) sich durch Totstellen sozial unsichtbar zu machen. Die Polyvagal-Theorie beschreibt, wie jede der drei phylogenetischen Phasen der Entwicklung des ANS von Wirbeltieren mit einem bestimmten meßbaren autonomen Subsystem verbunden ist. Bei Menschen werden diese drei Subsysteme unter bestimmten Umständen aktiviert und gelangen so physiologisch zum Ausdruck (Porges 2009/2010, dt. S. 83–91). Die drei autonomen Subsysteme sind phylogenetisch und behavioral mit den drei fundamentalen adaptiven Verhaltensbereichen verbunden: (a) soziale Kommunikation (z. B. Gesichtsausdruck, Vokalisation, Hören), (b) mobilisierende Defensivstrategien (Kampf- oder Fluchtverhalten) und (c) immobilisierende Defensivstrategien (d. h. Sich-tot-Stellen, Ohnmacht, behavioraler Shutdown und Dissoziation). Aufgrund ihres Auftauchens im Laufe der Entwicklung des ANS von Wirbeltieren bilden diese neuroanatomisch basierten Subsysteme eine Reaktionshierarchie.

Die Polyvagal-Theorie beschreibt die jeweiligen Rollen zweier sich deutlich unterscheidender motorischer Vagusbahnen im ANS von Säugetieren. Der Vagus übermittelt (und überwacht) den primär parasympathischen Einfluß auf die inneren Organe. Die Nervenfasern im Vagus sind überwiegend (ca. 80 Prozent) sensorischer Art. Das Interesse hat sich jedoch auf die motorischen Nervenfasern konzentriert, welche die inneren Organe einschließlich des Herzens und der Verdauungsorgane regulieren. Nur etwa 15 Prozent dieser motorischen Fasern (also etwa drei Prozent der Vagusfasern insgesamt) sind mit einer Myelinschicht umgeben. Myelin ist eine fettige Ummantelung der Nervenfasern, die schnellere und besser regulierte Signalübermittlung ermöglicht. Die zum Herzen führende myelinisierte Vagusbahn ist ein reaktionsschneller Bestandteil eines neuronalen Feedbacksystems, das Gehirn und Herz einschließt und die Herzfrequenz notfalls schnell an die Erfordernisse der aktuellen Situation anpassen kann.

Menschen haben wie andere Säugetierarten zwei funktionell unterschiedliche Vagusschaltkreise. Der ältere ist nicht mit einer Myelinschicht umgeben. Er geht aus einem Bereich im Hirnstamm, dem *dorsalen Motonucleus des Vagus*, hervor. Die phylogenetisch älteren nicht myelinisierten motorischen Vagusbahnen sind bei den meisten Wirbeltieren vorhanden und unterstützen bei Säugetieren, wenn sie nicht zur Gefahrenabwehr genutzt werden, Gesundheit, Entwicklung und Heilung, indem sie die inneren Organe unterhalb des Zwerchfells neuronal regulieren. Die phylogenetisch »neueren« myelinisierten motorischen Vagusbahnen, die bei Säugetieren existieren, regulieren die Organe oberhalb des Zwerchfells (z. B. Herz und Lunge). Dieser neuere Vagusschaltkreis kann die Herzfrequenz verlangsamen und Zustände der Ruhe unterstützen. Er vermittelt den physiologischen Zustand, der die Entwicklung von Mitgefühl ermöglicht, und wird durch mit kontemplativen Übungen verbundene Rituale funktional trainiert.

Die Vagusbremse: Ein Mechanismus, der das Containment emotionaler Reaktionen ermöglicht

Als sich die Säugetiere entwickelten, verlagerte sich die primäre Vagusregulation des Herzens von den aus dem dorsalen Motonucleus des Vagus hervorgehenden nicht myelinisierten Vagusbahnen auf die myelinisierten Bahnen, die dem *Nucleus ambiguus* entspringen. Der myelinisierte Vagus ermöglichte, die inneren Organe schnell und effizient zu regulieren, um ruhiges prosoziales Verhalten und die psychische und physische Gesundheit zu unterstützen. Beispielsweise wirkt der myelinisierte Vagus wie eine effiziente aktive Bremse (siehe hierzu Porges et al. 1996/2010, dt. S. 109–127), insofern die schnelle Hemmung und

Enthemmung des auf das Herz einwirkenden vagalen Tonus einen Menschen schnell beruhigen oder mobilisieren kann. Außerdem wirkt der myelinisierte Vagus aktiv den Einflüssen des SNS auf das Herz entgegen und dämpft die Aktivität der HPA-Achse (siehe hierzu Porges 2001). Die Vagusbremse kann den Zustand der inneren Organe und insbesondere die Reaktionen des SNS modulieren, die häufig mit Empathie verbunden sind. Funktional verhindert die Regulation der Vagusbremse, daß die autonome Reaktivität einen Bereich tangiert, der defensive Verhaltensweisen unterstützt. Die Vagusbremse ermöglicht es Menschen somit, sich schnell Objekten und anderen Menschen zuzuwenden und sich von ihnen abzuwenden, und gleichzeitig erhält sie eine physiologische Ressource, die selbstberuhigendes Verhalten und ruhige Zustände zu fördern vermag. Alte Rituale, die mit Atemtechniken, bestimmten Körperhaltungen und Vokalisierungen verbunden sind, aktivieren und trainieren die Vagusbremse und versetzen sie in die Lage, defensive Tendenzen zu verringern und positive Anteilnahme am Leben anderer durch Mitgefühl zu verstärken.

Die Verbindung zwischen Gesicht und Herz: Wie das System für soziale Verbundenheit entstand

Wenn sich ein Mensch sicher fühlt, gelangen zwei wichtige Merkmale zum Ausdruck. Erstens wird sein körperlicher Zustand effizient reguliert, so daß Entwicklung und Heilung (z. B. in Form der viszeralen Homöostase) gefördert werden. Dies wird *erstens* durch eine Verstärkung des Einflusses der myelinisierten motorischen Vagusbahnen auf den Sinusknoten erreicht, der daraufhin die Herzfrequenz verlangsamt, die Kampf-/Fluchtmechanismen des SNS hemmt, das Streßreaktionssystem der HPA-Achse (Kortisol) dämpft und durch Einwirken auf die Immunreaktion (z. B. mit Hilfe von Zytokinen) Entzündungen verringert. *Zweitens* wurden im Zuge des Evolutionsprozesses die Kerne im Hirnstamm, die den myelinisierten Vagus regulieren, mit den Kernen verbunden, die über spezielle viszerale efferente (motorische) Bahnen die Muskeln des Gesichts und des Kopfes regulieren. Diese neuroanatomischen Veränderungen schufen eine Verbindung zwischen Gesicht und Herz, durch die es zu Interaktionen zwischen den auf das Herz wirkenden Vaguseinflüssen und der neuronalen Regulation der gestreiften Muskeln des Gesichts und Kopfes kommt. Die entwicklungsgeschichtlich neuere Gesicht-Herz-Verbindung ermöglichte es Säugetieren, ihren physiologischen Zustand durch ihren Gesichtsausdruck und ihre Prosodie zu übermitteln, was zu einer Beruhigung des physiologischen Zustandes führen kann (Porges 2011/2010; Porges & Lewis 2010/2010, dt. S. 213–224; Stewart et al. 2013).

Mit Hilfe der Gesicht-Herz-Verbindung können Säugetiere herausfinden, ob sich ein Artgenosse in einem ruhigen physiologischen Zustand befindet und ob es gefahrlos möglich ist, sich ihm zu nähern, oder ob er sich in einem stark mobilisierten und reaktiven physiologischen Zustand befindet, auf den sich einzulassen gefährlich wäre. Aufgrund der Gesicht-Herz-Verbindung kann ein Mensch einerseits mit Hilfe von Mustern mimischen Ausdrucks und vokaler Intonation »Sicherheit« signalisieren und andererseits einen erregten Artgenossen beruhigen und ihn dazu bringen, eine soziale Beziehung aufzubauen. Erfüllt der für Säugetiere charakteristische neuere Vagus in sozialen Interaktionen optimal seine Funktion (indem er die sympathische Erregung, die Kampf-/Fluchtverhalten fördert, hemmt und einhegt), sind die Emotionen gut reguliert, die Prosodie ist facettenreich, und der autonome Zustand unterstützt ruhiges spontanes Verhalten im Sinne sozialer Verbundenheit. Das Gesicht-Herz-System wirkt bidirektional, insofern der neuere myelinisierte Vagusschaltkreis die sozialen Interaktionen beeinflußt und positive soziale Interaktionen die förderliche Wirkung des Vagus auf die Gesundheit ermöglichen, streßbezogene physiologische Zustände abschwächen und Entwicklung und Heilung fördern. Soziale Kommunikation und die Fähigkeit zur Co-Regulation mit Hilfe der Systeme für soziale Verbundenheit beider Beteiligter erzeugen ein Gefühl der Verbundenheit, ein wichtiges Merkmal menschlichen Erlebens.

Der Polyvagal-Theorie zufolge ist der physiologische Zustand ein grundlegender Bestandteil von Emotion und Stimmungslage, kein Korrelat von ihnen. Die Polyvagal-Theorie geht von einer bidirektionalen Verbindung zwischen Gehirn und inneren Organen aus, was plausibel erklären würde, wie Gedanken unseren physiologischen Zustand verändern können und wie der physiologische Zustand unsere Gedanken beeinflußt. Ob wir in der Lage sind, uns kontemplativen Praktiken zu widmen, hängt somit von unserem physiologischen Zustand ab, und indem der mentale Prozeß kontemplative Übungen prägt, beeinflussen letztere den physiologischen Zustand. Verändern Menschen ihren Gesichtsausdruck, den Klang ihrer Stimme, ihr Atemmuster und ihre Haltung, wirkt sich das auf ihre Physiologie aus, und zwar hauptsächlich durch Beeinflussung der Wirkung des myelinisierten Vagus auf das Herz.

Die Regulierung des physiologischen Zustandes mit Hilfe des myelinisierten Vagus ist ein den kontemplativen Praktiken zugrundeliegendes Prinzip. Doch da solche Übungen unmittelbar die vagale Zustandsregulation trainieren, werden sie auch dem Bedürfnis nach beruhigenden sozialen Interaktionen gerecht (siehe hierzu den Abschnitt über Neurozeption weiter unten) und erweitern so das Gefühl der Verbundenheit über das unmittelbare soziale Netz hinaus zu einem umfassenden Gefühl des Einsseins. Neurophysiologisch aktivieren die mit kontemplativen Übungen verbundenen Rituale die bei Säugetieren vorhandenen neuronalen Schaltkreise, die Sicherheit signalisieren. Im Laufe unserer Entwicklungsgeschichte gingen diese Signale in der Regel von der Mutter aus, wenn sie ihr gefährdetes Kind beruhigen wollte. Somit ist die Metapher der Mutter, die ihr Kind beruhigt, neurophysiologisch in das kontemplative Training und entsprechende Übungen eingebettet und wird in verschiedenen spirituellen Narrativen benutzt.

Während wir immer mehr über die Gesicht-Herz-Verbindung herausfinden, stellen wir fest, daß kontemplative Übungen dieses System nutzen könnten, um Zustände der Ruhe zu erreichen. Dies geschieht zunächst sequentiell, zuerst auf dem passiven Pfad, der in dem Kontext, in dem kontemplative Übungen gewöhnlich praktiziert werden, Merkmale für Sicherheit entdeckt; und später auf einem willensgesteuerten (aktiven) Pfad (d. h. mittels neuronaler Übungen), der effiziente und zuverlässige Verhaltensmanipulationen ausführt (z. B. mittels Atmung, Vokalisation und Haltung), die wir als Rituale kennen.

Das System für soziale Verbundenheit verhilft Emotionen zum Ausdruck und zollt ihnen Anerkennung

Der phylogenetische Ursprung der dem System für soziale Verbundenheit zugerechneten Verhaltensweisen hängt eng mit der Phylogenese des ANS zusammen. Als die Muskeln des Gesichts und des Kopfes zu Strukturen sozialer Verbundenheit wurden, entstand eine neue Komponente des ANS (ein myelinisierter Vagus), der durch den *Nucleus ambiguus* reguliert wird. Das Zusammenwirken dieser neuronalen Strukturen schuf ein System für soziale Verbundenheit, in das behaviorale (d. h. somatomotorische) und viszerale Komponenten integriert wurden und in dem Interaktionen zwischen Nahrungsaufnahme, Zustandsregulation und soziale Verbundenheit fördernden Prozessen stattfanden. Die aus verschiedenen Kranialnerven hervorgehenden Nervenbahnen, welche die gestreiften Muskeln des Gesichts und Kopfes regulieren (d. h. spezielle efferente viszerale Bahnen), und die myelinisierten Vagusfasern bilden zusammen die neuronale Basis des Systems für soziale Verbundenheit (siehe hierzu Porges 1998/2010, dt. S. 173–192; 2001, 2003a).

Wie Abbildung 1 in Kapitel 1 (S. 30) veranschaulicht, beinhaltet die somatomotorische Komponente neuronale Strukturen, die bei sozialem und emotionalem

Verhalten eine Rolle spielen. Spezielle viszerale efferente Fasern innervieren die gestreiften Muskeln, welche die Strukturen steuern, die in der Embryonalphase aus den alten Gill-Bögen hervorgehen (Truex & Carpenter 1969). Das System für soziale Verbundenheit umfaßt eine Kontrollkomponente im Kortex (die oberen Motoneuronen), welche die Quellkerne im Hirnstamm reguliert (die unteren Motoneuronen), die wiederum die Öffnung der Augenlider (d. h. das Sehen), die Bewegung der Gesichtsmuskeln (beim Emotionsausdruck), der Mittelohrmuskeln (zwecks Extraktion der menschlichen Stimme aus den Hintergrundgeräuschen), der Kaumuskeln (z. B. für die Vorbereitung der Speisen auf die Verdauung), der Muskeln des Kehlkopfs und Rachens (um Prosodie und Intonation zu ermöglichen) und die Kopfwendermuskeln (z. B. für die Ausführung sozialer Gesten und zwecks Orientierung) steuern. Insgesamt fungieren diese Muskeln sowohl als Determinanten der Verbundenheit mit der sozialen Umgebung als auch als Filter für die Eingrenzung sozialer Stimuli. Die Nervenverbindung, die beim Anheben der Augenlider aktiv wird (d. h. der Gesichtsnerv), spannt auch den Steigbügelmuskel *(M. stapedius)* im Mittelohr an und ermöglicht uns dadurch, menschliche Stimmen herauszufiltern. Somit sind die neuronalen Mechanismen, die Blickkontakt ermöglichen, auch für das Hören menschlicher Stimmen wichtig. Schlechter Blickkontakt, Schwierigkeiten beim Herausfiltern menschlicher Stimmen aus Hintergrundgeräuschen, ein ausdrucksloses Gesicht, minimale Gestik und Mimik, eingeschränkte Prosodie und unzureichende Zustandsregulation sind häufig bei Menschen zu beobachten, die unter Autismus und anderen psychischen Störungen leiden.

Afferente Fasern, die von den Zielorganen des Systems für soziale Verbundenheit einschließlich der Muskeln des Gesichts und des Kopfes ausgehen, liefern den Quellkernen im Hirnstamm, die die viszeralen und somatischen Komponenten des Systems für soziale Verbundenheit regulieren, einen wichtigen Input. Somit könnte die Aktivierung der somatomotorischen Komponente (in Form von Hören, Nahrungsaufnahme, Anheben der Augenlider usw.) viszerale Veränderungen hervorrufen, die soziale Verbundenheit fördern, wohingegen die Modulation des viszeralen Zustandes – je nachdem ob der Einfluß der myelinisierten Vagusefferenten auf den Sinusknoten (d. h. der Einfluß der Vagusbremse) zu- oder abnimmt – mit sozialer Verbundenheit assoziierte Verhaltensweisen entweder fördern oder behindern würde. Beispielsweise behindert die Stimulation viszeraler Zustände, welche die Mobilisierung (in Form von Kampf-/Fluchtverhalten) fördern, die Fähigkeit, soziale Verbundenheit zum Ausdruck zu bringen.

Kontemplative Praktiken und das System für soziale Verbundenheit

Die Nervenbahnen des Systems für soziale Verbundenheit ermöglichen viele Prozesse, die für kontemplative Praktiken charakteristisch sind (z. B. Hören, Singen, Atmen, Haltungsveränderungen beim Gebet und mimischen Ausdruck), um über einen myelinisierten Vaguszweig den physiologischen Zustand zu beeinflussen. Der passive Pfad nutzt das System für soziale Verbundenheit (einschließlich des myelinisierten ventralen Vagus) mit Hilfe von Signalen für Sicherheit, beispielsweise in Form einer ruhigen Umgebung und durch Präsentation prosodischer Vokalisationen (etwa in Form von Gesängen) in einem Frequenzbereich, der demjenigen der vokalen Signale für Sicherheit einer Mutter im Kontakt mit ihrem Säugling entspricht. In Arten religiöser Übung, an denen keine Frauen teilnehmen, die stimmlich Signale für Sicherheit produzieren könnten, wird diese Funktion durch Knabenchöre erfüllt (in früheren Zeiten auch durch Kastraten, die als Solisten die spirituellen Empfindungen fördern sollten).

Veränderungen des Atemmusters sind vielleicht die simpelsten Möglichkeiten der Manipulation des Outputs des myelinisierten Vagus. Untersuchungen haben gezeigt, daß die Atmung die Wirkung des Vagus auf das Herz beeinflußt (siehe hierzu Eckberg 2003). Die Hemmung des körpereigenen Schrittmachers des Herzens, des Sinusknotens, wird beim Ausatmen verstärkt und beim Einatmen verringert. Deshalb ist sowohl die Dauer des Ausatmens als auch das Verhältnis zwischen Einatmen und Ausatmen von Bedeutung, wenn man sich die beruhigende Wirkung des Vagus auf das Herz zunutze machen will. Spirituelle Praktiken wie Gesänge machen es erforderlich, die Zeitspanne des Ausatmens im Verhältnis zu der des Einatmens zu verlängern. Und wenn Gesänge längere Melodiebögen enthalten, verändern sich die Atmungsparameter spontan so, daß ausreichend Luft zur Verfügung steht, und die Körperbewegungen beim Atmen weiten sich von der Brust in Richtung Bauch aus. Die sogenannte Bauchatmung drückt das Zwerchfell nach unten. Dies stimuliert die Afferenten des Vagus und beeinflußt so dessen Wirkung auf das Herz. Tabelle 1 (S. 49) zeigt, daß die Atmung bei Gesangsrezitationen und Meditationen einen starken Einfluß auf die efferente Vagusaktivität hat. Somit optimiert und trainiert die Atmung bei rituellen Praktiken dieser Art den Einfluß des Vagus auf das Herz.

Gesänge und andere Formen vokalen Ausdrucks sind oft Bestandteile kontemplativer Übungen. Sie erfordern die aktive Beeinflussung nicht nur der Atmung, sondern auch anderer Bestandteile des Systems für soziale Verbundenheit. Beispielsweise müssen bei Gesängen gleichzeitig Töne produziert und überwacht und die Atmung beeinflußt werden. Die Modulation vokalen Ausdrucks erfordert die neuronale Regulation der Kehlkopf- und Rachenmuskeln (s. Abb. S. 30), wenn Tonhöhe und Resonanz verändert werden sollen. Die Atmung ist deshalb so wichtig, weil die akustischen Charakteristika der Vokalisation durch kontrolliertes Ausatmen entstehen. Sie läßt die Luft in der erforderlichen Geschwindigkeit durch den Kehlkopf strömen und erzeugt dadurch Geräusche bzw. Töne.

Erfolgreiche soziale Kommunikation durch vokalen Ausdruck erfordert die Fähigkeit zu schneller Anpassung sowohl bei der Produktion als auch bei der Rezeption stimmlicher Signale. Dieser Prozeß setzt die Existenz einer komplexen Feedbackschleife voraus, die bestimmte Gehirnbereiche über akustische Charakteristika informiert und so Signale für Sicherheit oder Gefahr übermittelt (siehe hierzu den Abschnitt über Neurozeption weiter unten). Die Signale führen zu dynamischen Anpassungen in den übermittelnden Aggregaten im Mittelohr, die mit Hilfe der Kranialnerven erfolgen und die Lautstärke von Klängen/Geräuschen im Frequenzbereich sozialer Kommunikation verstärken oder verringern. Ohne ausreichenden neuronalen Tonus der Mittelohrmuskeln gehen die Geräusche der menschlichen Stimme in den für unsere Umgebung charakteristischen niederfrequenten Hintergrundgeräuschen unter.

Praktisch alle Nervenbahnen, die dem System für soziale Verbundenheit zuzurechnen sind (s. Abb. S. 30), werden beim Singen aktiviert und koordiniert. Dies umfaßt die Regulation der Muskeln des Mundes, Gesichts, Halses, Mittelohrs, Kehlkopfs und Rachens. Somit könnte Singen ein effizienter aktiver Pfad der Nutzung und des Trainings verschiedener Charakteristika des Systems für soziale Verbundenheit sein, wohingegen die myelinisierten Bahnen des ventralen Vagus einen Zustand der Ruhe fördern.

Rituale sind häufig mit bewußten Veränderungen der Körperhaltung verbunden, wodurch die Barorezeptoren beeinflußt werden, die ihrerseits den Blutdruck verändern. Barorezeptoren übermitteln Signale an den Hirnstamm, der die Herzfrequenz dann entweder erhöht, indem er den Output der efferenten Vagusfasern verringert (und oft gleichzeitig den sympathischen Output stimuliert) oder die Herzfrequenz senkt, indem er den Output der efferenten Vagusfasern verstärkt. Haltungsveränderungen sind eine effiziente willensgesteuerte Methode der Modifikation des physiologischen Zustandes. Sie begünstigen oft eine Empfindung der Aktivierung (herbeigeführt durch einen vorübergehenden Rückzug des myelinisierten ventralen Vagus), der (aufgrund der Reaktivierung des myelinisierten ventralen Vagus) schnell eine Beruhigung folgt.

Funktional ermöglichen Rituale – als ergänzende Alternative zu soziale Verbundenheit zum Ausdruck bringendem Verhalten – die Nutzung willensgesteuerter Verhaltensweisen, die verschiedene neuronale Verbindungen regulieren und trainieren, welche für das System für soziale Verbundenheit von Bedeutung sind. Bei Menschen mit größerer Erfahrung in der rituellen Praxis nimmt die Resilienz des ANS zu, und die Fähigkeit, defensive Zustände zu mäßigen und Gesundheit, soziales Verhalten und Mitgefühl fördernde Zustände zu unterstützen, wird gestärkt.

Der Polyvagal-Theorie gemäß können kontemplative Praktiken nur in als sicher empfundenen Zuständen ihre Wirkung entfalten. Nur dann werden die neurobiologischen Defensivstrategien gehemmt und wird die Neigung zu emotionalen Reaktionen eingegrenzt. Somit ist eine Voraussetzung für ein erfolgreiches kontemplatives Training, daß man die Übungen in einer Umgebung ausführt, die Gefühle der Sicherheit fördert. Dieser Schritt wird durch den passiven Pfad vermittelt, der gleichzeitig die unwillkürlich agierenden defensiven Subsysteme mäßigt und den mit dem neueren System für soziale Verbundenheit assoziierten physiologischen Zustand verstärkt. Funktional ermöglichen beim kontemplativen Training Rituale, bei denen die Atmung, die Körperhaltung und die Vokalisation wichtige Rollen spielen, auf einem aktiven Pfad ein »neuronales« Training von Schaltkreisen, deren Strukturen in Zusammenhang mit dem System für soziale Verbundenheit beschrieben wurden. Weil dieses Training die Effizienz und Zuverlässigkeit der neuronalen Verbindungen, welche die Defensivsysteme hemmen, verstärkt, erlangen die Übenden einen besseren Zugang zu Gefühlen der Sicherheit, Offenheit und Verbundenheit – Vorläufern von Mitgefühl, die im Rahmen kontemplativer Übungen erforscht werden.

Die Prozesse und Mechanismen, die beim Training auf dem *aktiven Pfad* eine Rolle spielen, wurden bereits beschrieben. Um die Funktionsweise des *passiven Pfades* verständlich zu machen, müssen wir noch zwei weitere Aspekte der Polyvagal-Theorie thematisieren: *Dissolution* und *Neurozeption.* Mit Hilfe des Konzepts der *Dissolution,* das im folgenden ausführlich erläutert wird, beschreibt die Polyvagal-Theorie autonome Reaktionen in Form einer phylogenetisch organisierten Hierarchie, innerhalb derer entwicklungsgeschichtlich neuere Schaltkreise ältere hemmen. Die Dissolution erklärt, warum bestimmte autonome Zustände entweder defensive oder (be)ruhige(nde) Verhaltensweisen unterstützen können. Außerdem kann der autonome Zustand, der ruhiges Verhalten unterstützt, auch Reaktivität und Defensivität verringern. Deshalb reicht es nicht aus, wenn ein Mensch defensive Verhaltensweisen lediglich meidet; er muß sich auch in einem mit defensiven Verhaltensweisen unvereinbaren autonomen Zustand befinden. Mit Hilfe des Prozesses der *Neurozeption,* der ebenfalls im folgenden ausführlich erläutert wird, kann der Kontext den autonomen Zustand eines

Menschen beeinflussen. Die Neurozeption ist ein komplexer neuronaler Prozeß, der Gefahren in der Umgebung ohne Mitwirkung unabhängig vom kognitiven Gewahrsein evaluiert. Sie erkennt Gefahren aufgrund von sensorischen Mustern in der Umgebung und verändert aufgrund dessen den autonomen Zustand, der dann entweder defensive oder sichere Interaktionen unterstützt. Die Neurozeption liefert Hinweise, die verständlich machen, wie der passive Pfad elizitiert wird. Die Dissolution ermöglicht, die emergente hierarchische Beziehung zwischen den Komponenten des ANS zu verstehen, die für Resilienz und Verletzlichkeit von Bedeutung sind.

Dissolution

Die drei von der Polyvagal-Theorie beschriebenen Schaltkreise sind im Sinne einer phylogenetisch determinierten Hierarchie organisiert, die dem von John Hughlin Jackson entdeckten Prinzip der Dissolution entspricht, und sie reagieren dementsprechend auf Herausforderungen. Nach Jacksons Auffassung hemmen im Gehirn höhere (phylogenetisch neuere) neuronale Schaltkreise niedere (phylogenetisch ältere), und »die Aktivität der niederen nimmt zu, wenn die höheren ihre Funktion plötzlich nicht mehr erfüllen« (Jackson 1882). Zwar hatte Jackson das Konstrukt der Dissolution ersonnen, um durch Veränderungen der Gehirnfunktion entstandene Schädigungen oder Krankheiten zu erklären, doch stellte die Polyvagal-Theorie ein ähnlich strukturiertes phylogenetisch organisiertes Modell vor, um die Aufeinanderfolge autonomer Strategien der Reaktion auf Herausforderungen zu beschreiben.

Das Nervensystem des Menschen, das dem anderer Säugetiere ähnelt, entwikkelte sich in der uns bekannten heutigen Form nicht nur, um das Überleben in einer sicheren Umgebung zu ermöglichen, sondern es sollte auch die Bewältigung gefährlicher und lebensbedrohlicher Situationen unterstützen. Um der Fähigkeit zu flexibler Adaption willen hat das ANS von Säugetieren nicht nur die in das System für soziale Verbundenheit integrierte myelinisierte Vagusbahn entwickelt, sondern außerdem zwei primitivere Vagusbahnen erhalten, um ältere Defensivstrategien (Kampf-/Fluchtverhalten und Totstellen) weiter nutzen zu können. Es erscheint als angebracht, an dieser Stelle nochmals darauf hinzuweisen, daß sich soziales Verhalten, soziale Kommunikation sowie viszerale Homöostase mit neurophysiologischen Defensivhaltungen nicht vereinbaren lassen. Dem menschlichen Nervensystem stehen somit drei neuronale Schaltkreise zur Verfügung, die im Einklang mit Jacksons Prinzip der Dissolution eine im Sinne der Phylogenese strukturierte Hierarchie bilden. In dieser wird der neueste Schaltkreis zuerst aktiv; gelingt es ihm nicht, eine sichere Situation zu schaffen, werden nacheinander die beiden älteren Schaltkreise aktiviert. Im Sinne kontemplativer Praxis ist es wichtig, den neuesten Schaltkreis zu nutzen, der die Defensivität verringert und das System für soziale Verbundenheit sowie den myelinisierten Vagus aktiviert.

Wie schon erwähnt, trainieren Rituale über den aktiven Pfad das System für soziale Verbundenheit einschließlich des myelinisierten Vagus. Rituale können ihre Funktion als effiziente neuronale Übungen aber nur dann optimal erfüllen, wenn sich die Übenden in einem ruhigen und von einem Gefühl der Sicherheit geprägten physiologischen Zustand befinden. Nur in einem solchen Zustand ist der aktive Pfad verfügbar und befindet sich nicht im Konflikt mit adaptiven Defensivreaktionen. Somit muß man sich zunächst darüber klar werden, wie sich der passive Pfad so regulieren läßt, daß ein von Ruhe geprägter physiologischer Zustand aufrechterhalten bleibt. Dies ist der erste und wichtigste Schritt auf dem Weg zu subjektiven Erlebnissen, die das Mitgefühl und eine universelle Verbundenheit fördern. Die Neurozeption ermöglicht uns, die Mechanismen zu verstehen, die den Zugang zum passiven Pfad erschließen oder verschließen.

Neurozeption

Um effektiv von defensiven Strategien zu solchen sozialer Verbundenheit wechseln zu können, muß das Nervensystem von Säugetieren zwei wichtige adaptive Aufgaben erfüllen: (1) Es muß die aktuelle Gefahrenlage einschätzen und, (2) falls die Umgebung sicher ist, die für Kampf, Flucht und Immobilisierung (Totstellen) wichtigen primitiveren limbischen Strukturen hemmen können. Jeder Reiz, der Sicherheit signalisieren kann, kann auch einen evolutionsgeschichtlich neueren und komplexeren neuronalen Schaltkreis aktivieren, der ruhige Verhaltenszustände fördert und das prosoziale Verhalten des Systems für soziale Verbundenheit unterstützt.

Indem das Nervensystem unablässig sensorische Informationen aus der Umgebung und aus dem Körper verarbeitet, schätzt es potentielle Gefahren ein. Der Polyvagal-Theorie gemäß ist die neuronale Einschätzung von Gefahren nicht von der bewußten Wahrnehmung abhängig und erfüllt ihre Funktion mit Hilfe von neuronalen Schaltkreisen, über die schon unsere phylogenetischen Vorfahren verfügten. Der Begriff *Neurozeption* (Porges 2004/2010, dt. S. 29–41) bezeichnet einen neuronalen Prozeß, der sich von der *Perzeption* (Wahrnehmung) unterscheidet und der Aspekte der Umgebung (und der viszeralen Situation) zu erkennen vermag, die auf Sicherheit, Gefahr oder Lebensgefahr hinweisen. In einer sicheren Umgebung zielt die Regulation des autonomen Zustandes darauf ab, die sympathische Aktivierung zu dämpfen und das sauerstoffabhängige Zentrale Nervensystem und insbesondere den Kortex vor den Reaktionen des dorsalen Vaguskomplexes zu schützen, die dazu dienen, den Stoffwechsel zu verlangsamen (was zu einer Ohnmacht führen kann).

Die Neurozeption vermittelt sowohl den Ausdruck als auch die Unterbrechung positiver sozialer Verhaltensweisen, die Emotionsregulation und die viszerale Homöostase (Porges 2007; 2004/2010, dt. S. 29–41). Sie wird möglicherweise durch Feature-Erkennung aktiviert, an der bestimmte Bereiche des Schläfenkortex beteiligt sind, die mit dem zentralen Nucleus der Amygdala und dem zentralen Höhlengrau kommunizieren, weil die limbische Reaktivität durch Reaktionen des Schläfenkortex auf biologische Bewegungen einschließlich des stimmlichen Ausdrucks, der Mimik und der Handgestik moduliert wird (Ghazanfar et al. 2005; Pelphrey et al. 2005). In das Konstrukt der Neurozeption eingebettet ist die Fähigkeit des Nervensystems, auf die »Intention« solcher Bewegungen und Geräusche/Klänge zu reagieren. Die Neurozeption dekodiert und deutet das mutmaßliche Ziel der Bewegungen und Geräusche/Klänge lebender und lebloser Objekte funktional. Dies geschieht unabhängig vom Bewußtsein. Obgleich wir die Stimuli, die verschiedene neurozeptive Reaktionen auslösen, oft nicht wahrnehmen, sind wir doch der Reaktionen unseres Körpers darauf bewußt. Deshalb erleben wir die Neurozeption von Menschen, die uns vertraut sind, und solchen mit angenehmer Prosodie und einem warmen Gesichtsausdruck als positive soziale Interaktion, die ein Gefühl der Sicherheit hervorruft.

Meist wird der passive Pfad im Laufe sozialer Interaktionen durch identifizierbare Merkmale sozialer Verbundenheit aktiviert, unter anderem durch die prosodische Vokalisation sowie den gestischen und mimischen Ausdruck. Im Rahmen des hier vorgestellten Modells jedoch wird der passive Pfad durch die Konfrontation mit den physischen Charakteristika des Kontexts, in dem das kontemplative Training stattfindet, genutzt. Die Geschichte hilft uns, optimale Kontexte zu erkennen und zu beschreiben. Kontemplative Übung und Praxis finden häufig in Umgebungen statt, aus denen sämtliche Hintergrundgeräusche entfernt wurden. Eine solche Umgebung ähnelt dem Aufenthalt an Orten stillen Rückzugs, an denen das passive Triggern von »Sicherheit« von sozialen Interaktionen auf den Kontext verlagert wurde. In solch einer von Stille geprägten Situation ermöglicht die Entfernung ablenkender Faktoren – einschließlich der Hemmung potentieller sozialer Kontakte mittels der Stimme – dem Körper, sich sowohl aus einem Zustand der Hypervigilanz als auch aus einem Zustand reziproker Interaktion in einen Zustand der Ruhe zu versetzen.

In früheren Zeiten wurden Strukturen, die subjektiv als sicher empfunden wurden, oft mit Hilfe schwerer und dauerhafter Materialien wie Stein (z. B. in Form der alten Tempel) erbaut. Der festungsartige Charakter solcher Bauten unterstützt die kontemplative Übung in zweifacher Hinsicht: (1) Er schützt vor anderen Menschen, wenn die Übenden sich in dem für kontemplative Übungen charakteristischen physisch verletzlichen Zustand befinden. (2) Sie reduzieren den Einfluß sensorischer Gefahrensignale durch Abschwächung von Geräuschen niedriger Frequenz, die mit Raubtieren assoziiert werden, und durch Einschränkung ablenkender visueller Eindrücke. Außerdem bieten die Steinoberflächen eine akustische Umgebung, in der stimmliche Äußerungen mühelos gehört werden können und Geräusche und Töne durch Echos verstärkt werden, die mit bestimmten Körperbereichen resonieren. Wenn die Vokalisationen (etwa beim Gregorianischen Choral und bei buddhistischen Rezitationen) zu rituellen Gesängen wurden, hallten die Obertöne durch die Gebäude, und der akustischen Energie wurde eine spirituelle Wesensart und eine heilende Wirkung zugeschrieben. Physische Eigenschaften dieser Zufluchtsorte fördern auf einem passiven Pfad Gefühle der Sicherheit und bildeten oft den Kontext, in dem kontemplative Übungen gelehrt und praktiziert wurden. Demnach müssen kontemplative Übungen, damit sie ihre Funktion erfüllen und zu positiven Resultaten führen, in einem physiologischen Zustand ausgeführt werden, in dem das ANS keine Defensivreaktionen unterstützt, und in einem Kontext, der keine Neurozeption von Gefahr oder Lebensgefahr hervorruft.

Die Regulierung des autonomen Zustandes über passive und aktive Pfade

Im Sinne der Polyvagal-Theorie hängt die Sicherheit in sozialen Zusammenhängen von der Aktivierung der ventralen Vagusbahnen ab, die einen ruhigen physiologischen Zustand fördern und die physiologische und behaviorale Resilienz erhalten. Im Einklang mit der *Compassion Focused Therapy* (Gilbert 2009) ist die Nutzung eines Systems, das Sicherheit in sozialen Zusammenhängen fördert, eine Voraussetzung für das Erleben von Mitgefühl oder dessen Ausdruck. Die Neurozeption beschreibt den passiven Pfad, der die Nutzung dieses Zustandes ermöglicht. Neurozeption ist der erste Schritt auf dem Weg zu einem Gefühl der Sicherheit in einer sicheren Umgebung. Eine Neurozeption von Sicherheit verändert den biobehavioralen Zustand, indem sie den Einfluß sowohl des ventralen Vagus auf das Herz als auch den der speziellen viszeralen efferenten Bahnen verstärkt, welche die gestreiften Muskeln des Gesichts und des Kopfes regulieren, die in Zusammenhang mit dem System für soziale Verbundenheit beschrieben wurden.

Einen Zustand der Sicherheit kann man nur erleben, wenn die Umgebungssignale durch Neurozeption die ventralen Vagusbahnen aktivieren, welche die durch das SNS und den dorsalen Vagus vermittelten autonomen Defensivsysteme dämpfen. Ein Gefühl der Sicherheit kann unter zwei komplementären Voraussetzungen entstehen: Zunächst müssen Hypervigilanzzustände durch die Eliminierung von ablenkenden Reizen und Anzeichen für die Gegenwart von Raubtieren verringert werden. Dabei geht es primär um auditive und visuelle Signale, weil unser Nervensystem darauf spezialisiert ist, die Bewegungen und Geräuschen zugrunde liegenden Intentionen zu identifizieren. Geräusche niedriger Frequenzen werden in diesem Zusammenhang als Hinweise auf die Nähe von Raubtieren und somit als Signale für eine mögliche Lebensgefahr gedeutet (siehe hierzu Porges & Lewis 2010/2010, dt. S. 213–224). Weil unser Nervensystem ständig versucht, die Intention von Bewegungen zu deuten, ermöglicht die Eliminierung ablenkender visueller Eindrücke, aus einem Zustand der Hypervigilanz in einen Zustand der Ruhe zu wechseln.

Die Eliminierung von Gefahrensignalen reicht aber nicht immer aus, um ein Gefühl der Sicherheit zu erzeugen. Einige Menschen erleben einen Raum, in dem Stille herrscht, als erholsam und »spirituell«, wohingegen andere ängstlich und übertrieben wachsam darauf reagieren. Um eine Neurozeption von Sicherheit erleben zu können, müssen wir zusätzliche sensorische Merkmale aus der Umgebung verarbeiten. Dies ermöglicht am zuverlässigsten die Nutzung akustischer Stimulation, die sich im Frequenzband des Schlafliedes einer Mutter bewegt. Menschen werden mit der Anlage geboren, sich durch die Modulation der menschlichen Stimme beruhigen zu lassen (Porges & Lewis 2010/2010, dt. S. 213–224).

Die akustischen Eigenschaften, die auf Säuglinge beruhigend wirken, sind universell und wurden von Komponisten klassischer Musik in ihren Werken aufgegriffen (Porges 2008/2010, dt. S. 257–264). Offenbar war ihnen klar, daß sie ihre Zuhörer (mittels Neurozeption) in einen Zustand der Sicherheit versetzen konnten, indem sie Melodien im Stimmumfang einer Mutter entwickelten, die ihr Kind durch ein Wiegenlied zu beruhigen versucht. Gleichzeitig wurde in solchen Kompositionen der Einsatz von Instrumenten eingeschränkt, die Klänge niedriger Frequenzen erzeugen. Die akustische Struktur liturgischer Vokalmusik entspricht einem ähnlichen Muster, insofern sie den Anteil der Stimmen, die dem beruhigenden mütterlichen Gesang ähneln, verstärkt.

Eine große Pfeifenorgel, die sehr tiefe Töne hervorbringt, erzeugt Gefühle der Ehrfurcht, nicht der Sicherheit. Die akustischen Eigenschaften tiefer Orgeltöne lösen bei uns Reaktionen aus, wie wir sie in der Nähe eines gefährlichen Raubtiers erleben würden. Deshalb können die lauten tiefen Töne einer Pfeifenorgel den passiven Pfad stören und den Zustand der Sicherheit beeinträchtigen, der eine Voraussetzung für das Erleben von Mitgefühl und Verbundenheit mit anderen Menschen ist. Die Präsentation tiefer Töne in einer abgegrenzten Umgebung kann auch ein Gefühl der Unterwerfung hervorrufen, das mit den psychischen Empfindungen angesichts einer Gottheit assoziiert werden könnte.

Sobald der passive Pfad den physiologischen Zustand verändert, kann in einem *zweiten* Schritt mit dem Training der Vagusbremse begonnen werden. Dabei wird der aktive Pfad genutzt, der darin besteht, Rituale auszuführen, die mit Beeinflussungen der Atmung, der Körperhaltung und der Vokalisation verbunden sind. Diese Manipulationen der Vagusbremse verstärken den hemmenden Einfluß des Vagus auf das Herz, einen effizienten beruhigenden Mechanismus. Neurophysiologisch wirkt der Vagus wie eine Bremse auf den Sinusknoten, die das Herz deutlich langsamer schlagen läßt, als die intrinsische Frequenz des natürlichen Schrittmachers vorgibt.

Die Atmung ist eine sehr wirksame und leicht beeinflußbare Aktivität, mit deren Hilfe der Einfluß des Vagus auf das Herz verringert und verstärkt werden kann. Vor über hundert Jahren berichtete Hering (1910) über einen respiratorischen Rhythmus der kardioinhibitorischen Vagusbahnen, der die dynamische Anpassung der Vaguskontrolle des Herzens spiegele. Eckberg (2003) bezeichnete dieses Phänomen als »respiratorisches Tor« *(respiratory gate)*. Er beschrieb in diesem Zusammenhang die Verstärkung der Vaguseinflüsse auf das Herz beim Ausatmen und ihre Verringerung beim Einatmen. Viele Rituale erfordern Veränderungen des Atemmusters. Am deutlichsten wird dies bei vokalen Rezitationen und anderen Formen stimmlicher Übung, bei denen die Verlängerung der Phase des Ausatmens und die Verkürzung der Phase des Einatmens das respiratorische Tor beeinflussen. Bei anderen Ritualen, bei denen Gebet und Meditation eine Rolle spielen, kann die Vagusregulation durch Haltungsveränderungen beeinflußt werden. Dadurch werden die Barorezeptoren (die den Blutdruck in den Adern kontrollieren) aktiviert, welche die Blutzufuhr zum Gehirn regulieren. Bei diesem Prozeß kommt es zu systematischen Veränderungen der Regulation des Herzens durch den Vagus, die Benommenheit und Ohnmachtsanfälle (z. B. in Form der vasovagalen Synkope) verhindern sollen.

Wie Tabelle 2 veranschaulicht, erklärt die Polyvagal-Theorie, wie sich die Beeinflussung der Vagusbahnen auf Prozesse auswirkt, die einem kontemplativen Training und der kontemplativen Übung zugrunde liegen. Diese erfordern die Beteiligung zweier Pfade (eines passiven und eines aktiven) an der Regulierung

TABELLE 2 Schritte zum Mitgefühl

Schritt	Polyvagaler Prozess
1. Erleben eines sicheren Kontexts (Nutzung des passiven Pfades)	• Neurozeption von Sicherheit • Entfernen von auf Raubtiere hinweisenden Signalen • Hinzufügen von akustischen Charakteristika einer liebevollen Mutter
2. Ausführen von Ritualen (Nutzung des aktiven Pfades)	• Trainieren der Vagusbremse zwecks Verstärkung der autonomen Flexibilität und Resilienz
3. kontemplatives Training (z. B. in Form von Meditation)	• mentale Übungen, die Gehirnfunktionen betreffen, die von der Aufrechterhaltung des »ventralen« Vaguszustandes abhängig sind
4. Erleben von Mitgefühl und eines Gefühls des Einsseins	• emergente Eigenschaft höherer Gehirnprozesse bei gleichzeitiger Aufrechterhaltung eines »ventralen« Vaguszustandes

des autonomen Zustandes, und sie führen zu einem physiologischen Zustand, der es ermöglicht, Gefühle der Sicherheit und des Mitgefühls zu spüren und auszudrücken. Die Einbeziehung dieser beiden Pfade in die Regulierung des physiologischen Zustandes ist unverzichtbar, wenn eine kontemplative Übung (z. B. Meditation) ihren Zweck erfüllen soll. Die beiden Pfade treten nacheinander in Funktion. Sobald sich ein Übender in einem Gefühle der Sicherheit fördernden physiologischen Zustand befindet, kann ein adäquates Training die Resilienz des ANS stärken, das die emotionale Aufgebrachtheit und den Schmerz, die leidende Menschen oft zum Ausdruck bringen, zwar anerkennt, aber nicht spiegelt.

Ermöglicht der passive Pfad der Person nicht, in einem ruhigen ventralen Vaguszustand zu verweilen, kann es sein, daß der aktive Pfad Defensivreaktionen hervorruft, statt Mitgefühl zu ermöglichen. Entscheidet sich ein Mensch, der sich in einem verletzlichen physiologischen Zustand befindet, für den aktiven Pfad (wobei er entweder ventral-vagale Einflüsse verringert oder sympathische Einflüsse verstärkt), kann das Trainieren der Vagusbremse einen Übergangszustand besonderer Verletzlichkeit erzeugen. Dazu kann es kommen, wenn die »neuronalen Übungen«, die den aktiven Pfad kennzeichnen, die Vagusbremse lösen (beispielsweise in der Phase des Einatmens beim Meditieren oder Rezitieren) und eine sympathische Erregung hervorrufen, die ausreicht, um Kampf-/Fluchtverhalten zu fördern.

Zusammenfassung

Dieses Kapitel beschreibt ein mehrere Schritte umfassendes Modell, das darauf abzielt, die Wirkungen eines kontemplativen Trainings zu optimieren und die Fähigkeit, Mitgefühl zu spüren und auszudrücken, zu verstärken. Das Modell umfaßt (1) einen passiven Pfad; dieser wird durch ein Gefühl der Sicherheit in einer Umgebung hervorgerufen, in der durch Neurozeption erkannte sensorische Signale die Neigung zu Defensivverhalten verringern; (2) einen aktiven Pfad; dieser kommt in Form willensgesteuerten Verhaltens (d. h. als neuronales Training der Vagusbremse) zum Ausdruck und kann eine »ruhige« neuronale Plattform (d. h. einen ventral-vagalen Zustand) kreieren, der kontemplative Praktiken zu optimieren vermag; 3) ein umfassendes kontemplatives Training; und 4) die emergenten Eigenschaften kontemplativer Praktiken einschließlich der Fähigkeit, Mitgefühl zu erleben und auszudrücken.

Ziel des vorliegenden Beitrags ist zu erläutern, daß die Fähigkeit, Mitgefühl zu erleben und auszudrücken, von einem physiologischen Zustand abhängt, der durch aus dem Hirnstamm austretende myelinisierte Vagusbahnen vermittelt wird. Im Sinne des hier vorgestellten Modells ist die Fähigkeit, Mitgefühl zu erleben und auszudrücken, vom erfolgreichen Vollzug der vorbereitenden Schritte – der Aktivierung und des Trainings der Vagusbremse – abhängig. Diese Zielsetzung basiert auf mehreren plausiblen Annahmen und testbaren Hypothesen: (1) Entscheidend für die Fähigkeit, Mitgefühl zu empfinden und auszudrücken, ist der autonome Zustand. (2) Der *passive Pfad*, der die Neurozeption nutzt, kann mit Hilfe der ventralen Vagusbahnen und von Aspekten des Systems für soziale Verbundenheit den autonomen Zustand so stark verändern, daß bei der Verbesserung der autonomen Regulation die Wirksamkeit von Ritualen als neuronalen Übungen gefördert wird. (3) Der *aktive Pfad* trainiert durch effiziente Nutzung von Ritualen die Regulation des autonomen Zustandes durch den Vagus mit dem Ziel, Gesundheit und Resilienz zu optimieren. (4) Die effiziente Nutzung von Ritualen fördert einen physiologischen Zustand, der die Resultate einer kontemplativen Schulung verbessert. Somit kann die Würdigung des physiologischen Zustandes als wichtige Voraussetzung für Mitgefühl zu effizienteren und positiveren Resultaten kontemplativer Übung einschließlich der *Compassion Focused Therapy* führen und das Mitgefühl stärken.

4

Yoga-Therapie und Polyvagal-Theorie

Einleitung

Geist-Körper-Therapien, zu denen die Yoga-Therapie zählt, werden eingesetzt, um durch Integration von Top-down- und Bottom-up-Prozessen Gesundheit und Wohlbefinden zu fördern, was die bidirektionale Kommunikation zwischen Gehirn und Körper verbessert (Taylor et al. 2010; Muehsam et al. 2017). Top-down-Prozesse wie die Steuerung der Aufmerksamkeit und das Festlegen einer Intention verringern offenbar nachweislich psychischen Streß sowie die Aktivität der HPA-Achse und des Sympathischen Nervensystems (SNS) und wirken so modulierend auf die Immunfunktion und Entzündungsprozesse ein (Taylor et al. 2010; Muehsam et al. 2017). Bottom-up-Prozesse, die durch bestimmte Atemtechniken und Bewegungsübungen gefördert werden, beeinflussen erwiesenermaßen die muskuloskelettale, kardiovaskuläre und neuronale Funktion und wirken sich auf die Aktivität der HPA-Achse und des SNS aus, wobei gleichzeitig die Funktion des Immunsystems und das emotionale Wohlbefinden verändert werden (Taylor et al. 2010; Muehsam et al. 2017).

Die in Geist-Körper-Therapien genutzten Top-down- und Bottom-up-Prozesse können die autonome, neuroendokrine, emotionale und behaviorale Aktivierung beeinflussen und die Reaktion eines Menschen auf Herausforderungen unterstützen (Taylor et al. 2010). Selbstregulation, eine bewußte Fähigkeit, durch

---

Autoren: Marlysa B. Sullivan, Matt Erb, Laura Schmalzl, Steffany Moonaz, Jessica Noggle Taylor & Stephen W. Porges
Originaltitel: Yoga Therapy and Polyvagal Theory: The Convergence of Traditional Wisdom and Contemporary Neuroscience for Self-Regulation and Resilience (2018)
Quellennachweis: In: *Frontiers in Human Neuroscience.* (Febr. 2018) *12*, 67.

die Veränderung von Reaktionen auf Gefahren und Widrigkeiten die Stabilität des Gesamtsystems aufrechtzuerhalten, kann durch Minderung der allostatischen Belastung in Verbindung mit einer Veränderung des autonomen Zustandes die Symptome diverser Störungen verringern, beispielsweise von Reizdarm, neurodegenerativen Erkrankungen, chronischem Schmerz, Depression und PTBS (Taylor et al. 2010; Streeter et al. 2012; Gard et al. 2014; Schmalzl et al. 2015; Muehsam et al. 2017). Gard et al. (2014) haben solch ein Modell von Top-down- und Bottom-up-Selbstregulationsmechanismen auf Yoga-Basis für die Erhaltung der psychischen Gesundheit skizziert.

Auch Resilienz kann eine positive Auswirkung von Geist-Körper-Therapien sein, denn sie beinhaltet die Fähigkeit eines Menschen, »zurückzufedern« und die eigene Reaktion auf Widrigkeiten und belastende Umstände zeitnah anzupassen, so daß psychophysiologische Ressourcen erhalten bleiben (Tugade & Fredrickson 2004; Resnick et al. 2011; Haase et al. 2016; Whitson et al. 2016). Eine starke Resilienz korreliert mit einer schnelleren kardiovaskulären Erholung nach subjektiven emotionalen Erlebnissen (Tugade & Fredrickson 2007), mit einer geringeren Wahrnehmung von Streß, einer umfassenderen Genesung von Krankheiten oder Traumata und einem adäquateren Umgang mit Demenz und chronischen Schmerzen (Resnick et al. 2011). Beeinträchtigungen der Resilienz werden mit einer Dysregulation des ANS in Verbindung gebracht, die anhand der vagalen Regulation (Respiratorische Sinusarrhythmie – RSA) gemessen wird (Dale et al. 2009). Yoga-Praxis führt sowohl zu Verbesserungen der psychischen Resilienz (Dale et al. 2011) als auch der Vagusregulation (Sarang & Telles 2006; Khattab et al. 2007; Telles et al. 2016; Tyagi & Cohen 2016; Chu et al. 2017).

Das vorliegende Kapitel untersucht die Integration von Top-down- und Bottom-up-Prozessen für Selbstregulation und Resilienz im Sinne der Polyvagal-Theorie (Porges 2011/2010) und der Yoga-Therapie. Die Polyvagal-Theorie wird in Beziehung zu zeitgenössischen Sichtweisen der Interozeption sowie der biobehavioralen Theorie des *preparatory set* (des Vorbereitungszustandes) beschrieben, die später erläutert werden. Dies hilft bei der Entwicklung einer integrierten systemischen Sicht, der zufolge Geist-Körper-Therapien die Herausbildung von Selbstregulation und Resilienz fördernden physiologischen, emotionalen und behavioralen Charakteristiken stützen.

Wir werden die Konvergenz der von der Polyvagal-Theorie beschriebenen neuronalen Plattformen mit den drei *Gunas* untersuchen, einem grundlegenden Konzept der Yoga-Philosophie, das die Eigenschaften der materiellen Natur beschreibt. Polyvagal-Theorie und Yoga bieten Bezugsrahmen für das Verständnis dessen an, wie die ihnen zugrunde liegenden neuronalen Plattformen (PVT) und

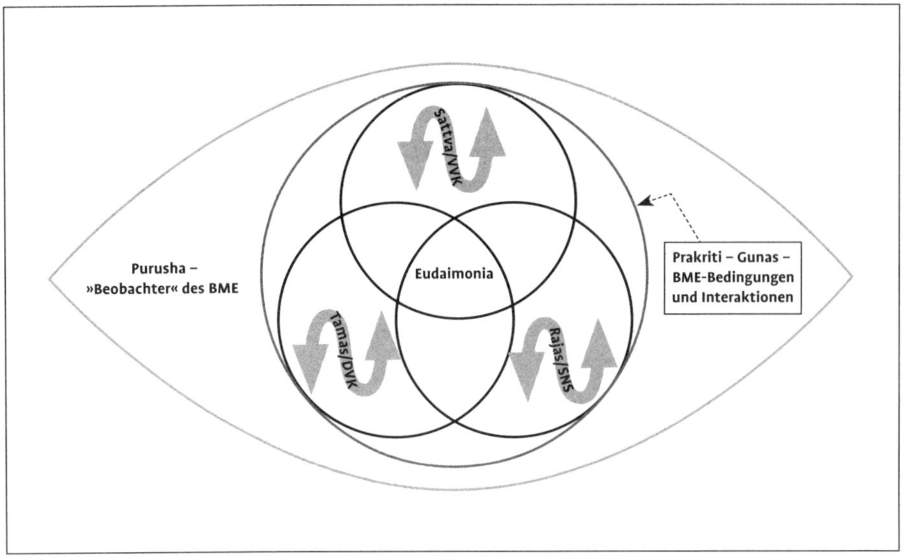

ABBILDUNG 1 Das zentrale Auge der Darstellung repräsentiert den Körper-Geist-Umgebung-Kontext *(Body Mind Environmental Context* – BME); das periphere Auge repräsentiert den Kontext eines Beobachters/Erlebenden dieses Inhalts. Prakriti repräsentiert Resilienz durch die Fähigkeit, Zustände zu erkennen und zu verändern sowie die Beziehung zu den Fluktuationen der Gunas (rajas/tamas/sattva) und der neuronalen Plattformen (SNS, DVK, VVK) zu modifizieren. Yoga zielt darauf ab, durch Stärkung des Erlebens von Sattva und VVK sowie durch die Entwicklung der Fähigkeit, sich zwischen den Gunas und den neuronalen Plattformen zu bewegen, und durch Veränderung der Beziehung und der Reaktion auf die inhärent veränderliche Natur von Körper, Geist und Umgebung, wie sie in den Gunas und den neuronalen Plattformen gespiegelt werden, die Emergenz von Qualitäten wie *Eudaimonia* zu fördern.

Gunas (Yoga) Emergenz und Verbindungen zwischen physiologischen, psychologischen und behavioralen Attributen in Einklang bringen. Menschen entwickeln durch Einwirken auf die neuronale Plattform (im Sinne der Polyvagal-Theorie) oder auf die Dominanz einer bestimmten Guna sowie durch die eigene Beziehung zum ständigen Wechsel zwischen den neuronalen Plattformen oder Gunas für die Selbstregulation und Resilienz wichtige Fertigkeiten. Außerdem sind den beiden Bezugsrahmen bestimmte Charakteristika gemeinsam, wobei die neuronale Plattform die Prädominanz der Guna und die Prädominanz der Guna die neuronale Plattform reflektiert (siehe hierzu Abbildung 1).

Die hier beschriebene Exploration ist ein komparativer und translatorischer Versuch, die Komplexität der Yoga-Tradition hinsichtlich ihrer Vorteile und Anwendungsmöglichkeiten in der modernen Gesundheitspflege zu untersuchen, ohne sie ihrer eigenen traditionellen Weisheit und ihrem Erklärungsrahmen zu entfremden. Ein Modell, das Selbstregulation und Resilienz fördert, wird auf Basis eines Yoga-Rahmens beschrieben, was sich wiederum mit aktuellen Konzepten der Neurophysiologie und der biobehavioralen Regulation im Einklang befindet (siehe hierzu Abbildung 1, S. 73).

Die Polyvagal-Theorie

Die Polyvagal-Theorie und andere neuere Theorien wie etwa die Theorie der Neuroviszeralen Integration (Thayer & Lane 2000; Smith et al. 2017) helfen, Verbindungen zwischen den Systemen des Körpers und des Gehirns sowie den Prozessen des Geistes zu verdeutlichen, was ein besseres Verständnis der für Geist-Körper-Therapien charakteristischen komplexen Muster integrierter Top-down- und Bottom-up-Prozesse ermöglicht. Die Polyvagal-Theorie beschreibt drei deutlich unterscheidbare neuronale Plattformen und wie diese sich in Reaktion auf eine wahrgenommene Gefahr (in Form von Sicherheit, Gefahr und Lebensgefahr) in der Umgebung verhalten. Diese Plattformen wirken im Rahmen einer phylogenetisch determinierten Hierarchie zusammen, die mit dem Jacksonschen Prinzip der Dissolution in Einklang steht (Jackson 1884; Porges 2001, 2003). Die Polyvagal-Theorie benutzt das Konzept der Neurozeption, um die unterbewußte Erfassung von Signalen für Sicherheit und Gefahr in der Umgebung mit Hilfe von Bottom-up-Prozessen zu beschreiben, wobei mit äußeren Herausforderungen verbundener afferenter vagaler sensorischer Input ebenso eine Rolle spielt wie endokrine Mechanismen, die in der Umgebung auftauchende Gefahren identifizieren und evaluieren, bevor sie von höheren Gehirnzentren bewußt untersucht werden (Porges 2003).

Die drei von der Polyvagal-Theorie beschriebenen neuronalen Plattformen, die später ausführlicher erläutert werden, sind mit den Verhaltensweisen der sozialen Kommunikation, der Defensivstrategie der Mobilisierung und der defensiven Immobilisierung verbunden (Porges 1995/2010, 1998/2010, 2001, 2003, 2007, 2009/2010, 2011/2010):

1. Der ventrale Vaguskomplex (VVK) stellt die neuronalen Strukturen bereit, die das »System für soziale Verbundenheit« vermitteln. Wurde in der inneren und äußeren Umgebung ein Zustand der Sicherheit identifiziert, liefert der VVK eine neuronale Plattform, die prosoziales Verhalten und soziale Verbundenheit fördert, indem sie die neuronale Regulation viszeraler Zustände und die Regeneration der Expressivität des Gesichts und der rezeptiven und expressiven Bereiche der Kommunikation verbindet (z. B. die prosodische Vokalisation

und eine Verbesserung der Fähigkeit, einer Stimme zuzuhören). Die motorische Komponente des VVK, deren Ursprung der *Nucleus ambiguus* (NA) ist, reguliert und koordiniert die Muskeln des Gesichts und des Kopfes mit Bronchien und Herz. Diese Verbindungen tragen dazu bei, einen Menschen auf Verbundenheit und Engagement in prosozialen Interaktionen hin zu orientieren und ihn dazu zu bringen, flexibler und adaptiver auf Herausforderungen aus der Umgebung einschließlich sozialer Interaktionen zu reagieren (Porges 2011/2010; 2017/ Kapitel 3 dieses Buches; Porges & Carter 2017).

2. Das SNS wird häufig mit Kampf- oder Fluchtverhalten in Verbindung gebracht. Diese erfordern die Aktivierung des SNS und sind die erste Defensivstrategie, die Säugetiere nutzen. Sie macht eine Erhöhung des Stoffwechselumsatzes zur Unterstützung von Mobilisierungsverhalten erforderlich. Der Polyvagal-Theorie zufolge entspricht die Aktivierung des SNS dem Jacksonschen Prinzip der Dissolution und spiegelt hierarchisch die adaptiven Reaktionen einer phylogenetisch organisierten Reaktionsweise, wenn es dem VVK nicht gelungen ist, die Gefahr abzuwenden. Wird der Schaltkreis des SNS aktiviert, finden massive physiologische Veränderungen statt, unter anderem in Form einer Erhöhung des Muskeltonus, eines Rückzugs des Blutes aus der Körperperipherie, einer Hemmung der Magendarmfunktion, einer Weitung der Bronchien, einer Erhöhung der Herz- und Atemfrequenz und der Ausschüttung von Katecholaminen. Diese Mobilisierung physiologischer Ressourcen bereitet darauf vor, auf reale oder angenommene Gefahr in der Umgebung zu reagieren und die Endziele Sicherheit und Überleben zu erreichen. Wird das SNS zur dominierenden neuronalen Plattform, kann der Einfluß des VVK zugunsten der Mobilisierung von Ressourcen für schnelles Handeln gehemmt werden. Während prosoziale Verhaltensweisen und soziale Verbundenheit mit dem VVK assoziiert werden, wird das SNS mit Verhaltensweisen und Emotionen wie Furcht oder Wut in Verbindung gebracht, die helfen, sich in der Umgebung zu orientieren, um Schutz oder Sicherheit zu finden.
3. Der dorsal-vagale Komplex (DVK) geht im Hirnstamm aus dem dorsalen Nucleus des Vagus (DNX) hervor und beinhaltet die primären motorischen Vagusfasern, die zu Organen unterhalb des Zwerchfells führen. Dieser neuronale Schaltkreis hat die Aufgabe, adaptiv auf große Gefahren oder Schrecken zu reagieren; dies ist die primitivste (und evolutionsgeschichtlich älteste) Reaktion auf Streß. Die Aktivierung des DVK zur Verteidigung führt zu einer passiven Reaktion, charakterisiert durch einen verringerten Muskeltonus, eine dramatische Verringerung der Herzleistung mit dem Ziel, Energiereserven zu schonen, Veränderungen der Darm- und Blasenfunktion in Form reflexhaften

> Defäkierens und Urinierens, um den Energieaufwand durch die Verdauung und andere körperliche Prozesse zu verringern. Diese Hemmung der inneren Organe beinhaltet einen Versuch, die Stoffwechsel- und Sauerstoffanforderungen auf das zur Sicherung des Überlebens absolut Notwendige zu beschränken. Dies wird oft als Immobilisierung oder Shutdown bezeichnet und mit Ohnmacht, Kollaps oder einer »Erstarrungsreaktion« in Verbindung gebracht, und Menschen können es als entkörperlichten, dissoziativen Zustand erleben, der auch mit dem Verlust des Bewußtseins verbunden sein kann.

Die Polyvagal-Theorie vertritt die Auffassung, daß bestimmte physiologische Zustände, psychische Attribute und soziale Prozesse über die genannten neuronalen Plattformen miteinander verbunden sind, sich manifestieren und zugänglich gemacht werden (Porges 1998/2010, 2003, 2011/2010, 2017/Kapitel 3 dieses Buches; Porges & Carter 2017). Der physiologische Zustand, der mittels dieser neuronalen Plattformen in Reaktion auf Gefahr oder Sicherheit (identifiziert mit Hilfe der damit einhergehenden Prozesse der Neurozeption) etabliert wird, ermöglicht das dem Betreffenden zugängliche Spektrum emotionaler und behavioraler Charakteristika oder schränkt diese ein (Porges 2003).

Ein zentraler Aspekt der Polyvagal-Theorie ist, daß bestimmte Muster des physiologischen Zustandes, der Emotion und des Verhaltens für jede der neuronalen Plattformen charakteristisch sind (einen detaillierten Überblick über die neurophysiologische, neuroanatomische und evolutionsbiologische Basis der Polyvagal-Theorie geben Porges 1995/2010, 1998/2010, 2001, 2007, 2009/2010, 2011/2010). Beispielsweise soll die neuronale Plattform des VVK die viszerale Homöostase mit emotionalen Charakteristika und prosozialen Verhaltensweisen verbinden, die mit den neurophysiologischen Zuständen, emotionalen Charakteristika oder sozialen Verhaltensweisen, die sich auf den neuronalen Plattformen der Defensivstrategien der SNS- oder DVK-Aktivierung manifestieren, unvereinbar sind. Dominiert der VVK, wird die Vagusbremse aktiviert, was die Chancen, daß sich prosoziale Verhaltensweisen und emotionale Zustände wie Verbundenheit und Liebe manifestieren können, erhöht. Fungiert das SNS als primäre Defensivstrategie, unterbindet der *Nucleus ambiguus* (NA) die hemmende Aktivität der zum Herzen führenden ventralen Vagusbahn, um eine sympathische Aktivierung möglich zu machen, und behaviorale und emotionale Mobilisierungsstrategien werden unterstützt. Wird die Immobilitätsreaktion des DVK als Defensivstrategie genutzt, wird der dorsale Nucleus als Schutz vor Schmerz oder möglichem Tod aktiviert, da aktive Reaktionsmöglichkeiten nicht verfügbar sind (Porges 1998/2010, 2003, 2009/2010, 2011/2010; Porges et al. 2008; Porges & Carter 2017).

In diesem Zusammenhang sollte darauf hingewiesen werden, daß der VVK auch noch andere Eigenschaften aufweist, die Zustände ermöglichen, bei denen eine Verbindung zu Attributen des SNS (z. B. Spiel) oder des DVK (z. B. Intimität) hergestellt wird. Doch in den genannten Beispielen für kombinierte Zustände (Spiel und Intimität) bleibt der VVK leicht zugänglich und schließt die untergeordneten Schaltkreise funktional ein. Ist die Funktion des VVK eingeschränkt, wird dadurch die Zugänglichkeit des SNS als defensives Kampf- oder Fluchtsystem gefördert. Ähnlich schränkt das SNS funktional den Zugang zur immobilisierenden Shutdown-Reaktion des DVK ein. Somit sind die starken Shutdown-Reaktionen, die zum Tod führen können, neurophysiologisch nur dann möglich, wenn das SNS reflexiv gehemmt wird.

Vagusaktivität, Interozeption, Regulation und Resilienz

Von der über die ventralen Vagusbahnen stattfindenden Vagusaktivität wird angenommen, daß sie die Regulation und Resilienz des Systems reflektiert. Dabei korreliert ein hoher kardialer vagaler Tonus mit adaptiveren Top-down- und Bottom-up-Prozessen wie der Regulierung der Aufmerksamkeit, der Affektverarbeitung und der flexiblen Reaktion physiologischer Systeme hinsichtlich der Anpassung an die Umgebung (Thayer & Lane 2000; Porges 2011/2010; Streeter et al. 2012; Park & Thayer 2014; Strigo & Craig 2016). Die Vaguskontrolle korreliert auch nachweislich mit differentieller Aktivierung in Gehirnregionen, die Reaktionen auf Gefahreneinschätzung, Interozeption, Emotionsregulation und die Förderung einer stärkeren Flexibilität bei der Reaktion auf Herausforderungen beeinflussen (Streeter et al. 2012; Park & Thayer 2014). Hingegen wurde eine schwache Vagusregulation mit dysfunktionaler Bottom-up- und Top-down-Verarbeitung in Verbindung gebracht, die zu einer schlechten Selbstregulation, geringerer Verhaltensflexibilität, Depression, generalisierter Angststörung und negativen Wirkungen auf die physische Gesundheit führt, was ein erhöhtes Sterblichkeitsrisiko bei Erkrankungen wie Lupus erythematodes, rheumatoider Arthritis und Traumata einschließt (Tsuji et al. 1994; Thayer & Lane 2000; Park & Thayer 2014; Muehsam et al. 2017).

Der Vagusnerv besteht zu 80 Prozent aus afferenten Fasern und ist ein wichtiger Kanal für interozeptive Kommunikation, sofern er Nachrichten über den Zustand der inneren Organe und das innere Milieu an die Gehirnstrukturen übermittelt (Porges 2004/2010, 2011/2010). Die Interozeption wurde als für die Verbindung zwischen Top-down- und Bottom-up-Verarbeitung unverzichtbar und für die Beziehungen zwischen Empfindungen, Emotionen, Gefühlen und sympathovagaler Balance wesentlich erkannt (Porges 1993; Craig 2015; Farb et al. 2015; Strigo & Craig 2016). Belege für eine Integration von interozeptivem Input, Emotion und Regulation der sympathovagalen Balance wurden im Bereich der Insel und des Anterioren Cingulums gefunden, was eine ganzheitliche Reaktion auf körperliche, geistige oder umgebungsbezogene Phänomene (BME) fördert (Craig 2015; Strigo & Craig 2016).

Die Selbstregulation ist der Polyvagal-Theorie zufolge davon abhängig, wie akkurat wir interozeptive Information deuten und auf sie reagieren, wobei eine höhere Genauigkeit zu einer Verbesserung der Anpassungsfähigkeit und der Selbstregulation führt (Farb et al. 2015). Grundsätzlich gilt die Interozeption als wichtig für Schmerz, Sucht, Emotionsregulation und gesunde adaptive Verhaltensweisen einschließlich sozialer Verbundenheit (Porges 2011/2010; Farb et al. 2015; Ceunen et al. 2016). Außerdem wurde sie als Schlüssel zur Resilienz erkannt, da die adäquate Verarbeitung innerer Körperzustände einer schnellen Wiederherstellung der homöostatischen Balance zugute kommt (Haase et al. 2016).

Geist-Körper-Therapien gelten als wirksames Mittel für die Regulierung der Vagusfunktion. Dies wiederum kommt der Förderung adaptiver Funktionen zugute, was die Abschwächung der mit sozialen Widrigkeiten verbundenen nachteiligen Wirkungen (Black et al. 2013; Cole 2013; Bower et al. 2014), die Verringerung der allostatischen Belastung und die Verbesserung der Selbstregulationsfähigkeiten und der Resilienz des ANS bei verschiedenen Patientengruppen und unterschiedlichen Beschwerden einschließt (Streeter et al. 2012; Schmalzl et al. 2015; Muehsam et al. 2017; Porges 2017/ Kapitel 3 dieses Buches; Porges & Carter 2017).

Die Polyvagal-Theorie und die positive Wirkung von Geist-Körper-Therapien auf Regulation und Resilienz

Geist-Körper-Therapien stellen die Entwicklung somatischen Gewahrseins unter Einschluß der Interozeption und Propriozeption in den Vordergrund, verbunden mit den achtsamkeitsbasierten Eigenschaften des Nicht-Urteilens, der Nicht-Reaktivität, der Neugier oder des Akzeptierens mit dem Ziel, eine Neueinschätzung von Stimuli zu initiieren (Mehling et al. 2011; Farb et al. 2015). Während der Klient dazu angeregt wird, sein Gewahrsein der BME-Phänomene und -Reize zu entwickeln, wird er dabei unterstützt, solche Stimuli neu zu deuten oder sich auf neue Art auf sie hin zu orientieren, so daß Einsichten entstehen und Anpassungsfähigkeit, Regulation und Resilienz gefördert werden (Mehling et al. 2011; Farb et al. 2015). Die Fähigkeit, die Beziehung zu BME-Phänomenen und die Reaktion auf sie zu verändern, wird als essentiell für Selbstregulation und Wohlbefinden angesehen (Farb et al. 2015). Patienten, die Geist-Körper-Therapien für ihre Heilung nutzen, berichten sowohl über Veränderungen ihres Erlebens von negativen Emotionen und Empfindungen und ihrer Reaktion auf sie als auch über die Entwicklung von Selbstregulationsfähigkeiten beim Umgang mit Schmerz, bei der Emotionsregulation und bei der Neueinschätzung von Lebenssituationen (Mehling et al. 2011).

Die Polyvagal-Theorie ermöglicht Erkenntnisse darüber, wie sich die Fähigkeit, die zugrundeliegende neuronale Plattform eines psychophysiologischen Zustandes zu verändern, unmittelbar auf Physiologie, Emotionen und Verhalten auswirkt und dadurch dem Individuum hilft, adaptive Strategien für Regulation und Resilienz zu entwickeln, die der körperlichen, mentalen und sozialen Gesundheit zugute kommen (Porges 2011/2010). Da Geist-Körper-Therapien auf die Vagusbahnen einwirken, wird angenommen, daß sie eine Möglichkeit erschließen, diese neuronalen Plattformen so zu »trainieren«, daß sie Selbstregulation und Resilienz der physiologischen Funktion, der Emotionsregulation und prosozialen Verhaltens fördern (Gard et al. 2014; Schmalzl et al. 2015; Porges 2017/ Kapitel 3 dieses Buches; Porges & Carter 2017).

Eine optimale neuronale Regulation des ANS und in Verbindung damit des endokrinen Systems und des Immunsystems wird durch die aktive Einbeziehung des VVK mittels bestimmter Bewegungen oder Haltungen, durch Atemübungen, Mantra-Rezitation oder Meditation gefördert, die alle sowohl Top-down- als auch Bottom-up-Prozesse beeinflussen (Cottingham et al. 1988a, b; Eckberg 2003; Hayano & Yasuma 2003; Porges 2017/ Kapitel 3 dieses Buches; Porges & Carter 2017). Die Resilienz wird vermutlich durch die Abmilderung von Defensivzuständen und durch die Förderung von größerer Flexibilität und Anpassungsfähigkeit hinsichtlich verschiedener BME-Phänomene positiv beeinflußt, was der physiologischen Regeneration und positiven psychischen und sozialen Befindlichkeiten zugute kommt (Porges 2017/ Kap. 3 dieses Buches; Porges & Carter 2017). Menschen können sowohl lernen, die Aktivierung des VVK mit seinem homöostatischen Einfluß auf den Organismus zu verbessern, als auch die Fähigkeit entwickeln, neuronale Plattformen wie das SNS oder den DVK zu erreichen und sich von ihnen zu entfernen, wenn sie mit realem oder auch nur wahrgenommenem Streß konfrontiert werden.

Ganz generell können Geist-Körper-Praktiken Menschen helfen, ihren Zugang zum VVK zu verbessern, die Toleranzschwelle bezüglich anderer neuronaler Plattformen anzuheben, die Beziehung zu den neuronalen Plattformen SNS und

DVK und die Art, auf sie zu reagieren, zu verändern, die als natürliche Fluktuationen des BME in Erscheinung treten, und im Erreichen und Verlassen dieser neuronalen Plattformen geübter zu werden (Porges 2017/Kap. 3 dieses Buches; Porges & Carter 2017). Atemübungen in der Yoga-Tradition fördern ähnliche Veränderungen des autonomen Zustandes mit entsprechenden Auswirkungen auf Psyche und Gesundheit (siehe z. B. Brown & Gerbarg 2005a, b, 2012; Brown et al. 2013). Die Übungen könnten auch unserem Potential zugute kommen, über gewohnte soziale Interaktionen oder Netzwerke hinaus Verbundenheit zu erleben und zu einem umfassenderen und uneingeschränkteren Gefühl des Einsseins und der Verbundenheit zu gelangen (Porges 2017/Kap. 3 dieses Buches).

Fünf globale Zustände und Vorbereitungszustände *(preparatory sets)*

Die Polyvagal-Theorie vertritt weiterhin, daß sich die drei neuronalen Schaltkreise SNS, VVK und DVK weder ausschließen noch antagonistisch zueinander verhalten, sondern sich gleichzeitig manifestieren, nebeneinander existieren und, indem sie sich miteinander verbinden, ein ganzes Spektrum komplexer physiologischer, emotionaler und behavioraler Zustände erzeugen können (Porges 1998/2010, 2011/2010). Berntson erläuterte Co-Aktivierung und Komplexität von Interaktionen des SNS und PNS in der Doktrin des autonomen Raumes (Berntson et al. 1991). Diese Komplexität macht es möglich, daß die Reaktion auf Gefahr vor der Aktivierung des SNS mit einem Rückzug des kardialen vagalen Tonus beginnt, und erweitert außerdem den Spielraum für flexible und präzise Reaktionen bei der Anpassung an konkrete Umstände.

Die Polyvagal-Theorie definiert fünf auf den jeweils prädominierenden oder aktiven neuronalen Plattformen basierende globale Zustände (Porges 1998/2010, 2011/2010). Die Schaltkreise des VVK, SNS und DVK, so wie sie soeben beschrieben wurden, repräsentieren drei dieser globalen Zustände, die beiden übrigen resultieren aus der Co-Aktivierung der ersteren.

Werden die Schaltkreise des VVK und SNS gleichzeitig aktiviert, entsteht als vierter globaler Zustand der Zustand der *sicheren Mobilisierung*. Dabei ermöglicht der VVK das Erleben von Sicherheit und Verbundenheit, während das SNS die Mobilisierung der körperlichen Ressourcen für Geschicklichkeit, Bewegung und jenes schnelle oder kreative Denken unterstützt, das für Aktivitäten wie Tanz, Spiel, künstlerischen Ausdruck oder schriftstellerische Arbeit erforderlich ist. Geist-Körper-Übungen wie die Haltungen des Hatha-Yoga oder Tai-chi sind Beispiele für Möglichkeiten, den Körper zu mobilisieren, wobei gleichzeitig der

Geist und die Atmung die Voraussetzungen für Ruhe, Sicherheit und Verbundenheit schaffen.

Der fünfte globale Zustand entsteht durch die Co-Aktivierung des VVK und des DVK. Diese beiden Schaltkreise fördern durch ihre Zusammenarbeit den Zustand *sicherer Immobilisierung. Immobilisierung ohne Furcht* ermöglicht durch prosoziale Aktivitäten wie Empfängnis, Geburt und Stillen die Entstehung sozialer Verbindungen.

Das Konzept der Vorbereitungszustände *(preparatory sets)* erschließt ein dynamisches Verständnis der Beziehung zwischen Körperhaltung/Muskeltonus, viszeralem Zustand/ANS, affektivem Zustand, Arousal/Aufmerksamkeit und kognitiver Erwartung (Payne & Crane-Godreau 2015). Verändert sich eine dieser Komponenten, so hat dies Veränderungen des gesamten Vorbereitungszustandes zur Folge, was eine Reaktion des gesamten Systems bezogen auf die Bedürfnisse der Umgebung oder der aktuellen Situation nach sich zieht.

Die fünf globalen Zustände der Polyvagal-Theorie spiegeln eine Komplexität von Interaktionen im gesamten Vorbereitungszustand, die über das ANS vermittelt werden und mit Veränderungen auf somatomotorischer, affektiver und kognitiver Ebene einhergehen (Payne & Crane-Godreau 2015). Demnach hat das Einwirken auf die neuronalen Plattformen, die ein Mensch nutzt, gleichzeitig auch Auswirkungen auf den Muskeltonus, den viszeralen Zustand, die Aufmerksamkeit, den Affekt und die Kognition.

Signifikant hierfür ist, daß längeres Verweilen in einem der im Sinne der Polyvagal-Theorie definierten dysfunktionalen Bedrohungszustände Störungen oder Krankheiten hervorrufen kann, die in einer gleichzeitigen Störung von Physiologie, Emotionen und Verhalten zum Ausdruck kommen (Porges & Kolacz 2018). Porges and Kolacz (2018) sehen autonome Dysregulation als wahrscheinliche Ursache für Reizdarm und Fibromyalgie an, für die Veränderungen des physiologischen Zustandes typisch sind, unter anderem eine Verringerung des vagalen Tonus als Folge einer verringerten Herzratenvariabilität (HRV), das Fehlen einer offensichtlichen Gewebepathologie, oft verbunden mit einer Traumavorgeschichte (Kolacz & Porges 2018). Diese Sichtweise entspricht den Ergebnissen zahlreicher Studien, die auf der berühmten ACE-Studie von CDC-Kaiser aufbauen, welche eine starke Korrelation von Streß- und Traumaerlebnissen in der Kindheit und verschiedenen Pathologien im späteren Leben belegte (Felitti et al. 1998).

Eine wichtige Erkenntnis, die sich aus einer Zusammenschau der Polyvagal-Theorie und des Ansatzes der Vorbereitungszustände ergibt, ist, daß man die Geist-Körper-Therapien so untersuchen sollte, wie sie ursprünglich gedacht waren, nämlich als integrative Methoden (die gleichzeitig auf verschiedene Aspekte individuellen Erlebens einwirken [Payne & Crane-Godreau 2015]). Viele Geist-Körper-Therapien, darunter auch Yoga, erfordern, daß man die Aufmerksamkeit gleichzeitig auf den Körper, die Atmung, die Regulation von Aufmerksamkeit und Affekten und die Kognition richtet. Somit handelt es sich um weit gespannte Methoden mit einem Kanon von Übungen, die auf BME-Phänomene reagierend Top-down- und Bottom-up-Prozesse integrieren. Wenn man sich darauf beschränkt, nur eine einzige Komponente dieser Geist-Körper-Systeme zu untersuchen, reißt man sie aus dem ursprünglichen Kontext einer kohäsiven Übung und beeinträchtigt so wahrscheinlich das angestrebte Zusammenwirken ihrer verschiedenen Komponenten.

Geist-Körper-Übungen helfen den Übenden, sich ihrer Vorbereitungszustände bewußt zu werden, aufgrund dessen ungesunde Muster der Reaktion auf BME-Reize in ihrem Vorbereitungszustand wirksam zu verändern und mittels verschiedener Techniken gesündere und adaptivere Vorbereitungszustände in Reaktion auf BME-Phänomene zu erlernen (Payne & Crane-Godreau 2015). Werkzeuge für die Selbstregulation und die Entwicklung von Resilienz können entstehen, wenn ein Mensch lernt, den Zustand sicherer Mobilisierung hervorzurufen und so zu verhindern, daß die Aktivierung des Systems positive affektive Zustände oder prosoziale Verhaltensweisen und Verbindungen vertreibt.

Yoga und Yoga-Therapie

Payne und Crane-Godreau halten Yoga für einen der Geist und Körper einbeziehenden Übungswege, die den Vorbereitungszustand verändern können (Payne & Crane-Godreau 2015). Yoga umfaßt vielfältige Übungen, die sich auf einen oder mehrere Aspekte des Vorbereitungszustandes auswirken können, indem sie auf den Muskeltonus bzw. die Haltung, das ANS, die Aufmerksamkeit, den Affekt oder die Kognition einwirken (Payne & Crane-Godreau 2015). Yoga-Übungen können das ANS beeinflussen und die Beziehung zu den wechselnden neuronalen Plattformen manipulieren und verändern.

Zwar konzentriert sich die moderne Yoga-Praxis auf bestimmte Körperhaltungen und Bewegungssequenzen, doch geht es der traditionellen Yoga-Lehre um ein philosophisches Verständnis der Ursachen von Leiden und um dessen Linderung (Stoler-Miller 1998, 2004; Easwaran 2007; Singleton 2010; Miller 2012; Mallinson & Singleton 2017). Neuere Arbeiten von Mallinson und Singleton (2017) untersuchen die unterschiedlichen Bedeutungen des Begriffs Yoga in alten Texten. Das Wort Yoga wurde sowohl benutzt, um bestimmte Übungen (Yoga als Methode) zu beschreiben, als auch als Bezeichnung für das Ziel dieser Übungen (Mallinson & Singleton 2017). Yoga als Seinszustand schließt die Definition von Yoga als »Einheit« ein, was sowohl die Einheit mit der eigenen Wesensnatur als auch die Einheit mit dem höchsten Selbst beinhaltet (Mallinson & Singleton 2017). Weitere Definitionen von Yoga sind beispielsweise Gleichmut und aktive Anwendung einer Fertigkeit (Mallinson & Singleton 2017). Aufgrund der vielfältigen Bedeutungen des Begriffs Yoga und in unserem Bemühen, gegenüber keiner dieser Sichtweisen voreingenommen zu sein, werden wir hier auf Konzepte zurückgreifen, die in yogischen Texten wie den Upanishaden (Easwaran 2007), der Bhagavad Gita (Stoler-Miller 2004), der Samkhya Karika (Miller 2012) und den Yoga-Sutras (Stoler-Miller 1998) gebräuchlich sind. Durch die Berufung auf Konzepte, die für die genannten Texte zentral sind, skizzieren wir einen Rahmen, der über einzelne Schulen hinausreicht und uns hilft, eine gemeinsame sprachliche Basis und einen Verständnisrahmen zu schaffen, der Beziehungen zu aktuellen Kontexten einschließt.

Yoga-Therapie ist eine sich neu entwickelnde Praxis der *Komplementären und Integrativen Gesundheitspflege* (*Complementary and Integrative Healthcare* – CIH), die heute in anerkannten Institutionen gelehrt wird und Zertifizierungen für Yoga-Therapeuten autorisiert (www.IAYT.org). Yoga-Therapie basiert auf der traditionellen Weisheit und den Übungen des Yoga unter Einschluß wissenschaftlicher Erkenntnisse über die Nutzung des Yoga in heutigen Kontexten der Gesundheitspflege. Es gibt viele Möglichkeiten zu definieren, was Yoga-Übung beinhaltet. Deshalb war eines der Probleme bei Bemühungen, die Yoga-Therapie zu professionalisieren, die Heterogenität der Übungen und deren unzureichende wissenschaftliche Untersuchung (Jeter et al. 2015). Die Entwicklung eines Erklärungsrahmens für die Yoga-Therapie ist daher unerläßlich für Verständnis und Nutzung des Yoga als eigenständige CIH-Spezialität.

Ein Erklärungsrahmen für die Yoga-Therapie

In neuester Zeit wurde begonnen, einen Erklärungsrahmen für die Yoga-Therapie zu definieren und theoretische Beschreibungen der yogabasierten Übungen zugrundeliegenden Mechanismen aus neurophysiologischer und psychologischer Sicht zu entwickeln (Streeter et al. 2012; Gard et al. 2014; Schmalzl et al. 2015; Sullivan et al. 2018). Ein kürzlich neu entwickeltes Erklärungsmodell, das auf den philosophischen und ethischen Grundlagen der Yoga-Lehre basiert, untersucht den Nutzen der Yoga-Therapie als Methode der Linderung von Leiden durch Transformation der Beziehung eines Menschen zu BME-Phänomenen und durch Förderung der Entstehung eudämonischen Wohlbefindens (Sullivan et al. 2018).

Bei der Eudämonie handelt es sich um einen Zustand menschlichen Erblühens oder um ein Wohlgefühl, das nicht kurzlebig ist und oft mit einem Sinngefühl oder mit Selbstverwirklichung in Verbindung gebracht wird (Ostwald 1962; Keyes & Simoes 2012). Wohlbefinden im eudämonischen Sinne ist mit vielen positiven Wirkungen auf die Gesundheit verbunden, beispielsweise mit einer Verringerung von Veränderungen der Genexpression in Reaktion auf soziale Widrigkeiten; mit der Verringerung wahrgenommener Einsamkeit; mit dem Rückgang von Entzündungen; mit einer Verbesserung der Immunregulation; mit mentalem Gedeihen; und mit einer generellen Verringerung der Sterblichkeit unabhängig von anderen Variablen (Keyes & Simoes 2012; Fredrickson et al. 2013; Cole et al. 2015). Yoga korreliert sowohl mit Eudämonie (Ivtzan & Papantoniou 2014) als auch mit Veränderungen der Genexpression, wie sie in der Verringerung der Reaktion auf soziale Widrigkeiten zum Ausdruck gelangt, was zum Rückgang von Entzündungsprozessen und zur Verbesserung der Immunregulation führt (Black et al. 2013; Bower et al. 2014). Insofern könnte man annehmen, daß die zahlreichen positiven Auswirkungen von Yoga auf die Gesundheit im physiologischen, mentalen und sozialen Bereich der Förderung des eudämonischen Wohlbefindens zu verdanken sind. Ein Erklärungsrahmen für die Wirkung der Yoga-Therapie, der sich auf die Intention, das eudämonische Wohlbefinden und die damit verbundenen positiven physiologischen und generellen gesundheitlichen Auswirkungen konzentriert, ist sowohl für die Forschung als auch für eine umfassendere Integration des Yoga in die moderne Gesundheitspflege bei vielfältigen Patientengruppen und Krankheitsbildern von großer Bedeutung.

Die Grundlage der Yoga-Philosophie: Prakriti und Purusha

Die Yoga-Philosophie lehrt, daß das Leiden durch die Beziehung des Menschen zu den verschiedenen BME-Phänomenen, seine Reaktionen auf diese und seine dysfunktionale Identifikation mit ihnen entsteht (Stoler-Miller 1998, 2004; Miller 2012). Yoga-Übungen sollen eine Methode der Unterscheidung vermitteln, um eine Veränderung in der Beziehung zu BME-Phänomenen und letztlich im Erleben des Leidens selbst zu fördern (Stoler-Miller 1998, 2004; Bawra 2012; Miller 2012). Durch Yoga lernen Menschen sowohl die Verhaltensmuster als auch die Handlungen kennen, die ihr Leiden perpetuieren, und ihnen wird ein Weg gewiesen, der zur Veränderung der Muster und damit möglicherweise zur Linderung des Leidens führt.

Die Einsicht in die Notwendigkeit, die Identifikation mit dem Leiden zu verändern und es eventuell sogar zu lindern, wird durch die Untersuchung des Unterschieds zwischen der materiellen Natur, *Prakriti*, und *Purusha* ermöglicht (Bawra 2012; Miller 2012). *Purusha* kann als »Seele«, »Bewohner«, »Beobachter«, »Seher« oder »das, was sieht« verstanden werden und wird als Erleben der materiellen Natur angesehen (Bawra 2012; Miller 2012). Der Begriff *Prakriti* bezeichnet die gesamte materielle Natur oder alles, was sichtbar ist, sich verändert und sich manifestiert (Bawra 2012; Miller 2012; Mallinson & Singleton 2017). Die aus dieser Unterscheidung und aus der Realisation des Unterschiedes zwischen Purusha und Prakriti resultierende Klarheit verändert die Beziehung des Yoga-Übenden zu BME-Phänomenen so, daß sein Leiden gelindert wird und er möglicherweise dauerhafte Freude oder Eudämonie erlebt (Stoler-Miller 1998, 2004; Easwaran 2007; Bawra 2012; Miller 2012).

Die Gunas, Eigenschaften der materiellen Natur

Prakriti werden drei Qualitäten zugeschrieben, die *Gunas* genannt werden. Sie sollen die Eigenarten von allem, was der materiellen Natur zuzurechnen ist, einschließlich der BME-Phänomene, umfassen und diese formen (Bawra 2012; Miller 2012). Die Gunas ermöglichen und unterstützen eine die BME-Phänomene betreffende Dynamik, wobei die Fluktuationen und die unterschiedlichen Anteile dieser drei Qualitäten allem, was die BME-Phänomene betrifft, seine einzigartigen und vielfältigen Charakteristika verleiht (Stoler-Miller 2004; Bawra 2012; Miller 2012). Wie bereits erwähnt wurde, sieht die Yoga-Lehre die Wurzel des Leidens in der Fehleinschätzung von Purusha in den vielfältigen BME-Phänomenen oder von Prakriti und konkreter in den Gunas (Stoler-Miller 1998, 2004; Bawra 2012; Miller 2012). Lehren und Übungen des Yoga sollen dem Menschen zu der Realisation verhelfen, daß er die Gunas »erlebt« – im Gegensatz zu der Ansicht, daß er die Gunas »ist«. Das Verständnis der drei Gunas und die Fähigkeit, sie zu unterscheiden, ist der Schlüssel zum Verständnis des Unterschiedes zwischen Purusha und Prakriti; dies ermöglicht die Einsicht in die Ursachen des Leidens und dessen Linderung.

Das *Samkhya Karika*, ein Text, der eine grundlegende Philosophie beschreibt, die in der gesamten Yoga-Tradition zu finden ist, sowie die *Bhagavad Gita* und die *Yoga-Sutras* des Patanjali erläutern die Gunas und ihre emergenten physischen, mentalen und behavioralen Attribute wie folgt (Stoler-Miller 1998, 2004; Bawra 2012; Miller 2012; Larson 2014).

Sattva ist die Qualität des Behagens, der Gelassenheit und des Gleichmuts und dient der Erleuchtung. Sattva wird mit Leichtigkeit, Klarheit, Harmonie, Lebensfreude, Erhellung, Freude und Verstehen in Verbindung gebracht (Stoler-Miller 2004; Bawra 2012; Miller 2012). Die Bhagavad Gita hebt die Entwicklung von Sattva als besonders wichtig hervor, weil sich von dieser Grundlage Weisheit, Unterscheidungsvermögen und Klarsicht entwickeln (Stoler-Miller 2004). Obgleich Sattva die Grundlage vieler positiver Attribute ist, können dysfunktionale Zustände entstehen, wenn man zu sehr an der Eigenschaft Freude haftet oder sich von ihr abhängig macht, wie in der Bhagavad Gita ebenfalls erwähnt wird. In unserer heutigen Terminologie dienen Begriffe wie Vermeiden, ungesunde Bindung, psychospirituelle Krise und Gleichgültigkeit der Beschreibung des Versuchs, ein statisches Erleben von Sattva aufrechtzuerhalten, das die natürliche Entfaltung der Bewegung der Gunas in allen BME-Phänomenen und Lebensereignissen verhindert.

Rajas ist die aktivierende Qualität der Energie, der Unruhe und des Schmerzes. Rajas umfaßt ein Spektrum emergenter Eigenschaften, die aus der grundlegenden Fähigkeit zur Mobilisierung und Aktivierung resultieren. Am einen Ende dieses Spektrums soll Rajas Bewegung, Kreativität, Motivation und Aktivität unterstützen, kann aber am anderen Ende auch Schmerz, Wut, Gier und Unruhe hervorrufen. Die Bhagavad Gita erklärt, weil Rajas das Wissen und klares Sehen verunreinige, werde dadurch die Fähigkeit des Yogi beeinträchtigt, den Unterschied zwischen Prakriti und Purusha zu erkennen. Befinden sich Rajas, Sattva und Tamas in einem ausgewogenen Verhältnis, entstehen die Motivation und Kreativität, die erforderlich sind, um zu Veränderung, Bewegung und rechtem Handeln zu inspirieren. Hingegen kann ein Vorherrschen von Rajas Wut, Aufgebrachtheit oder Angst stärken (Bawra 2012; Miller 2012).

Tamas ist die Qualität der Trägheit, Täuschung und Gleichgültigkeit, die einschränkend oder begrenzend wirkt. Tamas wird anhand eines Spektrums emergenter Eigenschaften erklärt, die aus der grundlegenden Fähigkeit einzuschränken oder zu begrenzen resultieren. Theoretisch kann Tamas Erlebnisse wie Stille, Stabilität oder Geerdetheit unterstützen, kann aber auch Dumpfheit, Trägheit, Trübung der Sicht, Täuschung, Schwere, Nachlässigkeit oder Ignoranz verstärken. Wenn Tamas, Sattva und Rajas ausgewogen sind, können sich Form und Stabilität herausbilden, wohingegen extremes Vorherrschen von Tamas Täuschung, Trägheit oder eine Trübung der Sicht fördern kann (Bawra 2012; Miller 2012).

Im *Samkhya Karika* wird die Metapher einer Lampe benutzt, um zu veranschaulichen, daß alle drei Gunas zusammenarbeiten. So wie Docht, Öl und Flamme zusammenwirken müssen, um beleuchten zu können, ermöglichen die drei

Gunas zusammen die Offenbarung des Unterschiedes zwischen Purusha und Prakriti (Bawra 2012; Miller 2012; Larson 2014).

Die drei Gunas sind ständig in Bewegung und befinden sich in einem Zustand der Co-Existenz, in dem sie sich verbinden und die verschiedenen Manifestationen von BME-Phänomenen kreieren (Bawra 2012; Miller 2012). Die unterschiedlichen Anteile von Sattva, Rajas und Tamas in materiellen Naturobjekten einschließlich der subtilen mentalen Komponenten der Persönlichkeit – Kognition, Emotionen und Identität – verleihen diesen ihre einzigartigen Eigenschaften (Stoler-Miller 2004; Bawra 2012; Miller 2012). Die Bewegung der Gunas und ihre Veränderlichkeit mit ihrem ständigen Steigen und Fallen, Wachsen und Schrumpfen sind wesenhaft für das Leben. Leiden entsteht entweder, wenn wir versuchen, die Bewegung der Gunas zu unterbinden, oder durch unsere Beziehung zu jeder der Gunas – nicht durch die Gunas selbst. Jede dieser Qualitäten kann in Form ihrer Fähigkeit, zu beleuchten, zu aktivieren oder einzuschränken, positive Eigenschaften beinhalten. Doch unsere Beziehung zu diesen Qualitäten der materiellen Natur und jeder Versuch, eine von ihnen auf Kosten der anderen beiden zu bevorzugen, kann zu Störungen der Balance, Schmerz oder Leiden führen.

Yoga lehrt eine Methode nichturteilenden und mitfühlenden Beobachtens und Erlebens der Bewegung der Gunas, was bewirkt, daß sich die Beziehung zu den sich wandelnden BME-Phänomenen und die Reaktion auf sie verändert. Der Mensch lernt, die BME-Phänomene auf eine Weise willkommen zu heißen und zu erforschen, die dem eudämonischen Wohlbefinden angesichts von Stressoren und Widrigkeiten zugute kommt.

Die Konvergenz zwischen der Polyvagal-Theorie und den Gunas

Sowohl die Polyvagal-Theorie als auch die Gunas erschließen eine Perspektive für ein Verständnis der Grundlagen physischer, psychischer und behavioraler Attribute. Die Polyvagal-Theorie verhilft zu Erkenntnissen darüber, wie in Reaktion auf die Wahrnehmung von Bedrohungen oder von Sicherheit angesichts von BME-Phänomenen bestimmte grundlegende neuronale Plattformen aktiviert werden. Nach Auffassung der Yoga-Lehre gehen die physischen, psychischen und behavioralen Attribute aus dem Zusammenwirken der drei Gunas hervor und werden davon beeinflußt.

Beide Verständnisrahmen befassen sich mit der Co-Existenz und Vermischung der neuronalen Plattformen (Polyvagal-Theorie) bzw. der Gunas (Yoga) und versuchen, angesichts einer traditionellen akademischen Disziplinen inhärenten Neigung zum Reduktionismus Komplexität zu vermitteln. Gemäß der Polyvagal-Theorie ermöglicht die Co-Existenz neuronaler Plattformen die unterschiedlichen Erlebensweisen des Spiels (sichere Mobilisierung) und der Intimität (sichere Immobilisierung). Dem Yoga gemäß ermöglicht die Co-Existenz der Gunas die unterschiedlichen BME-Phänomene und beeinflußt die Beziehung zu solchen Reizen und die Reaktion auf sie. Beide Ansätze lehren, daß BME-Zustände sich durch das Auftauchen der neuronalen Plattform (nach der Polyvagal-Theorie) oder der Guna (nach der Yoga-Lehre) manifestieren und etablieren.

Außerdem spiegeln die Gunas des Yoga und die neuronalen Plattformen der Polyvagal-Theorie einander konvergent und analog. Diese Beziehung zwischen den beiden Modellen ist an den vergleichbaren Beschreibungen der Attribute zu erkennen. Gerät das ANS unter den Einfluß einer Guna, kann eine bestimmte neuronale Plattform der Polyvagal-Theorie aktiviert werden, welche die beiden Systemen gemeinsamen Charakteristika unterstützt. Und wenn eine neuronale Plattform aktiviert wird, unterstützt diese die Prädominanz einer bestimmten Guna, und die beiden gemeinsamen Charakteristika zeigen sich. Äußert sich beispielsweise Sattva im ANS, manifestieren sich die physiologischen, mentalen und behavioralen Charakteristika des VVK; und wird der VVK aktiviert, manifestieren sich die Attribute von Sattva, wie im folgenden ausführlicher beschrieben wird. In dieser Darstellung wird untersucht, in welcher Beziehung die beiden Modelle zueinander stehen und wie sie einander beeinflussen, so daß bestimmte physische, mentale und behaviorale Attribute zutage treten. Letztlich soll die Darstellung dieser Beziehung ein Verständnis dessen fördern, daß Yoga-Therapie sowohl die zugrundeliegenden neuronalen Plattformen als auch die Gunas beeinflussen kann, was zu einer Verbesserung von Selbstregulation und Resilienz zum Wohle des Menschen führt.

Ein Vergleich von neuronalen Plattformen, globalen Zuständen und Gunas

Die Polyvagal-Theorie und die Yoga-Lehre beschreiben drei primäre und miteinander kombinierbare neuronale Plattformen bzw. Qualitäten, aus denen spezifische physische, psychische und behaviorale Attribute resultieren.

1. **Sattva und der ventral-vagale Komplex** (VVK): In Beschreibungen der Sattva-Prädominanz und der VVK-Aktivierung finden sich ähnliche emergente Attribute. Mit Sattva wird die Realisation einer Verbindung zwischen allen Wesen

assoziiert. Sattvische Freude ähnelt der Eudämonie mit ihrer unerschütterlichen und dauerhaften Qualität und resultiert aus Ruhe, Gleichmut und Verstehen des inneren »Selbst« (Stoler-Miller 2004). Die Emergenz der Attribute Verbundenheit, Gleichmut und Eudämonie soll auf einer neurophysiologischen Grundlage basieren. Halifax entwickelte ein Modell, dem zufolge sich Qualitäten wie Gleichmut und Eudämonie nur dann manifestieren, wenn das System entsprechend vorbereitet ist und eine Achse mit Namen »verkörpert/verbunden« umfaßt, für welche die Interozeption entscheidend ist (Halifax 2012). Die neuronale Plattform des VVK unterstützt Interozeption, Verbundenheit, Gleichmut und Eudämonie, da sie das Gewahrsein körperlicher Empfindungen mit der Fähigkeit zur Selbstregulation verbindet; sie fördert weiterhin die Nutzung mimischer Signale und der Prosodie zur Kommunikation von Sicherheit und Verbundenheit mit anderen; sie begünstigt die Einstimmung in menschliche Vokalisationen mit dem Ziel, zu anderen in Verbindung zu treten; und sie betreibt die Hemmung von Defensivzuständen, um mit Hilfe der Fähigkeit zu nichturteilendem Zuhören, Beobachten und entsprechender Bezogenheit zu anderen Gleichmut, Eudämonie und Verbundenheit zu fördern (Porges 2011/2010, 2017/Kap. 3 dieses Buches). Zusammenfassend kann man sagen, daß durch sattvische Prädominanz und/oder VVK-Aktivierung Interozeption, Verbundenheit, Gleichmut und Eudämonie gefördert werden. Dieser Zustand ist gut dazu geeignet, Regeneration, Entspannung und Verbundenheit zu unterstützen, und er kann dysfunktional sein, wenn der betreffende Mensch nicht adäquat auf die Bedürfnisse seiner Umgebung (was den Umgang mit Bedrohungen einschließt) reagieren kann, so wie es in Zusammenhang mit den übrigen neuronalen Plattformen und Gunas beschrieben wird.

2. **Rajas und das Sympathische Nervensystem (SNS):** Die Attribute, die mit Rajas und dem SNS verbunden sind, umfassen ein Spektrum von Mobilisierung und Aktivierung bis Wut oder Furcht. Die Guna Rajas und die neuronale Plattform des SNS bilden eine gemeinsame Grundlage für aktivierende und motivierende Kräfte. Ähnlich dem Zustand der sicheren Mobilisierung und des Spiels, die bei synergistischem Zusammenwirken von VVK und SNS eintreten, manifestieren sich Attribute wie Kreativität, Motivation, optimales Handeln und Veränderung, wenn sich Rajas mit den übrigen Gunas in einem ausgewogenen Verhältnis befindet. Dominiert Rajas hingegen und befindet sich nicht in einem Zustand der Balance mit den anderen beiden Gunas, entsteht, ähnlich wie beim SNS, die Grundlage für Mobilisierung und Bewegung in Reaktion auf jede Anforderung an die psychophysiologischen Ressourcen. Dies schließt ein Spektrum von Eustreß bis zu realen oder wahrgenommenen Bedrohungen

in der Umgebung ein, verbunden mit dem Erscheinen von Verhaltensattributen wie Furcht, Wut oder Aggression. Dieses Mobilisierungsspektrum schließt die gut angepaßte Reaktion auf unmittelbare Gefahr ein, kann aber auch dysfunktional werden und zur Entstehung einer übermäßigen allostatischen Last führen.

3. **Tamas und der dorsal-vagale Komplex (DVK):** Die aus Tamas hervorgehenden Attribute ermöglichen ein Spektrum von Erlebnissen von Stabilität und Einschränkung bis zur Immobilisierung. Ebenso wie VVK und DVK gemeinsam innere Voraussetzungen für die Entstehung von sozialer Verbundenheit und Intimität schaffen, kann sich Tamas bei einem ausgewogenen Verhältnis der anderen beiden Gunas als Stabilität und Form manifestieren. Herrscht Tamas hingegen vor, fungiert es, ähnlich wie die neuronale Plattform des DVK, als Grundlage für die Manifestation von Trübung der Sicht, Dumpfheit, Immobilisierung, Trägheit oder Dissoziation. Dieses Spektrum schließt adaptive Reaktionen auf extreme Gefahr ein oder kann dysfunktional werden und sogar chronische Krankheiten begünstigen (Kolacz & Porges 2018).

Die Parallelen zwischen der Polyvagal-Theorie und den Gunas werden darüber hinaus durch das Konzept des Vorbereitungszustandes (*preparatory set*) verdeutlicht. Fünf aus der Polyvagal-Theorie und den Gunas resultierende ausgeprägte Vorbereitungszustände werden in Form von integrierten Mustern des Muskeltonus / der Haltung, des autonomen Zustandes, des Affekts, der Aufmerksamkeit und der Erwartung charakterisiert. Wechsel des zugrundeliegenden autonomen Zustandes führen zu Veränderungen im gesamten Vorbereitungszustand. Entsprechend kann eine Veränderung hinsichtlich der Prädominanz einer Guna zu Veränderungen in den Schichten des Vorbereitungszustandes hinsichtlich Muskeltonus/Haltung, autonomem Zustand, Affekt, Aufmerksamkeit und Erwartung führen. Dies steht im Einklang mit dem Evaluations- und Interventionsansatz der Yoga-Therapie, der den Einfluß der Gunas auf die physischen, energetischen, psychischen und behavioralen Aspekte des Menschen anerkennt.

Durch Einbeziehung und Hervorhebung der zugrundeliegenden Gunas und ihrer Wirkung auf physische, psychische und behaviorale Attribute kann die Yoga-Therapie die auf ihren grundlegenden Lehren basierende integrierte und umfassende Methode bewahren. Aufgrund dieser Sicht liegt es nahe, von der Trennung der *Asanas* (Haltungsübungen), die auf die Auflösung von muskulären Ungleichgewichtszuständen zielen, der *Pranayama*-Atemübungen, die den Zustand des ANS verändern sollen, und der Meditation oder *Yama* und *Niyama* (Ethikregeln), die auf die Aufmerksamkeit, den Affekt und die Kognition betref-

TABELLE 1 Charakteristika und emergente Eigenschaften globaler Zustände, basierend auf dem Vergleich der neuronalen Plattformen der Polyvagal-Theorie (PVT) und der Gunas des Yoga

globaler Zustand	neuronale Plattform	Guna	emergente Eigenschaften
soziale Verbundenheit	VVK	Sattva	Sicherheit, Verbundenheit, Klarheit, Eudämonie, Ruhe, Gleichmut
Spiel/Tanz	VVK und SNS	Rajas mit Sattva und Tamas	Aktivität, Kreativität, Motivation, Fähigkeit zur Veränderung
Kampf oder Flucht	SNS	Prädominanz von Rajas	Furcht, Wut, Gier
Intimität	DVK mit VVK	Tamas mit Sattva und Rajas	Stabilität, Form, Einschränkung, soziale Verbindung
Shutdown/ Immobilisierung	DVK	Prädominanz von Tamas	Trübung, Trägheit, Dumpfheit, Ignoranz, Täuschung, Dissoziation

fende Zustände fokussieren, wegzukommen. Ein ganzheitlicher Ansatz kann sowohl in der Forschung als auch bei der klinischen Arbeit genutzt werden, wobei Evaluation, Assessment und Interventionen darauf zielen, die zugrundeliegende Guna zu beeinflussen. Das Resultat ist eine Yama/Niyama, Asana, Pranayama und Meditation einbeziehende Intervention, bei der es um die Beeinflussung der Gunas und der mit ihnen verbundenen physischen, psychischen und behavioralen Zustände geht. Die daraus resultierende Veränderung der Gunas hat Auswirkungen auf alle Ebenen des Vorbereitungszustandes sowie auf das körperliche, psychische und behaviorale Wohl.

Die Polyvagal-Theorie und die Gunas sind für das Verständnis dessen wichtig, wie Yoga bei der Behandlung unterschiedlichster Probleme und Patientengruppen durch Beeinflussung der Gunas und der mit ihnen verbundenen neuronalen Plattformen genutzt werden kann. Angesichts der Komplexität lebender Systeme hat dieser integrative, den Menschen als Ganzes betrachtende yogische Ansatz ein starkes Potential, auf das Erscheinen integrierter physischer, psychischer, sozialer und spiritueller Attribute und Verhaltensweisen einzuwirken, die das Wohlbefinden fördern. Diese Konzepte werden Yoga-Therapeuten in ihrem Bemühen unterstützen, Werkzeuge für Evaluation, Assessment und Intervention zu entwikkeln, die den Grundlagen des Yoga entsprechen, die Yoga-Übungen kohäsiv und umfassend repräsentieren und gleichzeitig ihre Vermittlung gegenüber Forschern, in der Öffentlichkeit und in den Institutionen der Gesundheitspflege unterstützen.

Die Anwendung des Yoga-Modells und der mit ihm verbundenen Übungen auf Selbstregulation und Resilienz

Bei den Yoga-Übungen geht es, wenn sie als umfassende Methode verstanden werden, um die Integration autonomer, kognitiver, affektiver und behavioraler Prozesse mit dem Ziel, regulierend auf den physischen, psychischen und behavioralen Bereich einzuwirken. Mit Hilfe von Top-down- und Bottom-up-Übungen kann Yoga das System effektiv in Richtung parasympathischer, ventral-vagaler Dominanz steuern (Streeter et al. 2012; Gard et al. 2014; Schmalzl et al. 2015). Außerdem werden wir uns im folgenden mit der Nutzung von Yoga-Übungen zur Stärkung der Resilienz befassen, weil sie die Fähigkeit eines Menschen, zwischen den neuronalen Plattformen und den Gunas zu wechseln, verbessert.

Yoga kann sich durch Beeinflussung des ANS und anderer systemischer Geist-Körper-Strukturen, die zur Verbesserung der physischen und psychischen Regulierung und zur Verringerung der Reaktion auf belastende Reize beitragen, auf diverse Störungen und Beschwerden wie Depression, Epilepsie, PTBS und chronischen Schmerz positiv auswirken (Streeter et al. 2012). Bei verschiedenen Patientengruppen wirkt Yoga positiv auf den vagalen Tonus, verringert die allostatische Last und verbessert die Selbstregulation (Sarang & Telles 2006; Khattab et al. 2007; Taylor et al. 2010; Telles et al. 2016; Tyagi & Cohen 2016; Chu et al. 2017). Yoga beinhaltet mehr als eine Form der Körperübung, weil es positive Auswirkungen auf die autonome Regulation, die Aufmerksamkeit und den Affekt hat (Mackenzie et al. 2014). Andere Untersuchungen belegen, daß die Yoga-Praxis positiv auf Körpergewahrsein, Mitgefühl und eudämonisches Wohlbefinden wirkt (Ivtzan & Papantoniou 2014; Fiori et al. 2017). Ein für depressive Jugendliche entwickeltes Programm zielte auf die Verbesserung der autonomen Regulation, das Training der Aufmerksamkeit und des interozeptiven Gewahrseins sowie die Identifikation intrinsischer Werte zur Förderung prosozialen Verhaltens, wobei man auf die kohäsive und integrative Methode und Wirkung des Yoga auf Regulation und Resilienz setzte (Henje Blom et al. 2014).

Yoga beinhaltet nach Angaben von Experten Methoden zur Förderung von Regulation und Resilienz mit Hilfe von integrierten Übungen von *Yamas* und *Niyamas* (ethische/intentionale Prinzipien), *Asana* (Körperübungen), *Pranayama* (Atemtechniken) und Meditation (Streeter et al. 2012; Gard et al. 2014; Schmalzl et al. 2015). Das Festlegen ethischer Intentionen (Yama und Niyama) beeinflußt und steuert die Konfrontation mit körperlichen und psychischen Empfindungen, beispielsweise mit solchen, die von der Interozeption oder Emotionen hervorgerufen werden, sowie solchen, die positive physiologische und affektive Zustände und prosoziale Verhaltensreaktionen fördern (Gard et al. 2014). Die ethischen Prinzipien, die Yoga zugrunde liegen, können dazu beitragen, Reaktionen, Beziehungen und Aktivitäten, die Menschen angesichts von BME-Phänomenen entwickeln, zu beeinflussen. Indem man BME-Reizen beispielsweise im Sinne des Nicht-Schadens, des Nicht-Anhaftens oder der Zufriedenheit begegnet, verändert man deren Wahrnehmung und fördert die Manifestation von Mitgefühl, Nichturteilen oder Akzeptieren (Gard et al. 2014). So wie Aristoteles lehrte, Tugend weise den Weg zur Eudämonie (Ostwald 1962), verweisen die ethischen Prinzipien des Yoga auf einen Prozeß, der darauf zielt, mit BME-Phänomenen so umzugehen, daß das Erscheinen von Qualitäten wie Eudämonie gefördert wird. Die Asanas, die Körperhaltungen des Yoga, können als Bottom-up-Werkzeug regulierend wirken und die Resilienz fördern, indem Sie den Zustand des ANS verändern (Cottingham et al. 1988a, b; Schmalzl et al. 2015). Von Atemtechniken ist bekannt, daß sie unmittelbar auf den kardialen vagalen Tonus wirken, die Vagusbremse aktivieren und das System so in Richtung der VVK-Plattform bewegen, womit klar wird, daß wir es hier mit einer weiteren regulierend wirkenden Bottom-up-Übung des Yoga zu tun haben (Brown & Gerbarg 2005a, b; Porges 2017/Kap. 3 dieses Buches; Porges & Carter 2017). Und schließlich bietet die Yoga-Tradition eine Vielzahl von Möglichkeiten, den Geist zu regulieren, beispielsweise durch das Üben fokussierter Aufmerksamkeit und durch die Meditationsmethode des offenen Gewahrseins (Gard et al. 2014; Pascoe & Bauer 2015; Schmalzl et al. 2015; Hofmann et al. 2016; Cramer et al. 2017).

Yoga-Übungen für die Selbstregulation: Förderung der neuronalen Plattformen des VVK und der Guna Sattva

Da viele positive Aspekte körperlicher und psychischer Gesundheit sowie viele prosoziale Verhaltensattribute Sattva und dem VVK gemeinsam sind, können Yoga-Übungen nach unserer Auffassung genutzt werden, um durch Stärkung des einen das andere zu beeinflussen. Die neuronale Plattform des VVK kann durch Übungen, die Sattva kultivieren, aktiviert oder zugänglicher gemacht werden, und Sattva kann mittels Übungen, welche die neuronale Plattform des VVK aktivieren, erschlossen oder prädominant gemacht werden.

Im *Samkhya Karika* heißt es, daß es wichtig sei, die Sattva-Qualität mittels der Gewohnheiten, der Umgebung und des Verhaltens zu fördern, um den Unterschied zwischen Purusha und Prakriti zu realisieren und das Leiden zu lindern (Miller 2012). Dieser sattvische Zustand soll unverzichtbar für die Klarheit sein, die erforderlich ist, um Aufschluß über die Beziehung des Menschen zu den verschiedenen BME-Phänomenen zu erlangen, die zu gesunden oder ungesunden Reaktionen auf Stressoren oder Reize führen können (Stoler-Miller 2004; Bawra 2012; Miller 2012). Mit Hilfe der Klarheit der Guna Sattva kann das Verhältnis zu BME-Phänomenen erforscht und es können gesunde Beziehungen sowohl zu interozeptiven als auch zu äußeren Reizen entwickelt werden.

Yoga-Therapie konzentriert sich oft zunächst darauf, eine starke Grundlage der Guna Sattva zu schaffen, um die unterscheidende Weisheit zu stärken, geistige Klarheit zu entwickeln und die systemische Anpassungsfähigkeit und Resilienz zu verbessern. In der Guna Sattva verwurzelt zu sein, erschließt die Möglichkeit, positive innere Beziehungen zu interozeptiven Empfindungen, Erinnerungen, Emotionen, Gedanken und Überzeugungen zu entwickeln, was wiederum der Entwicklung positiver Beziehungen zu anderen Menschen zugute kommt. Alle diese Eigenschaften der Guna Sattva kommen der Selbstregulationsfähigkeit des betreffenden Menschen zugute, und von dieser Basis aus kann er die Fluktuationen von Rajas und Tamas erleben und seine Beziehung zu diesen Qualitäten der materiellen Natur und seine Art, auf sie zu reagieren, verändern, was die Resilienz des Systems stärkt.

Die neuronale Plattform des VVK unterstützt die physiologische Regeneration, die psychische Regulation und prosoziale Verhaltensattribute. Außerdem fungiert der VVK als der wichtigste Anker bei der Entwicklung entscheidender Selbstregulationsfertigkeiten, die zu besserer systemischer Anpassungsfähigkeit und zur Resilienz führen. Die Verbesserung des Zugangs zum VVK wird als Möglichkeit zur Neueinstimmung des ANS empfohlen, falls Störungen vorliegen, bei denen eine Verringerung der Herzratenvariabilität (HRV) mit einer Beeinträchtigung der körperlichen, psychischen und sozialen Gesundheit, beispielsweise bei Reizdarm und Fibromyalgie, verbunden ist (Kolacz & Porges 2018; Porges & Kolacz 2018).

Die neuronale Plattform des VVK und die Guna Sattva korrelieren mit dem Erscheinen von Qualitäten wie Verbundenheit, Gelassenheit, Gleichmut und Eudämonie. Nach unserer Auffassung weist die Guna Sattva neurophysiologische Merkmale auf, die denjenigen der vom VVK vermittelten Zustände entsprechen, bei denen der kardiale vagale Tonus erhöht ist und das erweiterte integrierte System für soziale Verbundenheit zum Ausdruck gelangt. Sowohl Sattva als auch der VVK können mit Zuständen der Selbstregeneration, Interozeptivität und dem Erscheinen prosozialer Emotionen und Verhaltensweisen wie Verbundenheit und Eudämonie assoziiert werden.

Sinn und Zweck der Yoga-Therapie können zusammenfassend beschrieben werden als Aktivieren des Systems für die Emergenz von Eudämonie und der damit verbundenen positiven physiologischen und psychischen Wirkungen auf die Gesundheit (Sullivan et al. 2018). Wegen ihrer potentiell positiven Wirkung auf das Wohlbefinden und auf BME-Phänomene wird Yoga-Therapie für die Behandlung zahlreicher klinischer Beschwerden und verschiedener Patientengruppen empfohlen. Deshalb ist die reziproke Beziehung zwischen VVK und Sattva, welche die Emergenz eudämonischen Wohlbefindens fördert, für den Prozeß der Yoga-Therapie und die Anwendung der Yoga-Übungen wichtig.

Die Stärkung der Fähigkeit von Patienten, die Guna Sattva und die neuronale Plattform des VVK zu erschließen und zu fördern, gilt als entscheidend für das Erlernen von Selbstregulationsfähigkeiten und für die Förderung der Resilienz. Durch Selbstregulationsprozesse ermöglicht das Nervensystem gesunde und adaptivere physiologische, psychische und behaviorale Reaktionen und erschließt so einen tieferen Einblick in die Beziehung zu BME-Phänomenen, was der Verringerung und Linderung persönlichen Leidens zugute kommen kann. Gesunde adaptive physiologische, psychische und prosoziale Zustände von Eudämonie, Verbundenheit und Gleichmut können zutage treten, wenn Sattva und der VVK dominieren. Übungen von Yama/Niyama, Asana, Pranayama und Meditation können die Funktionsfähigkeit bestimmter Vagusbahnen verbessern, welche die neuronale Plattform des VVK optimieren, und/oder die Qualität der Guna Sattva stärken (Tsuji et al. 1994; Sarang & Telles 2006; Telles et al. 2016; Tyagi & Cohen 2016; Chu et al. 2017).

Yoga-Übungen für die Entwicklung von Resilienz

Durch das Ausführen von Übungen, die Sattva stärken oder den VVK aktivieren sollen, kann ein therapeutischer Container entstehen, in dem sich Patienten in einer sicheren Situation der Stärkung ihrer Resilienz widmen. Die Polyvagal-Theorie bezeichnet solche Bemühungen als neuronale Übungen, welche die Fähigkeit des VVK, den Zustand zu regulieren und die Resilienz zu fördern, erweitern. Dem Yoga werden auch diverse Übungen zugeordnet, die hinsichtlich der Optimierung der autonomen Kontrolle ähnliche Wirkungen erzielen, indem sie durch Verringerung der emotionalen Reaktivität und Absenkung der physiologischen Reaktionsschwelle (Gard et al. 2014) die physiologische und psychische Anpassungsfähigkeit und Resilienz verbessern.

Aus Sicht des Yoga spiegelt sich die Bedeutung der Resilienz auch im Modell der Gunas. So wie die Bhagavad Gita die positiven Wirkungen von Sattva hervorhebt, beschreibt sie auch das ultimative Ziel, die Gunas durch Nicht-Anhaften, Ent-Identifikation und Erkennen der Unbeständigkeit zu überwinden (Stoler-

Miller 2004). Es wird hervorgehoben, daß diese Fluktuation und Bewegung zwischen Klarheit (*Sattva*), Aktivierung (*Rajas*) und Einschränkung (*Tamas*) ein Wesensmerkmal der materiellen Natur (*Prakriti*) ist.

Weil alle Verhaltensweisen und neurophysiologischen Funktionen von der Bewegung der Gunas abhängen, geht es bei der Yoga-Übung nicht darum, in Sattva zu bleiben oder die Bewegung der Gunas einzuschränken. Vielmehr besagt die Yoga-Lehre, daß wir eine andere Beziehung zur ständigen Vermischung und Bewegung dieser Qualitäten entwickeln müssen. Dieses grundlegende Ziel entspricht dem Modell des neuronalen Trainings der Polyvagal-Theorie. In diesem Zusammenhang sollte darauf hingewiesen werden, daß der Zustand der Unterscheidung zwischen Purusha und Prakriti oder zwischen den Gunas nicht darauf abzielt, die Teilnahme am Leben grundsätzlich zu vermeiden oder sich von ihm zu distanzieren. Es handelt sich vielmehr um einen Zustand, durch den wir Menschen die Bewegung der Gunas erleben, aber »die Welt nicht vor ihm und er nicht vor der Welt flieht« (Stoler-Miller 2004, S. 113). Demnach lernt der Mensch durch Yoga, die den BME-Phänomenen inhärente Bewegung nicht zu ignorieren, sondern seine Beziehung zur Bewegung solcher Phänomene zu verändern. Die Yoga-Praxis hat nicht zum Ziel, Menschen dazu zu bringen, sich subjektiv von der Welt zu isolieren, sondern sie stellt eine Methode und Technik zur Verfügung, mit deren Hilfe Menschen die Welt so erleben können, daß ihr Leiden gelindert wird. Und die Polyvagal-Theorie liefert eine neurophysiologische Erklärung für die Methoden und Techniken des Yoga-Systems.

Wenn ein Mensch zwischen diesen Bewegungen der Gunas, welche die BME-Phänomene ausmachen, und der Bewegung des »Gewahrseins« oder von Purusha zu unterscheiden vermag, kann er tiefen Gleichmut, unerschöpfliche Freude und ein Gefühl reiner Ruhe selbst dann erleben, wenn die Bewegung der Gunas anhält (Stoler-Miller 2004). Wenn man lernt, nichturteilend zu beobachten und die Bewegung der Gunas zu erleben, tritt eine unerschütterliche und tiefreichende Fähigkeit zu Gleichmut und Eudämonie in Erscheinung (siehe Abbildung 1, S. 73). Der betreffende Mensch verändert dann seine Beziehung zu den BME-Fluktuationen und lernt, auf die sich ständig verändernden Phänomene des Lebens anders als bisher zu reagieren und sie anders aufzunehmen.

Yoga-Übungen können bei dieser Entwicklung von Resilienz im Sinne der Idee der sicheren Mobilisierung und Immobilisierung von großem Nutzen sein. So wie im Zustand sicherer Mobilisierung kommt es in einem Container des VVK, der eine sichere Aktivierung des Systems ermöglicht, zur sicheren Aktivierung des SNS. Ähnlich kann der Mensch auf einem Fundament von Sattva das

Erstarken von Rajas für Kreativität, Motivation oder Veränderung nutzen, statt zuzulassen, daß Rajas zu einer negativen Kraft wird. Durch die Verbesserung der Fähigkeit, die neuronale Plattform des VVK oder Sattva zu nutzen, steht bei Konfrontationen mit Beeinträchtigungen eine größere Resilienz zur Verfügung. Beispielsweise können Menschen Techniken erlernen, die ihnen ermöglichen, auf ethische Weise Absichten zu entwickeln, ihre Aufmerksamkeit zu steuern, verschiedene andere Meditationen sowie die Atmung und Bewegungen zu nutzen, um Sattva zu kultivieren und die Regulation der neuronalen Plattform durch den VVK aufrecht zu erhalten. Außerdem können sie lernen, anstrengende oder aktivierende Haltungen einzunehmen oder Atemtechniken anzuwenden, welche die Aktivierung des Systems simulieren. Resilienz entsteht durch Aufrechterhaltung oder Neuentwicklung der Fähigkeit, in einem Aktivierungszustand ruhige psychische oder physiologische Zustände zu finden. Menschen können lernen, sich zwischen den Gunas und zwischen neuronalen Plattformen zu bewegen und/oder den Sattva-Zustand in Verbindung mit Rajas zu erleben oder neurophysiologisch eine neuronale Plattform zu fördern, die den VVK und das SNS integriert.

Indem man an den Qualitäten Rajas und Tamas arbeitet und gleichzeitig den Zugang zu Sattva aufrechterhält, kann man das Toleranzfenster für Empfindungen erweitern und die Resilienz fördern. Durch Aufrechterhaltung der neuronalen Plattform des VVK bei gleichzeitiger Aktivierung des Systems und durch den Wechsel zwischen entspannenden und aktivierenden Übungen wird sowohl die Regulation als auch die Resilienz des Systems gefördert. Somit kann jemand, indem er die Grundlage von Sattva aufrechterhält, die während des Erlebens einer Aktivierung Klarheit und Einsicht bietet, Möglichkeiten finden, die Beziehung zu BME-Phänomenen zu verändern und dadurch Werkzeuge für die Selbstregulation zu erschließen, welche die Resilienz verstärken. Die Fähigkeit zu unterscheiden, die Reaktivität zu verändern und sogar angesichts der Aktivierung eine positive Einstellung aufrechtzuerhalten, ist eine wichtige Ressource für die Förderung der Selbstregulation, die in Reaktion auf Stressoren in den BME-Phänomenen einschließlich des Erlebens von Schmerz, Krankheit oder Invalidität genutzt werden kann, und die dadurch auch sowohl physiologisch als auch psychologisch die Resilienz verbessern kann.

Die Yoga-Therapie stärkt eine Grundlage von Sicherheit/VVK, von der aus Rajas/SNS und Tamas/DVK mit größerer Anpassungsfähigkeit und Resilienz gegenüber dem gesamten Spektrum der Beziehungen zu BME-Phänomenen erlebt werden können (siehe Abbildung 1, S. 73).

Diskussion

In diesem Kapitel wird ein theoretisches Modell beschrieben, das auf einer Zusammenschau von Yoga und Polyvagal-Theorie basiert, zweier analoger Erklärungssysteme für das Verständnis von Funktion und Zusammenwirken grundlegender neuronaler Plattformen (Polyvagal-Theorie) und der Gunas (Yoga) und ihrer Bedeutung für das Erscheinen physiologischer, psychologischer und behavioraler Attribute. Durch Beeinflussung der neuronalen Plattform oder der Guna-Prädominanz und der Beziehung zu den wechselnden neuronalen Plattformen oder Qualitäten wird der Vorbereitungszustand des Klienten verändert. Die Entwicklung interozeptiven Gewahrseins und von Sensibilität fördert Regulation und Resilienz bezogen auf diese sich verändernden neuronalen Plattformen und Gunas in Reaktion auf BME-Phänomene. Außerdem sind den Gunas des Yoga und den neuronalen Plattformen der Polyvagal-Theorie bestimmte Charakteristika gemeinsam, die einander entsprechen, wobei die neuronale Plattform die Guna-Prädominanz und die Guna-Prädominanz die neuronale Plattform spiegelt.

Yoga wirkt vermutlich wie eine Art neuronales Training und wie eine Methode für die Arbeit mit den Gunas mit dem Ziel, Regulation und Resilienz des Systems zu stärken. Durch Veränderung der bewußten Beziehung zum grundlegenden Zustand der Gunas und der neuronalen Plattformen, wie die Polyvagal-Theorie sie beschreibt, wird der Vorbereitungszustand tangiert und werden physiologische, psychische und behaviorale Prozesse reziprok beeinflußt (Payne & Crane-Godreau 2015; Porges & Carter 2017). Yoga-Übungen könnten den Zugang zum VVK begünstigen, die Balance zwischen Sattva und den übrigen Gunas verbessern und so die physiologische Regeneration und positive psychische und behaviorale Zustände fördern. Weiterhin könnten Yoga-Übungen helfen, eine gewisse Leichtigkeit im Eintreten in die relative Dominanz der neuronalen Plattformen und Guna-Zustände und im Verlassen derselben zu entwickeln und so die Resilienz des Systems zu stärken. Lernt ein Klient, Selbstregulationswerkzeuge zu nutzen, um seine Beziehung zu BME-Phänomenen zu erforschen und eventuell zu ändern, kann sich dadurch sein Verhältnis zum Leiden verbessern (siehe Abbildung 1, S. 73).

Wir wollen zwar nicht den Eindruck erwecken, daß die Kultivierung von Sattva das Endziel ist, doch könnte man die theoretische Korrelation zur neuronalen Plattform VVK als neurophysiologische Basis oder als Trittstein auf dem Weg zum Erscheinen von Zuständen wie Eudämonie, Verbundenheit oder Gelassenheit sehen. Ebensowenig wollen wir suggerieren, daß die anderen beiden Gunas und neuronalen Plattformen »schlecht« sind, denn die damit verbundenen Energien und Zustände sind unverzichtbar und adaptiv für das Verständnis der Komplexität menschlichen Erlebens und Verhaltens und können somit einen der Yoga-Therapie entsprechenden Rahmen zur Förderung des Wohlbefindens beeinflussen. Die Fähigkeit, eudämonisches Wohlbefinden zu fördern, erklärt, weshalb die Yoga-Therapie bei einigen Patientengruppen, Krankheiten und Störungen die körperliche, psychische und behaviorale Gesundheit und das Wohlbefinden positiv beeinflußt. Die Zustände von Eudämonie, Ruhe oder Gelassenheit, die Yoga-Übungen hervorrufen können, beeinflussen den Vorbereitungszustand so, daß eine gesündere Beziehung zu BME-Problemen erlernt und Selbstregulationsfähigkeiten entwickelt werden können.

Aufgrund einer Stärkung des Fundaments der neuronalen Plattform des VVK und der Guna Sattva verfügt ein Mensch über die Ressourcen, die er braucht, um sich durch die dominierenden Zustände Rajas und Tamas bzw. durch das SNS und den DVK zu bewegen und so Anpassungsfähigkeit, Flexibilität und Resilienz des Systems zu stärken. Die Yoga-Übungen, die sowohl Top-down- als auch Bottom-up-Prozesse beinhalten, können durch Bewegungen zwischen den drei neuronalen Plattformen und Gunas zur Entwicklung von Resilienz genutzt werden (siehe Abbildung 1, S. 73).

Das hier vorgestellte Modell kann in verschiedener Hinsicht von Nutzen sein. Bei einer bestimmten Art der Nutzung fungieren Sattva und der VVK als Selbstregulationsmethoden, und die Yoga-Übungen ermöglichen die Entwicklung von Werkzeugen, die zu den regenerierenden und ruhigen Zuständen zurückführen und diese stärken. Dies kann von Nutzen sein, wenn ein Klient dysfunktionale oder überwältigende Rajas- und SNS-Zustände oder Tamas- und DVK-Zustände erlebt und in der Lage ist, Techniken der Yoga-Therapie zu erlernen, um mit ihrer Hilfe zu Sattva oder zum VVK und damit zu Klarheit und Ruhe zurückzukehren. Bei einer anderen Art, dieses Modell zu nutzen, lernt der Klient, die Beziehung zu Rajas und Tamas sowie zum SNS und zum DVK zu verändern und seine Toleranz zu vergrößern, wodurch seine Fähigkeit, sichere Mobilisierung und Immobilisierung zu erleben, verbessert wird. Der Betreffende muß lernen, sich Unterstützung in einem zugrundeliegenden Sattva- oder VVK-Zustand zu sichern, während andere Plattformen oder Qualitäten, nämlich die von Rajas und dem SNS oder Tamas und dem DVK, aktiviert werden. Ein Beispiel hierfür ist die Ausführung von Yoga-Haltungen oder Atemtechniken, die das System aktivieren, während man sich gleichzeitig der Entwicklung von Intentionen dienenden Übungen und der Meditation widmet, um Empfindungen der Verbundenheit, Ruhe oder Gelassenheit zu fördern.

Die Parallele zwischen der Beeinflussung der zugrundeliegenden neuronalen Plattform oder des Guna-Zustandes ist sehr wichtig, wenn die Yoga-Therapie mit den philosophischen Grundlagen des Yoga im Einklang stehen und gleichzeitig unseren aktuellen neurophysiologischen Erkenntnissen entsprechen soll. Wenn wir den existierenden Erklärungsrahmen für Yoga und die Gunas und das von der Polyvagal-Theorie entwickelte biobehaviorale Modell in Einklang bringen können, ermöglicht uns dies, die Yoga-Therapie in die Gesundheitspflege und die Forschung einzubeziehen, ohne daß wir ein anderes neurophysiologisches Modell bemühen und Yoga in dieses »einpassen« müßten.

Die vorliegende Darstellung wird dazu beitragen, daß die Yoga-Therapie als eigenständige klinische Technik anerkannt wird, und dies wird dem körperlichen, psychischen und behavioralen Wohl diverser Patientengruppen zugute kommen, weil es sie in der Entwicklung von Selbstregulationsfertigkeiten, Resilienz und eudämonischem Wohlbefinden unterstützen kann. Das vorgestellte Modell unterstützt die Entwicklung von Assessment-Werkzeugen für die Yoga-Therapie, mit deren Hilfe sich die zugrundeliegende Guna-Prädominanz identifizieren läßt. Darüber hinaus unterstützt es Yoga-Therapeuten bei der Evaluierung, beim Assessment und bei der Entwicklung von Interventionen, was die Arbeit an der bestehenden Guna-Prädominanz und den identifizierbaren und meßbaren neuronalen Plattformen im Sinne der genannten Ziele fördert. Statt Protokolle für bestimmte allopathische Beschwerden zu entwickeln, beeinflußt der Yoga-Therapeut die aktiven Guna-Zustände und neuronalen Plattformen, um so auf die jeweiligen individuellen Bedürfnisse des Klienten einzugehen. Das Bemühen, Brücken wie die hier beschriebene zu schlagen, unterstützt Yoga-Therapeuten darin, mit Klienten auf eine Weise zu arbeiten, die auf den Grundlagen der Yoga-Lehren basiert und diesen klinischen Ansatz durch Übersetzung der Konzepte in eine Terminologie der westlichen Wissenschaft der Forschung und dem Verständnis der Öffentlichkeit zugänglich macht und ihre Integration in die moderne Gesundheitspflege ermöglicht.

Implikationen und zukünftige Entwicklungsmöglichkeiten

Das in diesem Kapitel vorgestellte theoretische Modell verweist auf verschiedene Implikationen und zukünftige Tendenzen.

Es wird empfohlen, daß die wissenschaftliche Erforschung der Yoga-Therapie bei der Entwicklung von Interventionsprotokollen das gesamte Yoga-System einbezieht, was Yama und Niyama (Übungen für die Entwicklung ethischer Intentionen), Asana (Yoga-Haltungen), Pranayama (Atemübungen) und Meditation einschließt.

Um der Intention des Yoga gerecht zu werden, würde die Anwendung und Erforschung des Yoga bezogen auf verschiedene Populationen davon profitieren, wenn Ideen wie die der Förderung eudämonischen Wohlbefindens einbezogen würden. Außerdem wird empfohlen, die zugrundeliegenden Guna-Zustände oder neuronalen Plattformen anzuvisieren, um Selbstregulation und Resilienz und deren Beziehung zur Entwicklung eudämonischen Wohlbefindens zu stärken.

Für zukünftige Untersuchungen werden mehrere Ansätze empfohlen:

a. Die Untersuchung des eudämonischen Wohlbefindens, der Interozeption und der HRV-Werte (z. B. in Form der respiratorischen Sinusarrhytmie [RSA]) als Mechanismen, mit deren Hilfe die Yoga-Therapie Ergebnismessungen verbessert, beispielsweise die Messung einer Verbesserung der Lebensqualität, der Selbstregulation, der Resilienz, verringerter Schmerzen und Entzündungen, wahrgenommener Einsamkeit, Angst und Depression in verschiedenen Patientengruppen und bei verschiedenen Erkrankungen.
b. Erforschen der Beziehung zwischen den HRV-Werten, Messungen der Interozeption, eudämonischem Wohlbefinden und deren Verbindung zur körperlichen, psychischen und behavioralen Gesundheit und entsprechendem Wohlbefinden in quantitativer und qualitativer Hinsicht.
c. Testen der Hypothese über die Konvergenz von neuronalen Plattformen und Gunas. Von ganz besonderem Interesse wäre es zu untersuchen, ob die von der Polyvagal-Theorie identifizierten physiologischen Zustände den von der Yoga-Lehre beschriebenen »Zuständen« und Prozessen entsprechen. Beispielsweise: Ist der VVK-Zustand, der in Form einer verstärkten RSA, eines gesenkten Blutdrucks und eines gesenkten Katecholaminspiegels zum Ausdruck kommt, mit jenem subjektiven Erleben von Ruhe, Gleichmut und Verbundenheit assoziiert, das Yoga-Übende Sattva nennen? Ist der SNS-Zustand, der sich in Form einer RSA-Verringerung, erhöhten Blutdrucks und eines erhöhten Katecholaminspiegels äußert, mit jenem subjektiven Erleben von Angst, Furcht oder Sorgen assoziiert, das Yoga-Übende Rajas nennen? Und ist der DVK-Zustand, der in Form verringerter Aktivität, einer verlangsamten Herzfrequenz und eines verringerten Blutdrucks zum Ausdruck kommt, mit subjektivem Erleben wie einer Distanzierung von der Welt assoziiert, also mit dem, was Yoga-Übende Tamas nennen?
d. Verfeinerung der Definition der Gunas und ihrer Beziehung zu den neuronalen Plattformen sowie der Nutzung ihres Assessment, der Evaluation und

gezielter Interventionen zur Förderung von Regulation, Resilienz und physiologischer, psychischer und behavioraler Gesundheit und des Wohlbefindens bei diversen Klientengruppen und Störungsbildern.

Zum Abschluß

Yoga-Therapie soll durch ihre vielen Auswirkungen auf die körperliche, psychische und behaviorale Gesundheit bei zahlreichen Klientengruppen das eudämonische Wohlbefinden fördern, indem sie die Selbstregulationsfertigkeiten verbessert und die Resilienz des Systems stärkt (siehe Abbildung 1, S. 73). Die Attribute der Gunas des Yoga und der neuronalen Plattformen der Polyvagal-Theorie sind zwar nicht identisch, spiegeln einander aber. Insofern erschließt die Arbeit mit Gunas und neuronalen Plattformen, die den körperlichen, psychischen und behavioralen Attributen zugrunde liegen, eine Methode für die Nutzung von Yoga-Übungen für die Förderung der systemischen Regulation und Resilienz.

Die Yoga-Therapie schafft bezogen auf Sattva und die neuronale Plattform des VVK eine starke Grundlage für das Erscheinen von Verbundenheit, Gleichmut und Eudämonie, die sich positiv auf die physiologische, psychische und behaviorale Gesundheit und das Wohlbefinden auswirkt. Außerdem wird die Resilienz durch die Veränderung der Beziehungen zu den natürlichen Fluktuationen der Gunas Rajas und Tamas und der ihnen entsprechenden neuronalen Plattformen SNS und DVK gefördert, wodurch der Klient lernt, in regenerative Zustände zurückzukehren und seine Resilienz zu stärken (siehe Abbildung 1, S. 73).

Wenn Yoga als umfassendes System verstanden und dementsprechend genutzt wird, können die positiven Auswirkungen der Selbstregulation und Resilienz erreicht werden. Das Erlernen neuartiger Reaktionen auf potentielle BME-Stressoren kann zu einer Verbesserung der physiologischen, psychischen und behavioralen Gesundheit und des Wohlbefindens führen. Die Konvergenz der Polyvagal-Theorie und der Gunas kann helfen, die Yoga-Therapie als eine Methode zu verstehen, die Selbstregulation und Resilienz stärkt und die allostatische Last verringert, indem sie gesunde Beziehungen zu BME-Phänomenen ermöglicht. Wird die Yoga-Therapie aus dieser Perspektive – im Sinne der Veränderung zugrundeliegender Guna-Zustände und neuronaler Plattformen – angewandt, kann der integrierte Charakter der Übungen als von anderen Praktiken komplementärer und integrativer Gesundheitspflege verschieden verstanden werden. Es ist zu hoffen, daß diese Ausführungen dazu beitragen, sowohl in der Forschung als auch in der Gesundheitspflege Interesse an der Integration von Yoga-Übungen in die Behandlung verschiedenster Patientengruppen und Störungen zu wecken.

5

Achtsamkeitsbasierte Bewegung

Exercise is Medicine ist eine Gesundheitsinitiative, die vom American College of Sports Medicine ins Leben gerufen wurde und betreut wird. Sie wendet sich an Hausärzte und andere im Gesundheitsbereich Tätige und versucht, diese dazu anzuregen, Körperübungen in den Behandlungsplan ihrer Patienten einzubeziehen. Trotz deutlicher empirischer Belege für die positive Wirkung von Körpertraining auf die Gesundheit gibt es nach wie vor hohe Rückfallquoten, und mit dem Gedanken, ihren Körper zu trainieren, können sich viele Patienten, die unter Übergewicht und anderen körperlichen Symptomen leiden und deren körperliche Fähigkeiten oft deutlich eingeschränkt sind, nicht anfreunden. Körpertraining vermag allerdings auch die negativen Auswirkungen eines exzessiv sitzenden Lebensstils nicht völlig auszugleichen. Wir konzentrieren uns in diesem Kapitel auf die Behandlung von Krebs und werden in diesem Zusammenhang das Konzept der *Achtsamkeitsbasierten Bewegung* (*Mindfulness-Based Movement* – MBM) erläutern; dabei handelt es sich um eine neuartige Interventionsform, die das gesamte Spektrum physischer Aktivität einbezieht.

Vier Grundsätze sind bei dieser Art von Intervention von besonderer Bedeutung. *Erstens* wurzelt MBM konzeptionell in der Polyvagal-Theorie.[1] *Zweitens* ist es wichtig, sich zu bewegen und dies oft zu tun, ganz gleich, wie einfach oder eingeschränkt die Bewegungen sein mögen. *Drittens* verdient alle Bewegung – ob

---

Autoren: Alexander R. Lucas, Heidi D. Klepin, Stephen W. Porges & W. Jack Rejeski
Originaltitel: Mindfulness-Based Movement: A Polyvagal Perspective (2018)
Quellennachweis: In: *Integrative Cancer Therapies.* (2018) *17*(1), 5–15.
https://doi.org/10.1177/1534735416682

einfach oder komplex, wenig anspruchsvoll oder sehr anspruchsvoll – die volle Aufmerksamkeit des Ausführenden. Diese Orientierung erschließt Gelegenheiten zu verkörpertem und relationalem Erleben; Bewegung wird zu einem Zustand des Seins statt des Tuns.[2] Und *viertens* sollten Patienten, soweit ihre Symptome und ihr Zustand es zulassen, versuchen, die Zeit, die sie im Sitzen verbringen, zu reduzieren, und die Zeitspanne, in der sie sich mäßigen und anstrengenden körperlichen Aktivitäten widmen, zu verlängern.

Um Lesern zunächst einen kurzen Überblick zu geben: Bei MBM handelt es sich um eine Intervention, die ein umfassendes Spektrum physischer Aktivitäten sowohl während als auch nach einer Krebsbehandlung beinhaltet. Sie macht sich die deutlich positiven Auswirkungen auf die Gesundheit zunutze, die man erzielen kann, indem man einerseits weniger Zeit im Sitzen verbringt und sich andererseits häufiger mäßig bis sehr anstrengenden Formen körperlicher Aktivität widmet. MBM wird in der Regel als Gruppenintervention praktiziert, was sowohl positive Emotionen als auch den relationalen und spielerischen Charakter verschiedener Formen von Bewegung hervorhebt. Im Sinne der von Stephen Porges[3] vertretenen Auffassung sind spielerische Formen physischer Aktivität, bei denen die Teilnehmer zu anderen Menschen in Verbindung treten, eine Form neuronalen Trainings, und sie helfen Patienten, von mit physischen Bewegungen verbundenen erregten motorischen Zuständen in Zustände der Ruhe zu wechseln. Die Polyvagal-Theorie als Grundlage der MBM vertritt die Auffassung, daß die Nutzung und das Trainieren des Systems für soziale Verbundenheit die für den Umgang mit Streß gängige menschliche Aktivität ist. Die Fähigkeit, mit Streß fertig zu werden, ist im System für soziale Verbundenheit beheimatet, weil Interaktionen von Angesicht zu Angesicht mit Hilfe des Vagusnervs neuronale Verbindungen aktivieren, welche die sowohl bei Körpertraining als auch bei Streß auftretende sympathische Aktivierung verringern.

Aus Sicht der Polyvagal-Theorie wirkt MBM als neuronale Übung, die den physiologischen Zustand durch Körpertraining, soziale Verbundenheit und fokussierte Aufmerksamkeit beeinflußt. In ruhigen Zuständen, in denen das System für soziale Verbundenheit aktiv ist, sorgen die sozialen Signale der Stimme und des Gesichts für die Aufrechterhaltung einer Physiologie der Sicherheit, für die ein starker Vaguseinfluß auf das Herz charakteristisch ist, der Gesundheit, Entwicklung und Genesung begünstigt. Körpertraining erfordert eine Steigerung der Herzleistung, die einerseits durch die Aufhebung der Hemmung des Vagus und andererseits durch eine Verstärkung der sympathischen Einflüsse auf das Herz ermöglicht wird. Das Alternieren zwischen Verhaltensweisen, die soziale Verbundenheit stärken, und körperlicher Aktivität ermöglicht, die neuronale

Regulation des ANS zu trainieren. Durch wiederholte Aufhebung der Hemmung des Vagus mit dem Ziel, Bewegung zu fördern, und durch spätere Wiederherstellung der Hemmung des Vaguseinflusses entwickelt und fördert das ANS einen effizienteren Wechsel von einem physiologischen Erregungszustand in einen Zustand der Ruhe. Gelegenheiten zur Stärkung der neuronalen Regulation des ANS sind bei der Krebsbehandlung relevant, weil neuere Untersuchungen die Funktionsweise des ANS mit Resultaten bei der Behandlung von Prostata- und Brustkrebs in Verbindung bringen.[4, 5]

Das vorliegende Kapitel ist in vier Abschnitte unterteilt. Zunächst verschaffen wir uns kurz einen Überblick über die Möglichkeiten körperlicher Aktivität im Kontext der Krebsbehandlung und der Überwachung des Zustandes von genesenden Krebspatienten. Anschließend wenden wir uns dem Konzept der Achtsamkeit und seiner Nutzung bei der Krebsbehandlung zu, wobei die Beziehung der Achtsamkeit zum Embodiment und zu menschlichen Beziehungen besonders hervorgehoben wird. Danach beschäftigen wir uns detailliert mit dem Wert des MBM-Ansatzes und leisten so die Vorarbeiten für den vierten und letzten Abschnitt, der MBM aus der Sicht der Polyvagal-Theorie darstellt.

Die Bedeutung körperlicher Aktivität bei der Behandlung von Krebs und der anschließenden Überwachung der Genesung

Körperliche Aktivität findet im Rahmen der Behandlung von Krebserkrankungen und deren anschließender Überwachung Beachtung. Zentral für den MBM-Ansatz ist, daß er das gesamte Spektrum physischer Aktivität einbezieht. Warum das so ist, wird im gesamten Kapitel erläutert. Wie Abbildung 1 zeigt, ist Bewegung ein Bestandteil eines großen Spektrums von Aktivitäten, von Haltungsveränderungen bis zu den Tätigkeiten des Alltagslebens und der Freizeit, die sowohl leicht als auch körperlich sehr anstrengend sein können. Besonders wichtig ist einerseits, die im Sitzen verbrachte Zeit zu verringern, die in der Graphik links dargestellt wird, und andererseits, den Anteil der mit leichten und intensiveren körperlichen Aktivitäten verbrachten Zeit, der in der Mitte und auf der rechten Seite des Diagramms angezeigt wird, zu vergrößern.

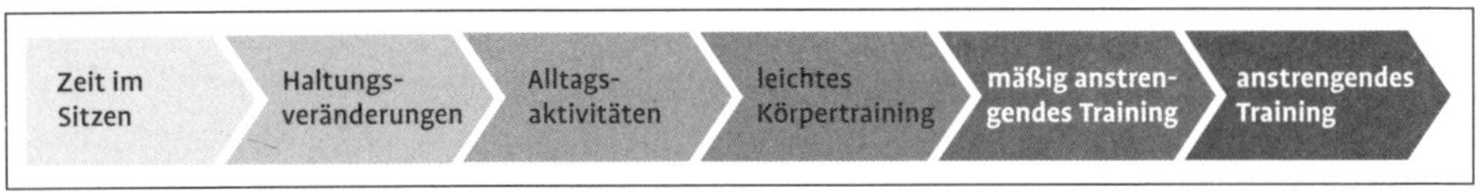

ABBILDUNG 1 Das Spektrum körperlicher Aktivität

Einige der ersten Studien, die sich mit den Auswirkungen körperlicher Aktivitäten auf die Behandlung von Krebspatienten beschäftigten, wurden in den 1980er Jahren von MacVicar, Winningham und Kollegen[6–8] durchgeführt. Insgesamt 45 Patientinnen mit Brustkrebs, die unterstützende Chemotherapie erhielten, wurden randomisiert einer der folgenden drei Testgruppen zugewiesen: (a) einer Gruppe, die ein zehnwöchiges sehr anstrengendes aerobes Training absolvierte, (b) einer Gruppe, die Dehn- und Flexibilitätsübungen ausführte oder (c) einer Kontrollgruppe. Die trainierende Gruppe erzielte positive Veränderungen hinsichtlich ihrer aeroben Leistungsfähigkeit, der Körperzusammensetzung und der berichteten Übelkeitsgefühle. Seither ist die Zahl der Studien über die Auswirkungen körperlicher Aktivität von der Zeit vor der Krebsdiagnose bis zur Phase palliativer Betreuung stark angestiegen. Das PEACE-Modell *(Physical Exercise Across the Cancer Experience)* ist nützlich für die Identifikation bestimmter wichtiger Zeitpunkte vor und nach der Diagnose sowie während und nach der Behandlung, zu denen körperliche Aktivität besonders vorteilhaft ist.[9,10] In diesem Kapitel werden wir den Begriff *Überlebende* für Personen benutzen, die sich in der Langzeitpflege befinden; hingegen bezeichnen wir diejenigen, die sich in einer aktiven Behandlung in unmittelbarer Folge der Diagnose befinden, als *Patienten.*

Courneya hat die Auffassung vertreten, daß bei Untersuchungen über die Auswirkungen körperlicher Aktivität auf Krebspatienten spezifiziert werden muß, wie die körperliche Aktivität mit den Krebsvariablen verbunden sein könnte.[11] Variablen der Krebserkrankung können sich entweder auf die Krankheit oder auf die Behandlung beziehen. Wie diese Variablen miteinander und mit verschiedenen Bewegungsarten im Spektrum körperlicher Aktivität interagieren (Abbildung 1), ist ausschlaggebend für die Reaktion jedes Menschen und letztlich für die Auswirkungen auf die Gesundheit des Betreffenden. In diesem Rahmen gibt es vier Arten von Beziehungen. Krebsvariablen können sein: (a) Resultate von physischer Aktivität wie Mortalität, (b) mäßigende Faktoren für Auswirkungen auf die Gesundheit, bei denen physische Aktivität eine Rolle spielt, (c) Determinanten für die Aufrechterhaltung körperlicher Aktivität und (d) auf die bekannten Determinanten körperlicher Aktivität mäßigend einwirkende Faktoren. Man sollte sich darüber im klaren sein, daß mäßige bis anstrengende körperliche Aktivität zwar wichtig ist, eine Verringerung der sitzenden Lebensweise aber ein unabhängiger Prädiktor für negative Auswirkungen auf die Gesundheit ist.[12–14] Abgesehen davon besteht für manche Patienten bzw. in einer bestimmten Phase einer Krebserkrankung das einzig sinnvolle Ziel möglicherweise darin, die im Sitzen verbrachte Zeit zu verringern.

Bisher konzentrierte sich die Erforschung der Auswirkungen körperlicher Aktivität auf Krebserkrankungen weitgehend auf die Körperübung der Überlebenden von Brust-, Prostata- und Dickdarmkrebs. Neuerdings hat man die entsprechenden Untersuchungen auf eine große Zahl von Subtypen der genannten Krebsarten sowie auf Patienten, die sich in einer Behandlung befinden, ausgeweitet.[15, 16] Interessant wäre beispielsweise, ob körperliche Aktivität die ungünstigen Auswirkungen primärer Krebstherapien zu verringern vermag, weil diese Therapien bei bestimmten Krebsarten bekanntlich kardiotoxisch wirken.[17, 18] Außerdem nimmt das Verständnis der negativen Auswirkungen einer stark ausgeprägten sitzenden Lebensweise auf Morbidität und Mortalität zu, unabhängig von der Zeit, die mit Aktivitäten von höherer Intensität verbracht wird. Allerdings ist noch unklar, wieviel körperliche Aktivität welcher Art unter diesen Umständen erforderlich ist und ob die Auswirkungen immer gleich sind oder ob sie dem Einfluß von Faktoren wie Demographie, medizinischer Vorgeschichte oder genetischen Profilen unterliegen.

Eine systematische Überprüfung und Meta-Analyse von 82 randomisierten kontrollierten Studien über Interventionen mit körperlicher Aktivität sowohl während als auch nach einer Behandlung, darunter 66 Studien von hoher Qualität, ergab, daß körperliche Aktivität eine deutliche Wirkung auf die Muskelstärke und eine zumindest mäßige Wirkung auf Erschöpfungszustände sowie auf für Brustkrebs typische Probleme hat. Außerdem wurden geringe bis mäßig starke Wirkungen auf die Fähigkeit zu körperlicher Aktivität, die kardiovaskuläre Fitness und die Lebensqualität während der Behandlung beobachtet. Generell wurde festgestellt, daß körperliche Aktivität bei Patienten, die sich Behandlungen verschiedenster Art unterziehen, ungefährlich, möglich und wirksam ist.[16] Wenn sich Patienten mit Prostatakrebs in einer Hormonentzugstherapie befinden, erleiden sie häufig einen Verlust von Muskelmasse, und ihre Tendenz zur Fetteinlagerung nimmt zu, was die allgemeine Funktionsfähigkeit verschlechtern und zu Invalidität und letztlich zum Verlust der Unabhängigkeit führen kann.[19–21] Nach vorliegenden Erkenntnissen kann körperliche Aktivität vom Beginn einer Hormonentzugstherapie an muskuloskelettale Veränderungen verhindern und die betroffenen Patienten vor einer Verringerung ihrer allgemeinen Funktionsfähigkeit bewahren.[22, 23] Neuere Studien haben sich auch mit der Sicherheit und Durchführbarkeit sowie der anfänglichen Wirksamkeit von Übungen bei Patienten mit Akuter Myeloischer Leukämie (AML)[24, 25] unter Therapie befaßt – einer Gruppe kranker Patienten, die sich mit einer starken Einschränkung der körperlichen Funktionsfähigkeit und der Lebensqualität sowie einer hohen Mortalitätsrate konfrontiert sieht. Am anderen Ende des Spektrums körperlicher

Aktivität schenkt man inzwischen auch den Auswirkungen einer überwiegend sitzenden Lebensweise zunehmend Aufmerksamkeit. Überlebende von Krebserkrankungen verbringen schätzungsweise zwei Drittel ihrer Zeit im Sitzen.[26] Eine überwiegend sitzende Lebensweise wird bei Überlebenden von Brustkrebs[27] mit einem erhöhten Mortalitätsrisiko und bei Überlebenden von Dickdarmkrebs[28] mit einer erhöhten Gesamtmortalität in Verbindung gebracht. Eine abgeglichene Analyse mit Daten dreier großer Kohorten von Brustkrebspatientinnen ergab, daß bei Frauen, die ihren Lebensstil als überwiegend sitzend bezeichneten, ein um 22 Prozent erhöhtes Sterblichkeitsrisiko (Hazard-Ratio = 1.22; 95 % CI = 1.05, 1.42) bestand, selbst nachdem man die Resultate auf die Auswirkungen von Co-Morbiditäten hin untersucht hatte.[27] Das vorwiegend sitzende Verhalten bei Überlebenden von Krebserkrankungen und ein Mangel an Daten über die biologischen Mechanismen, denen anzulasten ist, daß ein verstärkt sitzendes Verhalten die Gesundheit negativ beeinflußt, macht diesen Aspekt zu einem wichtigen Thema für zukünftige wissenschaftliche Untersuchungen.[29]

Trotz der positiven Auswirkungen körperlicher Aktivität auf Krebspatienten und Überlebende von Krebserkrankungen ist die Bereitschaft der betroffenen Gruppen, Empfehlungen bezüglich körperlicher Aktivität zu beherzigen, eher enttäuschend.[30, 31] Bemerkenswert ist allerdings, daß sich Überlebende von Brustkrebserkrankungen häufiger mäßig anstrengenden bis sehr anstrengenden körperlichen Aktivitäten widmen als gesunde Frauen, obwohl sie andererseits ein deutlich ausgeprägteres sitzendes Verhalten zeigen,[32] eine Erkenntnis, die für das Bemühen spricht, sowohl die sitzende Lebensweise einzuschränken als auch zu mäßigen bis anstrengenden körperlichen Aktivitäten anzuregen.[33] Für Krebspatienten in einer aktiven Therapie gilt außerdem, daß die Konzentration auf sitzendes Verhalten mehr Flexibilität hinsichtlich patientzentrierter Ziele ermöglicht und die Wahrscheinlichkeit erhöht, daß die Betreffenden auch außerhalb der beaufsichtigten Betreuungssituation aktiv bleiben. Hoch gesteckte Anforderungen der therapeutischen Betreuung, Symptome und die Verringerung der allgemeinen Funktionsfähigkeit hindern Krebspatienten an körperlicher Aktivität. Drängen wir sie darüber hinaus auch noch, ihre mäßigen bis starken körperlichen Aktivitäten zu steigern, so kann sich das auch nachteilig auswirken.

Achtsamkeit und achtsamkeitsbasierte Interventionen bei Krebserkrankungen

Im Laufe der letzten zwanzig Jahre hat die Literatur über den therapeutischen Wert achtsamkeitsbasierter Interventionen (*Mindfulness-Based Interventions* – MBIs) bei der Behandlung von Krebspatienten stark zugenommen.[34–37] Metaanalytische Studien, die sich mit MBIs und Krebs befassen, berichten über moderate Effektgrößen bezogen auf Angst und etwas geringere, aber immer noch signifikante Effektgrößen bezogen auf Depression.[37–39] Positive Wirkungen wurden auch hinsichtlich des Wohlgefühls[40, 41] und der Lebensqualität[42] festgestellt; weiterhin gibt es Anzeichen dafür, daß sich die MBIs günstig auf Biomarker für Gesundheit und den Alterungsprozeß auswirken, unter anderem in Form günstigerer Werte hinsichtlich des zirkadianen Kortisolspiegels[43] und der Telomerlänge.[44] In einem kürzlich in den *Annals of the New York Academy of Sciences* erschienenen Aufsatz schreibt Carlson[45], die wissenschaftliche Bestätigung für die Wirksamkeit der MBIs bei Krebs sei über jeden Zweifel erhaben.

Wir werden in diesem Kapitel immer wieder zeigen, daß eine Definition des Geistes für das Konzept der Achtsamkeit und für die Struktur der MBM entscheidend ist. Daniel Siegel hat es so definiert: »Der menschliche Geist ist ein an Beziehungen und Verkörperung gebundener Prozeß zur Steuerung des Energie- und Informationsflusses.«[46 (dt. S. 95)] Demnach etabliert der Geist ein Netzwerk, das den Fluß von Energie und Information zwischen Körper, Gehirn und Beziehungen unterstützt (siehe Abbildung 2). Wie unsere eigene Arbeit zeigt, ermöglicht der relationale Charakter des Geistes wichtige Verbindungen nicht nur zu anderen

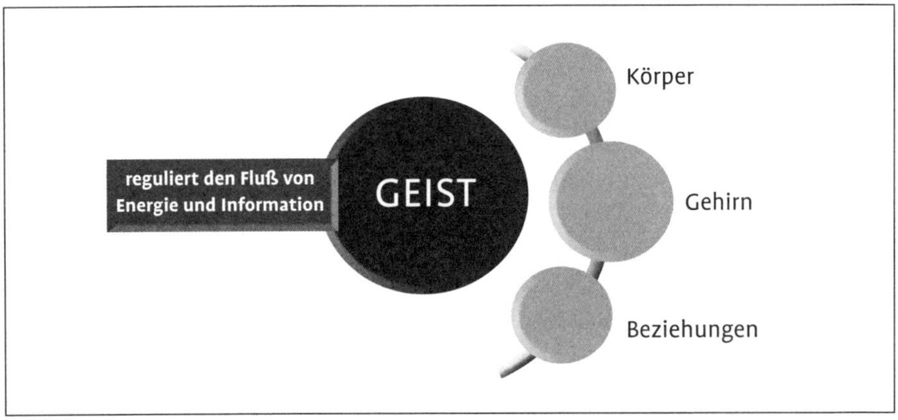

ABBILDUNG 2 Der Geist: ein verkörperter und relationaler Prozeß

Menschen, sondern auch zur Umgebung.[47] Die verkörperte Natur des Geistes unterstreicht, daß der Körper bei der Steuerung des Energie- und Informationsflusses, der anschließend vom Gehirn verarbeitet wird, eine zentrale Rolle spielt. Ein bekanntes Beispiel hierfür ist die Wirkung, die unterschiedliche Atemtechniken auf Angst haben.[48] Aufschlußreich ist weiterhin die Wirkung von Mikroorganismen im Darm auf Stimmung und Verhalten.[49] Wichtig ist auch die Interdependenz des verkörperten und relationalen Geistes. Die Synergie zwischen beiden ist für die Polyvagal-Theorie von essentieller Bedeutung.[1] Insbesondere in der frühen Kindheit beeinflußt eine sichere Bindungsbeziehung zwischen Mutter und Kind den Fluß der Informationen zu den Skelettmuskeln und zum Herzen und mildert durch Stärkung des vagalen Tonus und Förderung von Gefühlen der Sicherheit und der Verbundenheit mit anderen Menschen Defensivzustände ab – der Körper wirkt also direkt auf das Gehirn ein, aber in diesem konkreten Fall zusammen mit interpersonaler Verbundenheit.

Was also ist Achtsamkeit? Im Jahre 2007 veröffentlichten Brown et al.[50 (S. 212)] einen wegweisenden Aufsatz, in dem sie die Auffassung vertreten, Achtsamkeit sei als psychologisches Konstrukt »rezeptive Aufmerksamkeit, die auf gegenwärtige Ereignisse und Erlebnisse gerichtet ist, sowie deren bewußte Wahrnehmung« – eine Definition, die früh von Kabat-Zinn[51 (S. 2)] formulierte Ideen spiegelt, der im Jahre 1990 erklärte: »Vereinfacht ausgedrückt, ist Achtsamkeit ein Gewahrsein von Augenblick zu Augenblick. Sie wird entwickelt, indem man gezielt auf Dinge achtet, denen wir normalerweise nie auch nur einen Augenblick lang Beachtung schenken.« Brown et al.[50] wiesen darauf hin, daß Gewahrsein das bewußte Registrieren von Ereignissen und des Erlebens beinhaltet – daß es sich dabei um unseren nächsten Kontakt zur Realität handelt. Besonders wichtig für das Verständnis der Grenzen dieses Konstrukts ist die folgende Passage aus dem besagten Aufsatz:

> Gewöhnlich verweilen sensorische Objekte nur kurz, wenn überhaupt, im Fokus des Gewahrseins, bevor eine kognitive oder emotionale Reaktion auf sie erfolgt. Diese schnellen perzeptuellen Reaktionen weisen verschiedene Charakteristika auf, die für das subjektive Erleben und die individuelle Funktionsfähigkeit von Bedeutung sind: *Erstens* sind sie häufig unterscheidender Art, insofern sie eine erste Einschätzung des Objekts als »gut«, »schlecht« oder »neutral« vornehmen, in der Regel bezogen auf die eigene Person. *Zweitens* sind sie meist durch frühere Erlebnisse des betreffenden sensorischen Objekts oder durch andere Objekte von ausreichender Ähnlichkeit konditioniert, so daß im Gedächtnis eine Assoziation hervorgerufen wird. Und *drittens* wird

> das perzeptuelle Erlebnis leicht assimiliert oder durch weitere kognitive Operationen zur Assimilation in bestehende kognitive Schemata veranlaßt. Die Folge dieser Art von Verarbeitung ist, daß oft automatisch allem, dem man begegnet, Konzepte, Bezeichnungen und Urteile auferlegt werden.[50 (S. 212)]

Vor der Publikation dieses Aufsatzes und danach haben verschiedene Autoren die Definition von Achtsamkeit, die Kabat-Zinn im Jahre 1990 veröffentlichte, erweitert,[51] und Kabat-Zinn selbst hat im Jahre 1994 geäußert: »Achtsamkeit beinhaltet, auf eine bestimmte Weise aufmerksam zu sein: bewußt, im gegenwärtigen Augenblick und ohne zu urteilen.«[2 (dt. S. 18)] Man beachte, daß in dieser Version der Definition der Begriff des *Nicht-Urteilens* auftaucht. Brown et al.[50] würden wahrscheinlich argumentieren, nicht zu urteilen sei vielleicht eine wichtige Qualität, wenn man zu achtsamem Gewahrsein gelangen wolle, doch aus wissenschaftlicher Perspektive handle es sich dabei nicht um ein Attribut des Konstrukts Achtsamkeit selbst. Dies ist eine wichtige Unterscheidung, weil die zum Erreichen achtsamer Gewahrseinszustände erforderlichen Fertigkeiten und Strategien für die Entwicklung behavioraler Interventionen zur Förderung achtsamer Seinszustände von zentraler Bedeutung sind. Doch um es noch einmal zu wiederholen: Diese Fertigkeiten und Strategien sind nicht identisch mit Achtsamkeit, sondern wichtige Elemente von Programmen für Achtsamkeitstraining.

Im Bereich der Neurowissenschaften ist ein explosionsartig zunehmendes Interesse am Thema Achtsamkeit zu beobachten.[52, 53] Für unsere momentane Erörterung ist die von Daniel Siegel[54] vertretene Position wichtig, der zufolge das achtsame Gehirn sich in einem verkörperten, nichtkonzeptuellen Bewußtseinszustand mit starker relationaler Orientierung befindet. Tatsächlich kann das konzeptuelle Selbst, das größtenteils der linken Hemisphäre des Gehirns entstammt, auf dem Weg zu einem achtsamen Gewahrsein[55] hinderlich sein, weil es, wie Brown et al.[50] erläutern, das unverarbeitete Erleben im Sinne seiner eigenen Interessen oder zu seinem Schutz filtert und verfälscht. Porges[1] vertritt ebenso wie andere die Auffassung, daß das Gehirn evolutionsbedingt die Neigung hat, Menschen vor Schaden zu bewahren; deshalb verwendet es viel Zeit und Energie darauf, vor Gefahren und Bedrohungen zu schützen. Nach Auffassung von Porges ermöglicht die Polyvagal-Theorie ein Verständnis der Signale für Sicherheit, die in positive Ausdrücke sozialer Verbundenheit eingebettet sind, wozu eine wohlklingende Stimme, ein gewinnender Gesichtsausdruck und willkommenheißende Gesten zählen, die reflexartig die Wachsamkeit auszuschalten vermögen und es einem Menschen ermöglichen, sich sicher zu fühlen. Fredrickson et al.[56] vertreten die Auffassung, daß es möglich ist, dieser evolutionsbedingten Tendenz des

Gehirns durch bewußtes Erleben positiver Emotionen entgegenzuwirken, indem der betreffende Mensch zu Gehirnzuständen geleitet wird, die Offenheit, Neugier und Kreativität fördern – die »*broaden-and-build*«-Theorie positiver Emotion.

Die von Porges[1] und Fredrickson et al.[56] vertretenen Theorien sind für die Beschaffenheit der MBIs aus zwei Gründen besonders wichtig. *Erstens* heben beide die große Bedeutung von Beziehungen für das menschliche Gedeihen hervor. Der wichtigste Grundsatz der Polyvagal-Theorie ist, daß das Gehirn ein soziales Organ ist, das kein bewußtes Gewahrsein braucht, um adäquat und reziprok auf Signale für soziale Verbundenheit zu reagieren. Und *zweitens* haben Fredrickson und Kollegen gezeigt, daß wiederholtes bewußtes Gewahrsein von positivem Affekt aufgrund von Beziehungserlebnissen den vagalen Tonus verstärkt und eine starke befähigende Kraft ist, die das Wohlbefinden[57] und das Erleben von verkörpertem, nichtkonzeptuellem Selbstgewahrsein fördert.[58]

Trotz ihres Wertes im Alltagsleben[50] ist Achtsamkeit selbst unter den besten Voraussetzungen in unserer produktionsorientierten Gesellschaft und ihrer zunehmenden Abhängigkeit von der Technik oft schwer zu erreichen. Für Krebspatienten, deren Leben durch ihre Krankheit und deren Behandlung gezeichnet wird, ist es Normalität, sich ständig mit körperlichen Symptomen und existentiellen Sorgen zu beschäftigen und sich in destruktiven Gedanken und Gefühlen, die das konzeptuelle Selbst betreffen, zu verfangen. Carlson[45] beschreibt, daß Krebserkrankungen bei den meisten Menschen dazu führen, daß sie starke Furcht, Angst und Depression erleben – daß das Leben ihnen nicht mehr als voraussehbar und kontrollierbar erscheint. Diese emotionalen Erlebnisse sind mit einer Aktivierung des SNS verbunden und erzeugen physiologische Zustände, die Defensivhaltungen unterstützen und mit Achtsamkeit nicht vereinbar sind. Außerdem deuten aktuelle Untersuchungen darauf hin, daß eine chronische sympathische Aktivierung, die nicht vom Vagusschaltkreis eingeschränkt wird, zu ungünstigen Verläufen bei Krebserkrankungen prädestinieren kann.[4, 5] Allerdings sollte auch erwähnt werden, daß trotz aller Schwierigkeiten, angesichts einer Krebserkrankung einen Zustand achtsamen Gewahrseins zu erreichen, den meisten Menschen eben dies gelingt. Dies kann beim Musikhören, beim Anblick einer Naturszene und wenn wir an einen geliebten Menschen denken, eintreten. MBIs zielen darauf ab, Menschen zu helfen, leichter und häufiger in diese Zustände einzutreten.

Menschen sind Beziehungswesen, die sich bereitwillig auf soziale Interaktion einlassen, wenn sie sich vor Schädigungen sicher fühlen.[1] Eine Krebsdiagnose kann das Leben eines Menschen aus dem Gleichgewicht bringen und die Verbindung zu seinem eigenen Körper unterbrechen. Und laufende Behandlungen können zu körperlicher Entkräftung führen und Patienten in Gefahr bringen, ihre Unabhängigkeit zu verlieren.[59] Der Erhalt der unabhängigen Funktionsfähigkeit ist entscheidend für unser Gefühl der Autonomie, und eine Krebserkrankung kann leicht zu einem traumatischen Erlebnis werden. Deshalb stellt sich die Frage, wie Menschen, die mit einer Krebsdiagnose und der anschließenden Behandlung fertig werden müssen, darin unterstützt werden können, zu einem selbstbestimmteren Leben zurückzufinden? Was bietet MBM den genannten Gruppen über die aktuell verfügbaren Möglichkeiten hinaus im Hinblick auf Veränderungen der Lebensweise?

Positive Auswirkungen einer MBM-Intervention bei Krebserkrankungen

Bisher orientierten sich die meisten Untersuchungen über achtsamkeitsbasierte Interventionen (MBIs) bei Krebs an dem von Kabat-Zinn[51] entwickelten Programm der *Mindfulness-Based Stress Reduction* (MBSR); es gibt allerdings auch ein Programm mit Namen *Mindfulness-Based Cancer Recovery* (MBCR), das speziell für die Bewältigung von Krebserkrankungen, Furcht vor Rezidiven und den Umgang mit körperlichen Symptomen entwickelt wurde und wichtige der kognitiv-behavioralen Therapie entlehnte Prinzipien kognitiver Coping-Strategien berücksichtigt.[43, 44] Solche Modifikationen der MBSR sind deshalb wichtig, weil die Förderung achtsamer Seinszustände es erforderlich macht, sich mit Faktoren zu beschäftigen, die verhindern, daß Krebspatienten und Überlebende solche Zustände erreichen. In diesem Abschnitt werden wir drei strukturell/konzeptionell deutlich unterschiedliche Innovationen einer MBM-Intervention erörtern.

Während körperliche Aktivität Herz und Stoffwechsel günstig beeinflußt und die autonome, entzündungshemmende Funktion sowie die Wirkkraft des Immunsystems verbessert, haben die Fähigkeit körperlicher Aktivität, Krebspatienten körperlich wiederaufzubauen, und ihr Potential, die Funktionsfähigkeit hinsichtlich des sozialen und physischen Agierens wiederherzustellen, als patientzentrierte Ergebnisse klare Priorität. Und da eine Krebsbehandlung das Gehirn schädigen kann, ist körperliche Aktivität möglicherweise ein geeignetes Mittel gegen die schädigende Wirkung auf das Gehirn und einen damit verbundenen Verlust kognitiver Fähigkeiten.[60, 61] Obgleich schon frühere MBIs sanfte Yoga-Übungen und/oder Gehmeditation nutzten, ist explizites Fokussieren auf die positiven Wirkungen körperlicher Aktivität an und für sich nicht erforderlich. Interessant sind in diesem Zusammenhang Berichte, nach denen Krebspatienten Interesse an alternativen Therapien wie Yoga und Tai Chi zeigen. Wie Porges[1] berichtet hat, entscheiden sich Menschen, deren ANS aus dem Gleichgewicht ist, oft unbewußt für solche Aktivitäten, um ihrem Unbehagen entgegenzuwirken. Insofern gibt es gute Gründe für die Integration achtsamkeitsbasierter Komponenten in eine Körperübungen nutzende Therapie.

Weitere mit MBM assoziierte Innovationen umfassen: (a) die Förderung von Bewegungen durch ein breites Spektrum von Aktivitäten, (b) die Förderung der geistigen Einstellung, daß körperliche Aktivität genutzt werden kann, um eine Empfindung des »Seins« statt des »Tuns« zu entwickeln,[2] und (c) die Nutzung der Energie eines im Gruppenrahmen vermittelten Behandlungsansatzes. Wir werden uns *erstens* mit der Förderung eines ganzen Spektrums von Aktivitäten befassen, statt ausschließlich auf mäßige bis anstrengende körperliche Aktivität zu fokussieren. Eine solche Perspektive hat beträchtliche Vorteile, weil sitzendes Verhalten für eine ohnehin beeinträchtigte Gesundheit und volle Funktionsfähigkeit ein zusätzlicher Risikofaktor ist und sich durch mäßige bis anstrengende körperliche Aktivität allein nicht bekämpfen läßt.[62–65] Im übrigen haben wir festgestellt, daß auf sitzendes Verhalten zielende Interventionen gut angenommen und von Menschen, die viel sitzen, geschätzt werden.[33] Letztlich zielen wir mit MBM darauf, daß Menschen die Höhen und Tiefen ihres Lebens akzeptieren – was auch ein zentrales Anliegen der Achtsamkeitsmeditation ist[51] – und daß sie die Rolle verstehen (und ein entsprechendes Gewahrsein entwickeln), die sogar simple Bewegungen für unser körperliches und emotionales Wohl spielen. Der Bewegungen von Augenblick zu Augenblick bewußter zu werden ist für MBM und achtsames Gewahrsein fundamental.[2, 51]

Zweitens fokussiert MBM auf die Nutzung von Bewegung als Zeit des »Seins« statt des »Tuns«.[51] Nur zu oft werden Körperübungen im Alltag als zusätzliche Belastung empfunden – als noch etwas, das man »tun« soll. Diese Sichtweise kann auf Menschen mit einer chronischen Krankheit, die sich durch ihre Behandlungen sowieso schon stark belastet fühlen, abschreckend wirken. Außerdem besteht bei dieser Geisteshaltung die Gefahr, daß der körperliche und relationale Wert dieses Erlebnisses von der Bewegung getrennt wird. Das ist insofern bedauerlich, als sowohl die Theorie[66] als auch neue Untersuchungen[67] unterstreichen, daß dieser Wert eine wichtige Rolle für die Förderung und Erhaltung von Gesundheitsverhalten spielt. Im Gegensatz dazu zielt MBM auf eine aktive Lebensweise und sieht darin eine Möglichkeit zur bewußten Verbindung mit dem Körper – dem verkörperten Geist – in Form von Bewegungen in jedem Augenblick im gesamten Tagesverlauf. MBM wird auch zur Förderung des relationalen Geistes sowohl im Kontakt mit anderen als auch im Kontakt zur äußeren Umgebung genutzt. Ein Teil dieses Erlebens ist die Wiederentdeckung der Bewegung und ihrer Auswirkung auf unser Leben. Positive Emotionen verbessern den vagalen Tonus,[56] stärken die Resilienz und helfen Menschen, mit schmerzhaften Erlebnissen fertig zu werden,[68] und all dies sind wichtige Schritte beim Umgang mit Verlusten.

Und *drittens* basiert MBM auf einem Modell der Veränderung des Lebensstils im Gruppenrahmen, das über zwanzig Jahre entwickelt und an vielen Patientengruppen verschiedenen Alters getestet wurde.[69–73] Ursprünglich diente uns der Gruppenrahmen primär zur Stärkung der Motivation und zur Entwicklung der Selbstregulation; in neueren Untersuchungen haben wir die Behandlung so verändert, daß der relationale Wert des Gruppenerlebnisses stärker im Vordergrund steht.[74] Durch die Schaffung einer sicheren und unterstützenden Umgebung erschließt MBM den Teilnehmern Möglichkeiten, einen engen Kontakt zueinander zu entwickeln. Ein wichtiger Teil dieses Prozesses ist die allen Patienten gemeinsame Konfrontation mit einer Krebserkrankung und insbesondere das ihnen allen gemeinsame Gefühl des Menschseins. Neff und Kollegen haben gezeigt,[75, 76] daß ein gemeinsames Gefühl des Menschseins – die Fähigkeit zu sehen, daß das, was man selbst erlebt hat, auch allen anderen bekannt ist – ein zentrales Merkmal der Entwicklung des für das psychische Wohlbefinden so wichtigen Selbstmitgefühls ist. Kürzlich wurde gezeigt, daß eine im Gruppenrahmen vermittelte Übungsintervention für Patienten mit einer arteriellen Verschlußkrankheit verglichen mit einer Kontrollgruppe, deren Mitgliedern allgemeine gesundheitsfördernde Grundsätze vermittelt wurden, die sozialen Ressourcen der Betroffenen erheblich stärkte.[77] Der gleiche gruppenbasierte Ansatz wird neuerdings auch zur Verbesserung der Annahme und Adhärenz bezüglich physischer Aktivität und diätetischem Verhalten bei Patienten mit Prostatakrebs in einer Hormonentzugstherapie genutzt.[78]

MBM und Krebs: Eine von der Polyvagal-Theorie geprägte Sicht

Wie schon in der Einleitung zu diesem Kapitel erläutert wurde, bildet die Polyvagal-Theorie die konzeptuelle Grundlage für MBM (siehe Abbildung 3).[1] Ein zentraler Gedanke dieser Theorie, der zudem in der Evolution verwurzelt ist, lautet, daß das fundamentalste menschliche Bedürfnis oder Motiv Sicherheit ist. Aus entwicklungspsychologischer Sicht ist es kein Zufall, daß Sicherheit zunächst auf einer funktionsfähigen Bindungsbeziehung zwischen Mutter und Kind beruht. Deshalb ist das von der Polyvagal-Theorie beschriebene System für soziale Verbundenheit von zentraler Bedeutung für den Umgang mit Gefahren. Das System für soziale Verbundenheit beinhaltet die Regulation der Muskeln des Gesichts

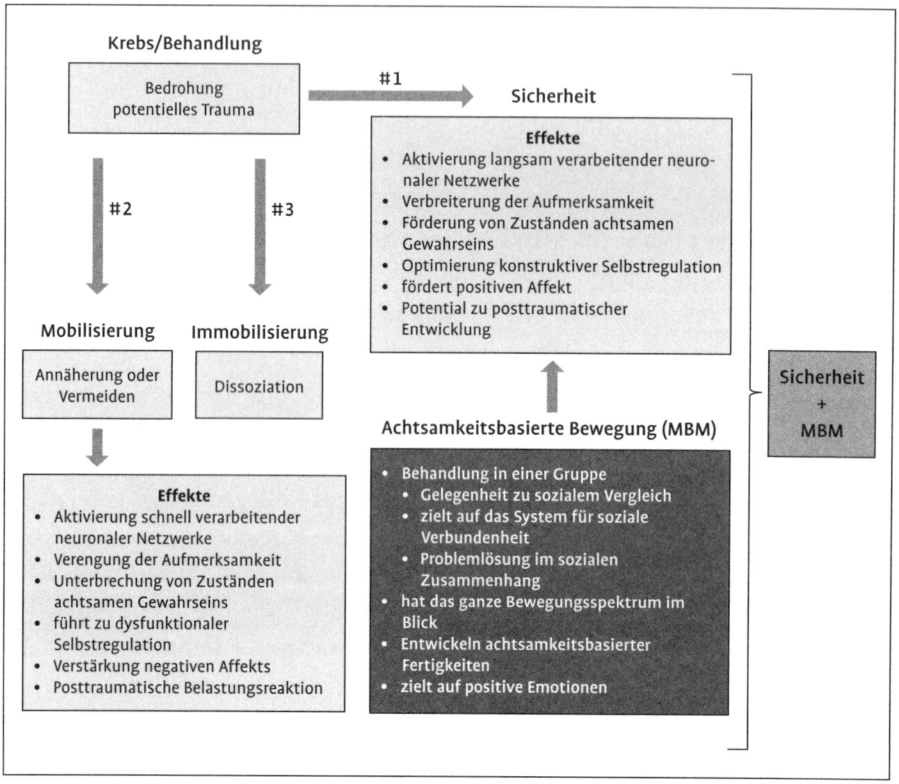

Abbildung 3 Die Sicht achtsamkeitsbasierter Bewegung im Sinne der Polyvagal-Theorie

und Kopfes sowie des Herzens über die motorischen Fasern von fünf Kranialnerven (d. h., spezieller viszeraler efferenter Bahnen), die aus dem Hirnstamm hervorgehen. Dieses System ermöglicht emotionale Kommunikation durch Mimik und prosodische Vokalisation, verstärkt das Hören von Stimmen und beruhigt den physiologischen und behavioralen Zustand durch Verstärkung des vagalen Einflusses auf das Herz über einen aus dem *Nucleus ambiguus* hervorgehenden Vaguszweig. Funktional kann man das System für soziale Verbundenheit insgesamt als ventral-vagalen Komplex (VVK) bezeichnen. Bei einem Mangel an Sicherheit besteht die zweitwichtigste Aufgabe darin, die drohende Gefahr zu verringern; doch reicht das nicht aus, um die neuronalen Schaltkreise zu aktivieren, die Verbundenheit und Gesundheit, Entwicklung und Regeneration fördern.

Die Bedeutung der Polyvagal-Theorie für den Umgang mit Krebserkrankungen liegt, wie schon erwähnt, darin, daß die Krankheit und ihre Behandlung ein traumatisches Erlebnis sind – weil Krebs entweder tatsächlich oder vermeintlich lebensbedrohlich ist. Doch selbst wenn keine Lebensgefahr besteht, versetzt die Krankheit die Patienten in eine existentielle Krise. Beispielsweise können sich bei Prostata- und Brustkrebs die Auswirkungen von chirurgischen Eingriffen und Bestrahlungsbehandlungen verheerend auf Selbstbild und Sexualität der Überlebenden auswirken. Die Fähigkeit, intim und authentisch mit Partnern und wichtigen Bezugspersonen zu interagieren und soziale Rollen zu übernehmen, kann beeinträchtigt werden, und geschätzte Freizeitaktivitäten können fortan verwehrt sein.

Bei besonders bedrohlichen Erlebnissen tritt nach Ansicht der Polyvagal-Theorie[79] in einer der phylogenetischen Ordnung folgenden Sequenz eines von drei Netzwerken in Aktion. Dabei handelt es sich um drei Systeme, die zu verschiedenen Zeiten im Laufe der Evolution entstanden sind, beginnend mit sehr alten, primitiven Reaktionen zur Sicherung des Überlebens bis hin zu neueren, hochentwickelten Reaktionsweisen. Menschen suchen in der Regel zunächst mit Hilfe von letzteren Sicherheit durch eingestimmte soziale Interaktion, um die Bedrohung zu neutralisieren oder mit ihr anders fertig zu werden. Der Polyvagal-Theorie gemäß entsteht durch die interpersonale Einstimmung eine tiefe Verbindung zu einem anderen Menschen, die sich in den für das System für soziale Verbundenheit charakteristischen Verhaltensmerkmalen niederschlägt und vermittelt durch den ventralen Vaguskomplex (VVK) in einer Verstärkung des kardialen vagalen Tonus zum Ausdruck kommt. Die Ergebnisse kürzlich durchgeführter auf autonome Flexibilität fokussierender Studien zeigen, daß der vagale Tonus mit dem Ausmaß, in dem sich Menschen über einen Zeitraum von neun Wochen sozial verbunden fühlten, assoziiert war.[80] Menschen mit einem anfänglich höheren vagalen Tonus erlebten nach ihrem eigenen Bericht eine stärkere Verbindungsfähigkeit und soziale Verbundenheit. Interessanterweise wurde bei denjenigen, die über einen Zuwachs an sozialer Verbindungsfähigkeit und Verbundenheit berichteten, auch ein größerer Anstieg des vagalen Tonus unabhängig vom ursprünglichen Niveau festgestellt. Cozolino[81] hat sich im Rahmen seiner Forschungsarbeit auch mit der Neurobiologie der Bindung beschäftigt und damit, wie diese die soziale und kulturelle Entwicklung von Menschen und ihrer Gemeinschaften beeinflußt hat. Dieses Erlebnis interpersonaler Bindung liefert die theoretische Grundlage für den in Gruppen vermittelten MBM-Ansatz. Eine zweite Reaktionsmöglichkeit ist die Aktivierung des SNS und der HPA-Achse, was der Vorbereitung auf die Mobilisierung gleichkommt. Allerdings kann die Mobilisierung sich in zwei verschiedene Richtungen bewegen: (a) Sie kann zu einer direkten Aktion mit dem Ziel, die Gefahr zu neutralisieren, führen oder (b) psychologische Abwehrmechanismen wie Vermeiden aktivieren. Während

Mobilisierung durch direkte Aktion angesichts akuter Stressoren funktional ist, führt die chronische Aktivierung der HPA-Achse zu einer das ganze System erfassenden Dysregulation mit bekanntlich negativen Auswirkungen auf den Hippocampus.[82] Außerdem mag das Vermeiden einer Bedrohung auf bewußter Ebene zwar als adaptiv erscheinen, es führt aber dazu, daß die Bedrohung zu einer chronischen unbewußten Präsenz wird, die adaptive neuronale Schaltkreise negativ beeinflußt und dadurch sowohl die physische als auch die psychische Gesundheit beeinträchtigt. Eine dritte Reaktionsmöglichkeit ist die Immobilisierung, welche durch Aktivierung der motorischen Fasern des Vagusnervs ausgelöst wird, die dem dorsalen Motonucleus des Vagus entspringen. Erschöpfung und Depression sind häufig Symptome einer durch ein Trauma hervorgerufenen Immobilisierungsreaktion. In solch einem Fall führt nach unserer Auffassung eine Reduzierung der sitzenden Lebensweise durch Förderung von Bewegungen im gesamten Tagesverlauf zur verstärkten Produktion von Dopamin und anderen Neuromodulatoren, die der Neigung zu sitzendem Verhalten entgegenwirken, wenn es sich um achtsamkeitsbasierte Bewegung handelt.

Ein wichtiges Merkmal von Bedrohungen ist, daß sie schnell reagierende neuronale Netzwerke mobilisieren – schnelle Schaltkreise[83] –, welche die mit bewußter kognitiver Aktivität befaßten Gehirnstrukturen umgehen. Dies beeinträchtigt den Nutzen von Modellen bewußter Verhaltensveränderung wie denjenigen der sozial-kognitiven Theorie,[84] bis die Bedrohung vorüber ist oder neutralisiert wurde. Und genau deshalb ist ein achtsamkeitsbasiertes Training für MBM von zentraler Bedeutung. Insbesondere zentrierende Praktiken wie die der achtsamkeitsbasierten Streßreduktion (MBSR)[85] stimulieren die zum Herzen führenden ventralen Vagusbahnen[86, 87] und fördern die Aktivierung der langsameren neuronalen Schaltkreise.[83] Letztere verstärken Prozesse wie die bewußte Selbstregulation von Verhalten, die Selbstreflexion und die Chance zu posttraumatischer Entwicklung, die nach Berichten eine Folge von Krebserkrankungen und anderen chronischen Krankheiten ist.[88, 89]

Was verstehen wir tatsächlich unter achtsamer Bewegung? Und warum ist Bewegung und insbesondere achtsame Bewegung eine geeignete Intervention? Man muß wissen, daß Menschen zu zwei deutlich unterschiedlichen Formen von Bewegung in der Lage sind: (a) Bewegungen des Körpers im Raum, Aktivitäten, die von den Spinalnerven unterstützt werden, und (b) Bewegungen der Muskeln des Gesichts und des Mittelohrs, die dem Einfluß der Kranialnerven unterliegen. Eine zentrale Erkenntnis der Polyvagal-Theorie[1] ist, daß die Muskeln des Gesichts und des Mittelohrs reziproke soziale Interaktionen und das Erleben einer Bindung ermöglichen – interpersonale Eingestimmtheit. Und tatsächlich haben Untersuchungen von Fredrickson und Kollegen[56, 57] gezeigt, daß soziale Verbundenheit positiven Affekt fördert, der wiederum die beruhigende Wirkung des Vagus auf das Herz verstärkt. Außerdem ist Eingestimmtsein auf einen anderen Menschen ein Erlebnis achtsamen Gewahrseins, ebenso wie die Eingestimmtheit auf unseren Körper, wenn wir uns bewegen, oder die Eingestimmtheit in die physische Umgebung, in der unser Leben stattfindet. Im Grunde beinhaltet unsere Hypothese, daß achtsames Gewahrsein durch die regulierende Wirkung des ventralen Vagus vermittelt wird, wenn wir durch Bewegung im Raum völlig im gegenwärtigen Augenblick verweilen. Es besteht eine kohärente Integration zwischen Spinal- und Kranialnerven, welche die Bewegung von Menschen unterstützen. In diesem Zusammenhang ist MBM eine aktive »neuronale Übung«, welche die Resilienz fördert und Effizienz und Effektivität der Aktivierung und Deaktivierung beruhigender ventraler Vagusbahnen verbessert, um den für Bewegungen erforderlichen kardialen Output zu initiieren. MBM fördert das Erleben einer tiefreichenden Verbindung zwischen den Beteiligten durch (a) Schaffung einer sicheren und unterstützenden Umgebung, in der (b) Überlebende von Krebserkrankungen einander über ihre Erlebnisse berichten und Empathie entwickeln können, und (c) durch Bereitstellen spezifischer Werkzeuge und Techniken für die Auflösung von Zuständen der Immobilisierung, was den Betroffenen ermöglicht, Gelegenheiten wahrzunehmen, sich in einer sozialen und physischen Umgebung zu bewegen. Und schließlich versucht MBM, den Gruppenteilnehmern beizubringen, ihr Verhalten selbst zu regulieren, indem sie zunächst ihres Erlebens gewahr werden und dann die Fertigkeiten, die sie mit Hilfe des MBM-Programms erlernt haben, anwenden. Wie wir schon im vorigen Abschnitt dieses Kapitels festgestellt haben, wird physische Aktivität und das Sich-Einlassen auf die Ereignisse des Lebens nur zu oft als eine Sequenz von Übungen erlebt – von Dingen, die man »tun muß«, um in der Tretmühle des Lebens zurechtzukommen –, statt daß man erlebt, daß man ein Teil des Lebens »ist«, völlig involviert und spielerisch verbunden, verkörpert und bezogen in der Existenz von Augenblick zu Augenblick.

Zusammenfassung

Eine Lebensweise, die körperlicher Aktivität eine wichtige Rolle zugesteht, ist für die Gesundheit von großem Vorteil. Dies gilt ganz besonders für Menschen mit einer Krebserkrankung. Allerdings sehen sich Krebspatienten und Überlebende von Krebserkrankungen mit speziellen Herausforderungen konfrontiert, wenn sie nach ihrer Erkrankung und deren Behandlung entweder zu ihrer vorherigen Aktivität zurückkehren oder sich erstmals einen aktiven Lebensstil zu eigen machen. In unserer Darstellung von MBM haben wir darauf hingewiesen, daß physische Aktivität ganz generell von Vorteil ist, sofern Patienten und Überlebende lernen, den Fluß der Bewegungen im Tagesverlauf zu würdigen und achtsam zu verfolgen. Die Polyvagal-Theorie bietet eine tragfähige konzeptuelle Grundlage für MBM. Ihr zufolge sind Menschen nur dann zu sozialer Verbundenheit und die menschliche Entwicklung förderndem Annäherungsverhalten in der Lage, wenn sie sich sicher fühlen. Außerdem beinhaltet die Polyvagal-Theorie, daß nur dann, wenn das System für soziale Verbundenheit mit dem ventral-vagalen Komplex optimal seine Funktion erfüllt, die älteren Komponenten des ANS (das SNS und der dorsal-vagale Komplex) Gesundheit, Entwicklung und Genesung fördern. Erfüllt das System für soziale Verbundenheit seine Funktion hingegen nicht optimal, übernehmen die älteren Bestandteile die Kontrolle und verfolgen in erster Linie kognitive und behaviorale Defensivstrategien. Diesem Modell entsprechend zeigen neuere Untersuchungen, daß die älteren Komponenten des ANS bei der Verursachung und Ausbreitung von Prostatakrebs eine Rolle spielen,[4] wohingegen eine stärker ausgeprägte ventral-vagale Regulation (erkennbar an der Herzratenvariabilität) die Überlebenszeit nach der Diagnose von Bauchspeicheldrüsenkrebs verlängert.[5] Die Struktur sozialer Gruppen und Gemeinschaften kann die erforderliche Sicherheit und Unterstützung gewähren und dadurch Menschen helfen, Gelegenheiten zu positiven affektiven Erlebnissen zu erkennen und durch Bewegung und soziale Verbundenheit Beziehungen zu stärken – was für MBM von zentraler Bedeutung ist. Und schließlich glauben wir, daß MBM es ermöglicht, die verkörperte und relationale Natur des Geistes zu erleben, und Menschen wieder mit Sinn und Wert von Aktivität verbindet, statt körperliche Aktivität im Kontext der Herausforderungen, mit denen sie durch ihre Krebserkrankung und deren Behandlung konfrontiert werden, als »noch etwas, das sie tun müssen«, zu sehen.

6

Gruppenpsychotherapie als neuronales Training

Obwohl Bowlbys Bindungstheorie (1988/1995) schon in den letzten 25 Jahren eine ungeheuer starke Wirkung auf die Sicht der kindlichen Entwicklung und die psychotherapeutische Behandlung Erwachsener hatte, haben die Neurowissenschaften ihr zu noch mehr Legitimität verholfen (Porges 2011/2010; Schore 2003/2007; Siegel 1999/2006). Weil viele Aspekte der Bindungstheorie implizit von den im Rahmen der Polyvagal-Theorie beschriebenen neurophysiologischen Mechanismen abhängen, trägt der Einfluß der Polyvagal-Theorie dazu bei, die Sicht der Bindung im Sinne einer streng psychologischen Theorie zu der einer integrierteren biobehavioralen Theorie zu verlagern. Zudem schlägt die Polyvagal-Theorie konzeptionell eine Brücke zwischen der Untersuchung wissenschaftlicher Grundlagen und klinischer Praxis, indem sie ein neues Paradigma für die Erklärung der biobehavioralen Komplexitäten sozialer Verhaltensweisen anbietet, die im Laufe der kindlichen Entwicklung eine Rolle spielen und sich bei Erwachsenen in ihrer Bindung niederschlagen. Die Polyvagal-Theorie erschließt eine einzigartige Perspektive, indem sie nicht nur den bei der Bindung aktiven neuronalen Mechanismus beschreibt, sondern auch ein klinisches Modell für eine effektivere Behandlung aufzeigt. Sie inspiriert Interventionsstrategien, die es ermöglichen, die neuronalen Schaltkreise zu trainieren, die für das System für

---

Autoren: Philip J. Flores & Stephen W. Porges
Originaltitel: Group Psychotherapy as a Neural Exercise: Bridging Polyvagal Theory and Attachment Theory (2017)
Quellennachweis: In: *International Journal of Group Psychotherapy.* (2017) 67(2), 202–222.
doi: 10.1080/00207284.2016.1263544

soziale Verbundenheit von Bedeutung sind, das seinerseits sichere Gebundenheit fördert.

Sichere Gebundenheit verbessert nicht nur die Fähigkeit zur Emotionsregulation und die Resilienz, sondern beeinflußt auch mittels eines Neurozeption genannten Prozesses unsere Neigung, auf Herausforderungen zu reagieren. Neurozeption ist, so wie die Polyvagal-Theorie sie versteht, die Fähigkeit des Nervensystems, Gefahren in der Umgebung ohne Mitwirkung des Bewußtseins einzuschätzen. Die Polyvagal-Theorie geht auf diesen Prozeß ein, indem sie in die Beschreibung von »Bindung« die dynamische Interaktion zwischen den Systemen für soziale Verbundenheit zweier Menschen einbezieht. Dieser Prozeß beinhaltet neuronale Übungen, welche die physiologische und behaviorale Zustandsregulation fördern. Das Resultat dieses Trainings ist eine robustere »neuronale« Grundlage für die Regulation von Affekt und interpersonalem Verhalten, die außerhalb der Therapie von Nutzen sein kann. Weil es wichtig ist, daß eine Bindung zustande kommt, sorgen die neuronalen Übungen, die den physiologischen Zustand mittels neuronaler (vagaler) Mechanismen regulieren, für die biobehaviorale Flexibilität, die eine resiliente und anpassungsfähige behaviorale und emotionale Regulation zu fördern vermag.

Im Kontext der Nutzung der Polyvagal-Theorie für die klinische Anwendung wird eine neurophysiologische Perspektive eingeführt, die es ermöglicht, die Bedeutung von Sicherheit für die Psychotherapie und für alle prosozialen menschlichen Begegnungen zu erläutern. Die Polyvagal-Theorie verweist auf einen neuartigen Prozeß, die Neurozeption, um zu beschreiben, wie das Nervensystem bezogen auf eine Situation oder eine andere Person Gefahren einschätzt. Dieser Prozeß wird nicht erlernt, und wir sind der Signale, die bei uns ein Gefühl von Sicherheit, Gefahr oder Lebensgefahr hervorrufen, auch nicht bewußt. Vielmehr handelt es sich um einen neuronalen Prozeß, der im Laufe der Evolution verfeinert wurde. Wird ein Zustand der Sicherheit erkannt, werden Verhaltensweisen, die soziale Verbundenheit fördern, verstärkt. Sind jedoch keine Anzeichen für Sicherheit zu finden, werden Vorbereitungen für eine defensive Mobilisierung (Kampf/Flucht) oder Immobilisierung (Totstellen) getroffen. Wenn es gelingt, das ANS an der Aktivierung von Defensivzuständen zu hindern, bevor sich eine Strategie herausgebildet hat, ist die Wiederherstellung einer gesunden Homöostase und die Optimierung sozialer Interaktionen möglich.

Die Polyvagal-Theorie macht uns bewußt, daß wir als soziale Säugetiere unser phylogenetisches Erbe nicht vergessen dürfen. Sie hebt hervor, daß die Evolution uns mit der Fähigkeit, unser ANS zu pflegen und zu regulieren, ausgestattet hat, so daß es die Homöostase mittels Reziprozität und Synchronisation sozialer

Interaktionen von Angesicht zu Angesicht unterstützen kann. So ist eine neuronale Verbindung zwischen unserem physiologischen Zustand, unserer Mimik und dem Klang unserer Stimme entstanden und hat sich zu einem umfassenden System für soziale Verbundenheit entwickelt. Dieses System entfaltet seine Wirkung hauptsächlich über die Kranialnerven, welche die Muskeln des Gesichts und Kopfes regulieren, und ermöglicht unseren sozialen Interaktionen, mühelos unseren physiologischen Zustand zu beeinflussen.

Eine Einführung in die Polyvagal-Theorie

Die Polyvagal-Theorie verändert unsere Vorstellung von der Beziehung zwischen körperlichen Prozessen und unserem Erleben. Dies gelingt ihr, indem sie eine neuartige Erklärung für die Beziehung zwischen dem Verhalten und dem Zustand des ANS formuliert, die einem Paradigmenwechsel gleichkommt. Lange wurde das ANS als aus dem sympathischen und dem parasympathischen Zweig bestehend beschrieben. Ältere Erklärungen der Funktionsweise des ANS ignorierten die Bedeutung des von den inneren Organen ausgehenden sensorischen Feedbacks für im Gehirn stattfindende Prozesse und den hierarchischen Charakter autonomer Reaktionen auf Veränderungen in der Umgebung.

Die Polyvagal-Theorie beschreibt zwei Defensivsysteme: (1) das allgemein bekannte Kampf-/Fluchtsystem, das auf der Aktivierung des SNS basiert, und (2) das weniger bekannte System für Immobilisierung und Dissoziation, das eine phylogenetisch ältere Vagusbahn aktiviert. Die Polyvagal-Theorie verweist auf die hierarchische Beziehung zwischen Komponenten des ANS, die entstanden, um adaptive Verhaltensweisen in Reaktion auf die äußeren Herausforderungen zu unterstützen, die Zustände der Sicherheit, Gefahr und Lebensgefahr mit sich bringen (Porges 2011/2010). Es gibt zwei Vagusschaltkreise. Der entwicklungsgeschichtlich ältere spielt bei der Defensivreaktion der Immobilisierung eine Rolle; der neuere, der mit ruhigen Zuständen und spontanem sozialem Verhalten in sicheren Umgebungen in Verbindung gebracht wird, gewann mit dem Auftauchen der Säugetiere an Bedeutung. Diese Neuentwicklung legt die Erweiterung des älteren und begrenzteren Modells nahe, dem zufolge das ANS (über seinen sympathischen Zweig) nur eine Defensivstrategie unterstützte: das Kampf-/Fluchtverhalten. Das alte Modell war nicht in der Lage, den autonomen Zustand zu erklären, der Dissoziation, Erstarren, Kollaps, Shutdown oder Ohnmacht verursacht, Phänomene, die viele Menschen insbesondere dann erleben, wenn sie mit einer lebensgefährlichen Situation wie einer Vergewaltigung, einem körperlichen Angriff oder einem Krieg konfrontiert werden.

Die Suche nach Sicherheit als biologische Notwendigkeit

Die Fähigkeit, differenziert auf sichere und gefährliche Umgebungen zu reagieren, ist Bestandteil unseres evolutionären Erbes. Um überleben zu können, mußten Menschen ebenso wie andere Säugetiere Gefahren erkennen und schnell feststellen können, welche Situationen sicher und welche gefährlich waren. Das menschliche Nervensystem entwickelte deshalb die Fähigkeit, nicht nur physische Beschaffenheiten in der Umgebung, sondern auch die Intention von Bewegungen und sozialen Interaktionen zu erkennen, welche physiologische Defensivreaktionen auslösen oder dämpfen können. Ist das Nervensystem in einer sicheren Umgebung nicht mehr in Erwartung von Gefahrensignalen wachsam, verändert sich der physiologische Zustand qualitativ, was eine tiefreichende Wirkung auf psychische Zustände wie Depression, Wut und Angst hat. Ein physiologischer Zustand der Sicherheit vermag besser als neuronale Plattform zu fungieren, die für die Optimierung der psychischen und körperlichen Gesundheit wichtige Schaltkreise stärkt. Ohne geeignete Signale für Sicherheit aus der Umgebung und ohne den Wechsel des Körpers in einen physiologischen Zustand der Ruhe sind Bemühungen um die Verbesserung der Gesundheit schwer umsetzbar und oft unwirksam.

Physiologische Zustände schränken das Spektrum der psychischen Zustände ein

Unsere psychischen Prozesse werden durch unsere physiologischen Zustände eingeschränkt, die ihrerseits von unseren Reaktionen auf Gefahr, Sicherheit und Unsicherheit in Beziehungen und in unserer Umgebung bestimmt werden. Die Polyvagal-Theorie bietet eine biobehaviorale Übersetzung dieser bidirektionalen Prozesse und trägt so zu einem besseren Verständnis der neuronalen Basis von Bindung, emotionalen Störungen und Affektregulation bei. Außerdem kann sie uns zu verstehen helfen, wie wir das Wissen, das sie vermittelt, für die Entwicklung eines wirksameren Modells psychotherapeutischer Arbeit mit Gruppen nutzen können. Traditionellen Ansätzen der Gruppentherapie fehlt es an einer überzeugenden Beschreibung der neuronalen Mechanismen, die erklären, warum interpersonale emotionale Zuwendung für alle Ansätze dieser Art so wichtig ist.

Gruppenpsychotherapie, Bindung und Polyvagal-Theorie

Auf den ersten Blick mag es als sehr schwierig erscheinen, die Implikationen der Polyvagal-Theorie für klinische Interventionen im Rahmen einer Gruppentherapie zu erläutern. Bei sorgfältiger Auseinandersetzung mit ihr wird man jedoch schließlich eine natürliche Synergie zwischen den Thesen entdecken, die ihrer Erklärung der evolutionsbestimmten Beziehung zwischen autonomem Zustand und Verhalten sowie den theoretischen Grundlagen nicht nur der Bindungstheorie, sondern aller psychodynamischen, interpersonalen und relational orientierten Modelle der Gruppenpsychotherapie zugrunde liegen (Flores 2010; Grossmark & Wright 2015; Ormont 1992; Rutan, Stone & Shay 2014; Yalom & Leszcz 2005). Weil die relational orientierten Gruppentherapiemodelle ein soziales Ambiente bieten, das den Teilnehmern abfordert, sich in sich wiederholenden direkten sozialen Interaktionen zu engagieren, fördern sie die wichtigsten Elemente der neuronalen Grundlagen von Bindung und Affektregulation.

Das vorliegende Kapitel versucht zu erklären, wie ein gut strukturiertes Gruppentherapiemodell mit interpersonaler Perspektive und basierend auf relationalen Modellen der psychodynamischen Theorie eine theoretische Grundlage haben kann, die mit den Prinzipien der Polyvagal-Theorie in Einklang steht. Ein auf solchen Psychotherapiemodellen basierender gruppentherapeutischer Ansatz ermöglicht außerdem eine ideale Form von neuronalem Training, das Gelegenheit zur Stärkung des Systems für soziale Verbundenheit geben kann, die unsere soziale Kommunikation, Neurozeption und Affektregulation zu verbessern geeignet ist. Solche Gelegenheiten, die neuronalen Schaltkreise zu trainieren, die den sympathischen Tonus (die Bereitschaft zu Kampf-/Fluchtreaktionen) dämpfen und gleichzeitig die Fähigkeit verbessern, Signale für Sicherheit in der Mimik und im stimmlichen Ausdruck anderer Menschen zu identifizieren, sind für die Förderung prosozialen Verhaltens, der Affektregulation sowie des psychischen und körperlichen Wohlbefindens sehr wichtig.

Wie man das System für soziale Verbundenheit nutzen kann: Ein Beispiel für die Förderung der Affektregulation in Gruppen

Interpersonale Emotionsregulation und die Förderung der Co-Regulation in Beziehungen sind für unsere psychische Situation von zentraler Bedeutung und ein Maßstab für unsere körperliche und psychische Gesundheit. Trotz verbreiteter gegenteiliger Annahmen ist die Fähigkeit zur Affektregulation keine biologisch fundierte Selbstverständlichkeit und unserem Nervensystem auch nicht von Geburt an eigen. Entdeckungen in den Bereichen der Epigenetik, Neuroplastizität und Neurogenese haben bewiesen, daß andauerndes Training der von der Evolution geschaffenen wichtigen neuronalen Plattformen erforderlich ist, um unser System für soziale Verbundenheit während unseres ganzen Lebens effizient zu erhalten.

Die folgende Vignette veranschaulicht die Prinzipien, die der Nutzung einer Gruppenpsychotherapie als neuronales Training zugrunde liegen. Man beachte, wie die Aspekte Sicherheit, soziale Verbundenheit, emotionale Kommunikation und die Nutzung der Neurozeption zur Förderung impliziter nonverbaler Kommunikation in diesem Beispiel gruppentherapeutischer Arbeit zum Ausdruck kommen.

Nachdem Sarah sich monatelang auf die mündliche Verteidigung ihrer Dissertation vorbereitet hatte, informiert ihr Doktorvater sie, daß der Termin für die Disputation aufgrund von Bedenken bezüglich ihrer Datenanalyse verschoben werde. Verängstigt, verwirrt und verzweifelt stößt sie später an jenem Nachmittag zu einer Therapiegruppe, an deren Treffen sie seit acht Monaten wöchentlich teilgenommen hat. Sie sitzt still da und wirkt in den ersten 45 Minuten des Treffens zerstreut. In einer kurzen Pause lehnt sich Betty, ein anderes Gruppenmitglied, zu Sarah hinüber, schaut sie an und fragt sie sanft: »Sarah, ist alles okay mit dir?« Daraufhin bricht Sarah in Tränen aus. Eine respektvolle Stille breitet sich in der Gruppe aus, und die Augen aller Anwesenden wenden sich ihr zu. Die Gruppe wartet, bis Sarah sich ein wenig beruhigt hat. Dann fragt Charley, ein weiteres Gruppenmitglied, vorsichtig: »Was ist denn los? Ist etwas passiert?« Sarah berichtet nun, was am Morgen geschehen ist, und sie bringt Zweifel an ihrer Kompetenz und ihrer Fähigkeit, ihre Dissertation zu retten, zum Ausdruck. Die Gruppe versucht, ihr weitere Einzelheiten zu entlocken, bis schließlich Carl, der immer sehr offenherzig redet, seinem Ärger freien Lauf läßt: »Was für ein Unsinn! Das ist eine Unverschämtheit von deinem Doktorvater! Warum wartet er mit dieser Art von Feedback bis zum letzten Moment?« Sarahs Augen öffnen sich weit. Sie ballt die Fäuste, lächelt vorsichtig und nickt zustimmend. Ein Chor von Gruppenmitgliedern schließt sich Carls Wut über die fehlende Empathie des Doktorvaters an.

Der Gruppenleiter beobachtet sorgfältig Sarahs Reaktionen auf Carls massive Unterstützung. Ihm fällt auf, daß die Gruppe Sarah ein gemeinschaftliches Erlebnis gesunden Protests ermöglicht, so wie es erforderlich ist, wenn jemand sich verletzt oder unfair behandelt fühlt. Carl und die übrigen Gruppenmitglieder verstärken Sarahs Erleben einer Emotion, die ihr selbst momentan nicht zugänglich ist – einer für den Selbstschutz und die Sicherung einer fairen Behandlung in Beziehungen erforderlichen gesunden Aggression. Daß es ihr an Unerschrokkenheit fehlt, wirkt sich auch auf ihr Selbstvertrauen ungünstig aus und zeugt von einer inneren Selbstrepräsentation, der gemäß sie sich als schwach und andere als mächtig erlebt. Sarahs Mangel an Assertivität war auch zu Beginn der Gruppensitzung zu erkennen, als ein anderes Gruppenmitglied sie dazu bringen mußte, über ihr Problem zu sprechen, obwohl sie von Anfang an offensichtlich in Schwierigkeiten war und sich sehr unwohl fühlte. Sarahs verhaltenes Lächeln und ihre geballte Faust lassen ein neu auftauchendes Behagen und ihre Freude an einer Emotion erkennen, die ihr vorher verschlossen war. Die Gruppe nährt bei ihr eine neuartige innere Repräsentation ihrer selbst und anderer Menschen.

Robert, ein weiteres Mitglied der Gruppe, Professor an einer lokalen Universität, lächelt Sarah zu und beschreibt dann einen Kampf, den er etwa ein Jahrzehnt früher selbst wegen seiner Dissertation hatte führen müssen. Robert war bisher eines der eher stillen Mitglieder der Gruppe, und eine Träne in seinem Augenwinkel und seine sanfte Stimme wirken beruhigend auf die Gruppe und vertiefen die Intensität der Gefühle im Raum. Zwei andere Gruppenmitglieder bemitleiden Sarah wegen des Entsetzens, das die biochemische Reaktion ihres Körpers auf das Erlebte bei ihr ausgelöst hat, und versichern ihr, sie seien fest davon überzeugt, daß es ihr gelingen werde, ihre Dissertation zu verteidigen. Ein weiteres Gruppenmitglied reicht ihr eine Schachtel mit Papiertaschentüchern. Sarah wischt ihre Tränen ab und bedankt sich für die Unterstützung der Gruppe mit einem scheuen Lächeln. Bei Carl flammt erneut Ärger über die unfaire Behandlung durch Sarahs Doktorvater auf, und er knurrt mit einem Blinzeln in den Augenwinkeln: »Ich finde, wir sollten alle zusammen sein Büro stürmen und unsere Empörung ausdrücken.« Alle sind überrascht, als Sally, die normalerweise sehr still und furchtsam ist, ihre Faust erhebt und spontan brüllt: »Macht dem Volke!« Daraufhin lacht die ganze Gruppe, Sarah eingeschlossen, schallend und singt jubelnd: »Alle Macht Sarah! Alle Macht Sarah!« Ein wenig später beruhigt sich die Gruppe und stimmt sich mit Sarah gemeinsam in einen Zustand stiller, zufriedener Präsenz ein.

Der Gruppenleiter nutzt die Gelegenheit, um Sarah zu bitten, sich in der Gruppe umzuschauen und zu allen Teilnehmern Blickkontakt aufzunehmen. »Was siehst und fühlst du in diesem Augenblick, während du dir die Gesichter der anderen Menschen in der Gruppe anschaust?« Sarahs anfangs niedergeschlagene und besorgte Miene ist einem Ausdruck der Zuversicht und Selbstsicherheit gewichen. Sie schaut die übrigen Gruppenteilnehmer an und hält kurz inne, um Robert in die Augen zu schauen; beide nicken und lächeln einander zu. »Ich sehe viele Menschen, denen ich etwas bedeute und die an mich glauben.« Sarah richtet sich auf ihrem Stuhl auf und nickt selbstbewußt. »Ich kann verändern, was notwendig ist, um meine Dissertation zu retten.«

Aus diesem Fallbeispiel geht deutlich hervor, daß es dem Gruppenleiter nicht um diagnostische Kategorien geht oder darum, Sarahs Mangel an Selbstsicherheit oder Carls Wut zu deuten, oder daß er die Gruppe zu animieren versucht, ihr Heil darin zu suchen, sich durch Lachen und Heiterkeit aus der Affäre zu ziehen.

Er weiß, daß es beim spontan induzierten Spiel von Erwachsenen um Wandlungen geht und daß sich darin ein gemeinsames Erleben spiegelt, das nur möglich ist, wenn sich die Gruppenmitglieder sicher und miteinander verbunden fühlen. Spiel und das Erforschen von Unterschieden bilden ein wichtiges Element gemeinschaftlicher Erörterungen sowie von Aufmerksamkeit und Selbstlosigkeit, die alle bei der Entwicklung der Vagusbremse von Nutzen sind – einer gesteigerten Flexibilität des ANS, die für den Umgang mit schnell sich verändernden Erregungszuständen und für die effiziente fließende Veränderung emotionaler Haltungen unverzichtbar ist –, eine physiologische Fähigkeit, die für einen adäquaten Umgang mit authentischen Beziehungen zwingend erforderlich ist. Stattdessen konzentriert sich der Therapeut auf ein großes Spektrum gemeinsamer emotionaler Erlebnisse in der Gruppe, Erlebnisse der Art, wie sie für alle authentischen gesunden Beziehungen kennzeichnend sind. Der Gruppenleiter beobachtet wachsam, ob die Gruppe weiterhin fähig ist, das vollständige Spektrum der in diesem Moment in der Gruppe auftretenden Emotionen zu erleben.

Wir sehen, wie wichtig es für die Gruppenmitglieder ist, empathisch miteinander umzugehen, während sie einander ihre Erlebnisse mitteilen und Risiken eingehen. Sarah schweigt in den ersten 45 Minuten der Gruppensitzung und vermeidet den Ausdruck ihrer Bedürfnisse und Gefühle in der Gruppe. Ein anderes Gruppenmitglied geht neugierig auf Sarah zu und lädt sie ein, über ihre Erlebnisse zu berichten. Die Einladung ruft bei ihr Traurigkeit, Tränen und Selbstzweifel hervor. Wir erkennen Anzeichen für einen unsicheren Bindungsstil, wenn Sarah sich Vorwürfe macht und ihre Furcht vor Konflikten und ihrer eigenen Wut erkennen läßt. Ihre konditionierte Reaktion besteht darin, zu schweigen und sich selbst Vorwürfe zu machen. Während der Gruppensitzung reagieren die anderen Gruppenmitglieder nicht nur sensibel auf Sarahs Traurigkeit, sondern sind auch auf ihre untergründige Wut eingestimmt. Daß die Gruppe zum Ausdruck eines größeren Spektrums von Emotionen in der Lage ist, ist wichtig, weil dies Sarahs Fähigkeit zu protestieren fördert und ihr so hilft, vom Vermeiden dieser Gefühle hin zum Tolerieren der Emotionen, die sie normalerweise als bedrohlich empfindet, zu gelangen. Offensichtlich ruft die Gruppe bei ihren Mitgliedern eine Neurozeption von Sicherheit hervor, was ihnen ermöglicht, Gefühle und Gedanken zu erforschen und zu erleben, die ihnen normalerweise verboten sind oder die geleugnet werden.

Die Gruppe fühlt sich so sicher, daß ihre Mitglieder aufeinander zu gehen, Risiken eingehen und neue Verhaltensweisen erforschen können. Zwar hat der Gruppenleiter genau beobachtet, wie kleinste Enttäuschungen neuronaler Erwartungen und Bedrohungen auf Sarah und die psychischen Zustände der übrigen

Gruppenmitglieder aktivierend wirken können, doch interessiert ihn die implizite Kommunikation (Prosodie, Gesichtsausdruck, Blickkontakt usw.) stärker als der explizite Inhalt der verbalen Kommunikation. Er weiß, daß Sarah sich an das, was die einzelnen Gruppenmitglieder gesagt haben und wodurch sie die Veränderung ihres emotionalen Zustandes initiiert haben, wahrscheinlich nicht erinnert; er ist aber zuversichtlich, daß sie die implizite Kommunikation in Form von Bemühen, Freundlichkeit und Fürsorglichkeit registriert hat.

Aufgaben des Gruppenleiters: Drei auf der Polyvagal-Theorie basierende Prinzipien

In diesem Abschnitt werden wir uns damit beschäftigen, wie drei Aspekte der Polyvagal-Theorie (Neurozeption, soziale Verbundenheit und die Vagusbremse) in der Therapie positive klinische Resultate fördern können. Der Gruppenleiter muß diese Aspekte verstehen, um im Sinne der Polyvagal-Theorie formulierte Empfehlungen umsetzen zu können, die darauf abzielen, die Effektivität der Gruppentherapie zu steigern.

1. Er muß sich mit den sozialen und die Umgebung betreffenden Aspekten vertraut machen, die auf die Neurozeption einwirken, und mit den Auswirkungen dieses nicht-bewußten neuronalen Prozesses auf die Fähigkeit von Menschen, zwischen Zuständen der Sicherheit und Bedrohung zu unterscheiden.
2. Er muß eine Gruppenatmosphäre schaffen, die Umgebungsmerkmale nutzt, um eine Neurozeption von Sicherheit zu fördern und so die Defensivität zu verringern und Gelegenheiten zu schaffen, das System für soziale Verbundenheit jedes Gruppenmitglieds zu trainieren.
3. Er muß die Vagusbremse trainieren, indem er den Gruppenmitgliedern wiederholt Gelegenheit bietet, neutral eine Folge von Zuständen zu durchleben, die von ruhig über wachsam bis hin zu erschrocken reichen, und sie anschließend wieder zurück in einen ruhigen Zustand geleiten.

Werden diese Prinzipien der Polyvagal-Theorie für die Steuerung klinischer Interventionen im Rahmen einer Gruppentherapie genutzt, sind vier wichtige Resultate zu erwarten: (1) Die explizite wie implizite Affektregulation wird verbessert; (2) die Fähigkeit, Affekte zu erkennen und die Affektkenntnis zu verfeinern, entwickelt sich weiter; (3) eine fehlerhafte Neurozeption wird korrigiert; und (4) die relationalen Fähigkeiten werden durch größere Genauigkeit beim Lesen sozialer Signale und nonverbaler impliziter Kommunikation verbessert. Bevor unsere Gruppenmitglieder ein auch nur ansatzweises Verständnis dessen entwickeln können, was ihre Emotionen und ihre viszeralen Empfindungen ihnen und anderen verständlich zu machen versuchen, müssen wir ihnen helfen, ihre Emotionen, so wie sie sich aktuell im Gruppenrahmen zeigen, zu erkennen und zu identifizieren. Sie müssen ihrer viszeralen Signale gewahr werden, statt sie durch Dissoziation und Betäubung zu vermeiden, sich von ihren Gefühlen ängstigen zu lassen oder diese auszuagieren.

1. Verstehen fehlerhafter Neurozeption und die biologisch basierte Suche nach Sicherheit

Die Neurozeption spiegelt unsere Fähigkeit, die Intentionalität biologischer Bewegungen (physischer Gesten, des Gesichtsausdrucks und von Vokalisierungen) im Dienste der Anpassung an Gefahren zu evaluieren. Signale, die eine Neurozeption von Sicherheit aktivieren, hemmen die defensive Mobilisierung und ermöglichen dem System für soziale Verbundenheit, aktiv zu werden. Unser Nervensystem bemüht sich permanent um ein Gefühl der Sicherheit, indem es nach nicht bedrohlich wirkenden Menschen, Situationen und Umgebungen Ausschau hält. Wir versuchen unablässig, uns mit belastenden Umgebungen, die zahlreiche Herausforderungen bergen, auseinanderzusetzen und darin zu navigieren. Diese Herausforderungen gelangen in der äußeren Umgebung, in der wir uns befinden, zum Ausdruck, aber auch im emotionalen, viszeralen Feedback unserer inneren physiologischen Situation. Unser Körper versucht, diese Signale zu deuten und physiologische Zustände zu regulieren.

Wenn ein Gruppentherapeut acht bis zehn Stühle in einem kleinen Raum umkreist, wendet er ein intuitives Verständnis der Neurozeption an, eines der wichtigen Prozesse der Polyvagal-Theorie. Um eine soziale Bindung entwickeln zu können, müssen Menschen einander physisch nahe sein. Nützlich ist auch, die Stühle so aufzustellen, daß alle Mitglieder der Gruppe mit Hilfe ihrer Systeme für soziale Verbundenheit Blickkontakt zueinander aufrechterhalten können. Indem die Kopfmuskeln fokussiertes Schauen, mimischen Ausdruck, Kopfbewegungen, prosodische Vokalisation und verstärktes Zuhören mit Hilfe des Mittelohrs ermöglichen, fungieren sie als expressive und rezeptive Pforten zu neuronalen Schaltkreisen, die das Vagussystem aktivieren, die Neurozeption verändern und das System für soziale Verbundenheit anregen. Ermöglicht wird dies durch Optimierung von Gelegenheiten zur Interaktion von Angesicht zu Angesicht. Gelingt es dem Leiter der Gruppe, Sicherheit und Vorhersehbarkeit zu vermitteln, ist es den Gruppenmitgliedern insbesondere zu Beginn der Gruppenarbeit praktisch unmöglich, keine Bindung zueinander zu entwickeln und die Gruppe zu einer sicheren Basis für alle werden zu lassen. Wenn wir Sicherheit, Vertrautheit und Nähe zu einem anderen als »sicher« wahrgenommenen Menschen erleben, treten wir unwillkürlich interpersonal zueinander in Verbindung. Wenden wir uns dem System für soziale Verbundenheit eines anderen Menschen zu, wird die Aktivierung der Defensivreaktionen des ANS (Kampf/Flucht/Erstarren) dadurch erschwert. Die Förderung einer auf Sicherheit und implizite emotionale Kommunikation zielenden Neurozeption trägt im Gegensatz zu einer auf Verteidigung und explizite kognitive Kommunikation zielenden Neurozeption zur Förderung dieses Prozesses bei. Beispielsweise initiiert das simple Umkreisen von Stühlen in der Absicht, in einer voraussehbar sicheren Umgebung Nähe und interpersonales emotionales Engagement von Angesicht zu Angesicht zu fördern, die Verstärkung der neuronalen Mechanismen, die für die emotionale Regulation der Nervensysteme der Gruppenmitglieder verantwortlich sind.

Ein wichtiges Ziel einer Gruppentherapie beinhaltet Versuche, das emotionale Gewahrsein der Gruppenmitglieder zu erweitern und die disruptive Wirkung fehlerhafter neurozeptiver Reaktionen auf Reize, die nicht auf eine echte Gefahr verweisen, zu zerstreuen. Mit »fehlerhafter Neurozeption« sind Situationen gemeint, in denen eine auf vermeintliche Gefahren fixierte Neurozeption Defensivzustände hervorruft, obwohl keine Gefahr besteht.

Der Polyvagal-Theorie zufolge hat das menschliche Nervensystem zwei Möglichkeiten, neuronale Mechanismen zu aktivieren, die Defensivreaktionen so weit zu mildern vermögen, daß ein Zustand der Ruhe eintreten kann, der eine akkuratere Neurozeption, Lernen, Zuhören und Verstehen, Gesundheit, spontanes soziales Verhalten und Verbundenheit fördert. Sowohl ein passiver als auch ein aktiver Pfad kann die Mechanismen aktivieren, die eine Defensivhaltung abzuschwächen vermögen, um durch Beeinflussung des klinischen Kontexts, in dem die Gruppentherapie stattfindet, Zustände der Ruhe zu erreichen. Physische Eigenschaften des Raumes, die beruhigend wirken und über den Prozeß der Neurozeption ein Gefühl der Sicherheit fördern, sind Beispiele für den passiven Pfad. Zu Merkmalen dieser Art zählen eine ruhige Atmosphäre, das kreisförmige Aufstellen der Stühle, Vorhersehbarkeit, eine friedliche Umgebung und das pünktliche Beginnen und Beenden der gemeinsamen Gruppenarbeit. Der aktive Pfad erfordert bewußtes freiwilliges Verhalten, das den physiologischen Zustand mit Hilfe der Vagusbremse verändert, und ein Training des Systems für soziale Verbundenheit durch Förderung prosozialer Interaktionen von Angesicht zu Angesicht, wobei der Schwerpunkt auf emotionaler Kommunikation, Synchronie, Reziprozität, Mitgefühl, Kongruenz und einer starken Sensibilität gegenüber der

Intention biologischer Bewegung (Gestik, Gesichtsausdruck, Prosodie und Vokalisierung) liegen sollte.

2. Aktivierung des Systems für soziale Verbundenheit

Beurteilt unsere Neurozeption unsere Umgebung als sicher, werden die defensiven limbischen Strukturen gehemmt; dies ermöglicht die Entfaltung sozialer Verbundenheit und ruhiger viszeraler Zustände. Das ständige Schaffen von Gelegenheiten zur Förderung interpersonaler Interaktionen von Angesicht zu Angesicht ist aus einem sehr einfachen Grund die wichtigste Komponente einer Gruppentherapie. Solange das System für soziale Verbundenheit eines Menschen aktiviert bleibt, hemmt es die unnötige Aktivierung defensiver Kampf-/Flucht- und Erstarrungsreaktionen. Aus Sicht der Polyvagal-Theorie steht der aktive Kontakt zwischen den Systemen für soziale Verbundenheit zweier Personen im Zentrum jeder Psychotherapie, allen interpersonalen Lernens, jeder Erforschung, Entdeckung, Veränderung und Emotionsregulation sowie der Aufrechterhaltung befriedigender Beziehungen für alle Beteiligten. Unser System für soziale Verbundenheit fördert zusammen mit der Neurozeption die Entwicklung des »bestmöglichen Selbst«, was bedeutet, daß ein Mensch besser in der Lage ist, soziale Signale zu lesen, wiederkehrende co-regulatorische Beziehungen zu pflegen, Freund und Feind zu unterscheiden und eine vielgestaltige Fähigkeit zu entwickeln, Emotionen bei sich selbst und anderen zu erkennen. Ein umfassenderer Zugang zu Empathie, Mitgefühl, Spiel, Humor und Toleranz angesichts von Differenzen wird gefördert, was das Erleben bereichert und dem Leben mehr Sinn gibt. Auch das Selbstgewahrsein profitiert, weil ein aktiviertes System für soziale Verbundenheit Verzerrungen aufgrund von fehlerhafter Neurozeption verringert und behebt, wodurch unnötige Aktivierungen des ANS und in Verbindung damit der defensiven Kampf-/Flucht- oder Erstarrungsreaktion verhindert werden.

Während der Weiterentwicklung von den Reptilien zu den Säugetieren veränderte sich die neuronale Steuerung des ANS. Konkret entstand in dieser Zeit ein Vaguszweig, der aus einem für die Gesichts- und Kopfmuskeln – Bestandteile des Systems für soziale Verbundenheit – wichtigen Bereich des Hirnstamms hervorgeht. Dieser Vaguszweig umfaßt myelinisierte motorische Nervenfasern, die als effiziente und dynamisch wirkende Vagusbremse fungieren (Porges, Doussard-Roosevelt, Portales & Greenspan 1996/2010). Das Konstrukt der Vagusbremse wurde in die Polyvagal-Theorie einbezogen, um den neurophysiologischen Prozeß zu beschreiben, der durch die schnelle Hemmung und Enthemmung des kardialen Tonus des Vagus rasch mobilisierend oder beruhigend wirken kann. Funktional und metaphorisch ähnelt ein guter kardialer Tonus des Vagus einem guten Muskeltonus. So wie regelmäßiges Training in einem Fitness-Studio den Muskeltonus eines Menschen durch Liegestütze und Rumpfbeuge verbessert, stärkt ein gutes Training des Systems für soziale Verbundenheit im Gruppenrahmen die Vagusbremse und ermöglicht ihr, die Stärke emotionaler Erregung und viszeraler Zustände zu beeinflussen. Letztlich wird dadurch die Fähigkeit eines Menschen verbessert, mit anderen gemeinsam selbstberuhigende Verhaltensweisen, Zusammenarbeit und Zustände der Ruhe zu fördern und sich dafür zu engagieren, soziale Signale besser zu verstehen und nonverbale soziale Kommunikation zutreffender zu deuten.

So umfassend und überzeugend die vorliegenden Untersuchungsergebnisse auch sein mögen, sind für die gesunde Entwicklung eines Kindes eine sichere Basis (Stern 1995/1998), eine befriedigende Ehe (Johnson 2008/2011) und erfolgreiche psychotherapeutische Behandlungsresultate unverzichtbar (Norcross 2001). Ebenso plausibel sind die Belege dafür, daß eine Umgebung, die ein optimales Arousalniveau, positive Erregung und ausreichende Stimulation garantiert, für die Förderung der Neurogenese, der Neuroplastizität, des allgemeinen Wohlbefindens, der emotionalen Stimulation und des Glücks unerläßlich ist (Berns 2005). Dies gilt auch für Gruppenpsychotherapie. Doch Sicherheit oder eine sichere Basis im Rahmen einer Gruppentherapie wird oft dahingehend mißverstanden, daß wir unseren Gruppenteilnehmern eine Umgebung oder Beziehung erschließen, die zu jedem beliebigen Zeitpunkt völlig voraussehbar und sicher ist. Dies ist weder realistisch noch von Nutzen. Sicherheit ist kein eindimensionales Phänomen, sondern eine komplexere Erscheinung, die auch erfahrene Gruppentherapeuten zwingt, sich ständig zu fragen: Ist die Situation in dieser Gruppe so sicher, daß ihre Mitglieder abweichende Meinungen äußern, konträre Ansichten vertreten, sich Autoritäten (dem Gruppenleiter) widersetzen und protestieren können, wenn sie das Gefühl haben, unfair behandelt oder nicht verstanden zu werden?

3. *Trainieren der Vagusbremse – ein klinisches Beispiel*

Die folgende Vignette veranschaulicht, inwiefern jeder gruppentherapeutische Ansatz, der spontane authentische Interaktionen zwischen Gruppenmitgliedern fördert, zwangsläufig irgendwann zu einem Konflikt zwischen Gruppenteilnehmern und Gruppenleiter führt. Weil interpersonale Konflikte und Meinungsverschiedenheiten feste Bestandteile sozialer Interaktionen und enger Bindungsbeziehungen sind, zeigen sich relational orientierte Gruppentherapeuten

Konflikten gegenüber offen, weil diese der Gruppe Möglichkeiten erschließen, zu erleben und zu lernen, wie die Prozesse des Bruches und der Wiederherstellung von Beziehungen sowie der Wiedervereinigung zu den nützlichsten Komponenten einer erfolgreichen Behandlung werden können (Yalom & Leszcz 2005). Dies ist deshalb besonders wichtig, weil gut dokumentiert ist, daß in dysfunktionalen Beziehungen typischerweise die Regenerationsprozesse ausbleiben. In der hier vorgestellten Vignette geht es um die Rolle der Vagusbremse bei der Regulierung von Erregungszuständen mit dem Ziel, den vagalen Tonus zu verbessern, wodurch die spontane Reaktivierung des Systems für soziale Verbundenheit eines Menschen verstärkt wird.

Paul und Martha nehmen seit mehr als fünf Jahren an einer Psychotherapiegruppe teil, die sich wöchentlich für anderthalb Stunden trifft. Augenblicklich besteht diese Gruppe aus acht Personen, fünf Frauen und drei Männern. Zu Beginn des hier beschriebenen Treffens und bevor irgend jemand auch nur Zeit genug gehabt hätte, es sich auf seinem Stuhl bequem zu machen, erklärt Martha einem anderen Gruppenmitglied, Angela, sie sei nach dem vorigen Treffen sehr wütend auf sie gewesen. Angela ist angesichts dieser Mitteilung ebenso verblüfft und überrascht wie der Rest der Gruppe, weil alle Teilnehmer den Eindruck gehabt hatten, daß nach dem vorigen Treffen nichts unaufgelöst geblieben war. Nachdem Angela vorsichtig gefragt hat, was sie denn getan habe, hält Martha ihr einen Vortrag über »deine Anspruchshaltung«, der sich offenbar auf Angelas Beschreibung eines schmerzhaften Disputs bezieht, den sie in der Vorwoche mit ihrer fordernden und narzißtischen Mutter gehabt hat. Wie alle anderen Gruppenteilnehmer war auch Angela über die Härte in Marthas Stimme und über den arroganten Ausdruck auf ihrem Gesicht bestürzt. Nachdem Angela sich von Marthas verurteilender Äußerung ein wenig erholt hatte, bekannte sie, sie verfalle tatsächlich manchmal in eine Anspruchshaltung, und Martha habe diese weniger erfreuliche Eigenschaft von ihr, derentwegen sie sich schäme, völlig zutreffend erkannt. Doch obwohl Angela sich in keiner Form zu verteidigen versuchte, gelang es ihr nicht, den mimischen Ausdruck und den Ton Marthas ihr gegenüber zu besänftigen. Im Gegenteil: Auf Marthas Gesicht wurde der Ausdruck selbstgerechter Empörung noch stärker. Nachdem ein wenig Zeit vergangen war, fragte der Gruppenleiter Martha, was sie nach Angelas Zugeständnis und ihrer nichtdefensiven Reaktion auf ihre konfrontative Äußerung empfinde. Martha zuckte gleichgültig die Schultern und erklärte dann: »Es gefällt mir immer noch nicht.«

Der Gruppenleiter ging noch etwas deutlicher auf das Problem ein: »Haben Sie irgendeine Idee, welche Gefühle sich hinter Ihrer Intoleranz gegenüber Angelas Ausdruck einer Anspruchshaltung verbergen könnten?« Daraufhin schüttelte

Martha schnell den Kopf und antwortete: »Nein, absolut nicht!« Dann starrte sie den Gruppenleiter an und sagte: »Hören Sie, ich werde nicht zulassen, daß Sie diese Sache herumdrehen und daraus etwas machen, wobei es um mich geht!«

In diesem Moment brach es aus Paul heraus, der auf der gegenüberliegenden Seite des Raumes saß: »Was meinst du eigentlich mit Anspruchshaltung? Ich habe bei Angela noch nie etwas von einer Anspruchshaltung bemerkt.« Daraufhin entspann sich zwischen den beiden einige Minuten lang ein Gezänk. Martha blieb weiterhin bei verurteilenden Antworten. Alles, was sie sagte, klang streng und unerschütterlich. Sie behielt die Kontrolle über den Ton ihrer Stimme und starrte Paul mit einem Ausdruck völliger Verachtung und grinsend an. Pauls Wut steigerte sich allmählich zu einer Schimpf- und Fluchtirade. »Wenn du nicht bereit bist, dich mit deinem Anteil an dieser Sache zu beschäftigen, solltest du diese Gruppe besser verlassen!« Aufgrund der Intensität von Pauls Reaktionen breitete sich allmählich Unruhe in der ganzen Gruppe aus. Und obwohl einige Mitglieder seiner Meinung waren, hielten sie sein Brüllen und Fluchen Martha gegenüber für unangemessen. Doch Paul ließ sich von den anderen nicht überzeugen und fuhr mit seinem Brüllen fort, auch als Martha sich deutlich aus dem Disput zurückzog, indem sie sagte: »Das führt nirgendwo hin, und du machst mir Angst.«

Als der Gruppenleiter merkte, daß die Gruppe sich in einer Sackgasse befand, intervenierte er im Sinne der Polyvagal-Theorie. Er lehnte sich zu Paul vor und sprach sanft, aber bestimmt, um Pauls Aufmerksamkeit von Martha abzulenken. Weil er wußte, daß unser Nervensystem eine Bewegung des Kopfes und des Oberkörpers sowie Veränderungen des Gesichtsausdrucks nicht ignorieren kann, nutzte er die Tatsache, daß Bewegungen des Körpers immer Intentionalität erkennen lassen und daß sie somit auf natürliche Weise die Aufmerksamkeit eines Menschen fokussieren. Indem er weiterhin mit Hilfe der Prosodie auf das Fehlen jeglicher Gefahr und jeglichen Grundes zu erhöhter Erregung hinwies, bat er mit ruhiger Stimme: »Paul, könnten Sie mich einen Moment lang anschauen?« Der Gruppenleiter wußte auch, daß ein Mensch effizienter zuhören und verbale Information verarbeiten kann, wenn Blickkontakt zu ihm besteht, weil an beiden Prozessen Nervenverbindungen beteiligt sind, die dem System für soziale Verbundenheit zugerechnet werden.

Der Gruppenleiter versuchte, durch seinen Blick soviel Mitgefühl wie möglich zu übermitteln, während er sanft erklärte: «Paul, was hier vor sich geht, löst bei Ihnen offensichtlich sehr starke Gefühle aus. Würden Sie bitte das Brüllen so lange einstellen, daß Sie hören können, was ich Ihnen sagen möchte?« Paul atmete schwer und bemühte sich, die Kontrolle über die Reaktionen seines Körpers wiederzuerlangen. Sein SNS war offensichtlich sehr stark erregt, und seine Vagusbremse war außer Funktion. Durch konzentrierte Bemühung und weil Paul seit langem eine Vertrauensbeziehung zum Gruppenleiter hatte, nickte er bedächtig und signalisierte so, daß er bereit war, der Bitte nachzukommen. Weil Paul immer noch schwer atmete, empfahl der Gruppenleiter ihm einige langsamere und tiefere Atemzüge, weil langsames und gleichmäßiges Ausatmen die Vagusbremse aktiviert und die Intensität der Kampf-/Fluchtreaktion verringert.

Mittlerweile war dem Gruppenleiter klar geworden, daß er eine Möglichkeit finden mußte, die emotionale Verstrickung zu unterbrechen, in die Paul mit Martha geraten war, und daß er den Teil von Paul erreichen mußte, der den beiden in ihrer gemeinsamen Vorgeschichte als sicherer Hafen gedient hatte. Der Gruppenleiter mußte nun Blickkontakt und Prosodie nutzen, um Pauls Erregung zu verringern. Paul befand sich im voll ausgeprägten Kampf-/Fluchtmodus. Er erhielt einige Augenblicke lang die Verbindung zum Gruppenleiter aufrecht, ohne daß der Rest der Gruppe einbezogen wurde. Als Pauls Atmung allmählich wieder leichter wurde, fragte der Gruppenleiter ihn, ob er bereit sei, einige Augenblicke lang ruhig zu sitzen. Derweil würde er sich kurz der übrigen Gruppe zuwenden, doch anschließend werde er sich wieder um ihn und Martha kümmern. Dem Gruppenleiter war klar, daß es eine Weile dauern würde, bis Pauls Erregung wieder den Ausgangszustand erreichen würde, doch erst dann wäre er wieder in der Lage, sich Feedback anzuhören. Paul nickte zustimmend, und Martha, die sichtlich erleichtert wirkte, stimmte ebenfalls rasch zu.

Dem Gruppenleiter war klar, daß er den Rest der Gruppe einbeziehen mußte und nicht zulassen durfte, daß der Konflikt auf zwei Gruppenmitglieder beschränkt bliebe. Er äußerte bestimmt, aber mit sanfter Stimme: »Was empfinden die übrigen Gruppenmitglieder in diesem Augenblick?« Er pausierte kurz und fuhr dann fort: »Ich denke, wir haben hier als Gruppe Gelegenheit, etwas Wichtiges zu verstehen, das uns selbst angeht. Das ist aber nur möglich, wenn wir nicht zulassen, daß Paul und Martha diesen Konflikt stellvertretend für die Gruppe austragen. Es geht nicht nur um sie. Es geht um die Gruppe.« Daraufhin berichtete die Gruppe, wie der Austausch zwischen Paul und Martha auf sie gewirkt hatte, wobei die einzelnen Mitglieder manchmal auf eigene Erlebnisse zu sprechen kamen. Paul saß still da, von der Gruppe distanziert, aber mit deutlich kontemplativem Gesichtsausdruck. Nachdem der Gruppenleiter festgestellt hatte, daß es allen Anwesenden gelungen war, ihr System für soziale Verbundenheit zu reaktivieren, fragte er Martha und Paul, wie es ihnen gehe.

Martha antwortete schnell: »Ich schweige jetzt lieber. Ich möchte nicht noch einmal angegriffen werden.« Daraufhin antwortete ihr Paul mit sanfter Stimme und aufrichtigem Ernst, indem er seine eigene Position erklärte und sich bei ihr entschuldigte: »Martha, ich möchte nicht, daß du dich vor mir fürchtest oder daß du dir Sorgen machst, ich oder jemand anders aus der Gruppe könnte dich angreifen.«

Paul hielt Blickkontakt zu ihr und lächelte ihr vertrauensstärkend zu. »Ich will ganz sicher nicht, daß du die Gruppe verläßt. Wir haben in den fünf Jahren, die wir in der Gruppe verbracht haben, so viel gemeinsam erlebt. Ich will dich nicht verlieren.« Dann erklärte Paul der Gruppe, worüber er in der vergangenen Stunde nachgedacht hatte. Der verächtliche Ausdruck und das Grinsen auf Marthas Gesicht hatten bei ihm alte Bindungsverletzungen und frühere schmerzhafte Demütigungen reaktiviert. Aufgrund ihrer fünfjährigen gemeinsamen Arbeit wußten Martha und die Gruppe über Pauls Geschichte mit seiner Mutter Bescheid: Sie hatte ihn und seine beiden Brüder in deren Kindheit sexuell mißbraucht. »Als ihr darauf beharrtet, daß Angela anspruchsberechtigt sei, und ich das nicht so sah, war das für mich ein Trigger. Meine Mutter hat ständig versucht, mir aufzuzwingen, was ich sehen müßte, oder sie hat behauptet, daß das, was sie tat, in Wirklichkeit gar nicht geschehe. Sie zu bedrohen war meine einzige Möglichkeit, mich dagegen zu wehren, daß sie mich zwang, ihre Version der Wirklichkeit anzunehmen. Wenn ich oder meine Brüder sie aufforderten, sich doch einmal klar zu machen, welche Rolle *sie* in all dem Chaos spielte, weigerte sie sich jedesmal und behauptete, wir allein seien an allem schuld.« Marthas Gesichtszüge wurden augenblicklich weicher. Als der Gruppenleiter bemerkte, daß sie sich einen Moment lang in einem offenen Zustand befand, fragte er sie, ob Pauls Offenbarung ihr zu irgendeiner Erkenntnis verholfen habe. Martha schluckte, lächelte dann und sagte: »Oh mir sind gerade ganz bestimmt ein paar Dinge klar geworden. Angela war zu meinem Bruder geworden; er war immer das anspruchsberechtigte Lieblingskind meiner Mutter. Und ich war zu meiner ständig kritisierenden und verurteilenden Mutter geworden, die von ihren Kindern grundsätzlich erwartete, sie müßten perfekt sein.«

Nicht alle Beziehungsbrüche sind so dramatisch wie das geschilderte klinische Beispiel. Die meisten werden uns gar nicht bewußt. Aber unser viszerales Reaktionssystem, das mit der Neurozeption verbunden ist, erkennt Verletzungen neuronaler Erwartungen immer. Auch subtile Verletzungen bleiben uns als vage, unangenehme Erlebnisse unbekannten Ursprungs oder als Trigger erhalten. Uns treffen den ganzen Tag lang Verletzungen, die durch Myriaden von sozialen Interaktionen in einer permanent geschäftigen und streßbelastenden Welt hervorgerufen werden. Das freundliche Lächeln und Grüßen eines Passanten oder das Keifen eines Amtsschimmels »Warten Sie, bis Sie an der Reihe sind!« entscheiden in der Summe ihrer Wirkungen darüber, ob wir uns an einem Tag wohlfühlen oder nicht. Die Evolution hat davon abgesehen, dem relativ langsamen Bewußtsein die Sicherung unseres Überlebens anzuvertrauen, und hat es deshalb von der Last befreit, Risiken, Gefahren oder Zustände der Sicherheit erkennen zu müssen. Dies ist eine von vielen Variationen über die von Bessel van der Kolk formulierte Maxime »Der Körper merkt sich alles« (van der Kolk 2014/2015).

Sich von einem Menschen zu distanzieren, dessen System für soziale Verbundenheit darauf trainiert ist, reziproke und synchrone Interaktionen mit Signalen für Sicherheit und Vertrauen zu antizipieren, verletzt eine neuronale Erwartung von Sicherheit und aktiviert eine Neurozeption von Gefahr samt den damit verbundenen körperlichen Reaktionen Kampf, Flucht und Erstarren. Schon geringe Distanzierungen rufen bei einigen Menschen massive Reaktionen hervor. Das Ausbleiben jeder Reaktion (ein ausdrucksloses Gesicht, kein Blickkontakt usw.) und sogar eine indifferente, desinteressierte oder auf Mangel an emotionaler Einstimmung hindeutende Reaktion (Mangel an Prosodie, Abtun der emotionalen Verletzlichkeit oder Offenheit der anderen Person, pures Intellektualisieren und Ignorieren des emotionalen Inhalts des Kontakts usw.) können unsere Stimmung oder unsere uns selbst betreffenden Gefühle beeinflussen. Soziale Erlebnisse werden mit reziproken und synchronen Interaktionen assoziiert, die eine neuronale Erwartung reziproker und synchroner soziale Verbundenheit ausdrückender Verhaltensweisen beinhalten.

Eine Gruppe erzeugt Gelegenheiten, Situationen zu erleben, die mit einer »Verletzung« der neuronalen Erwartung reziproker und synchroner Interaktionen verbunden sind. Die Verletzung dieser neuronalen Erwartung verwandelt den körperlichen Zustand des betreffenden Menschen augenblicklich so, daß Defensivreaktionen begünstigt werden – meist in Form einer sympathischen Aktivierung, die Kampf-/Fluchtverhalten unterstützen soll. Eine Gruppe ermöglicht außerdem, durch Ausführung der neuronalen Übung der Abschwächung der Defensivreaktion mit Hilfe der positiven Signale der Systeme für soziale Verbundenheit anderer Gruppenmitglieder die Folgen einer Verletzung zu beseitigen. Die neuronale Übung zerstreut zeitweilige Defensivreaktionen mit Hilfe einer neuronalen Erwartung von Sicherheit und Vertrauen, die durch eine prosodische Stimme, tröstende Gesten und warmherzige Mimik hervorgerufen wird. Dies ähnelt dem Vorgang beim Guckuck-Spiel eines Kindes (Porges 2015, Kap. 2 in diesem Buch). Dieser Wechsel vom regulierten sozialen Engagement (das mit einer neuronalen Erwartung einhergeht, die sich auf Signale für reziproke soziale Verbundenheit bezieht) über Brüche infolge von Verletzungen neuronaler Erwartungen (in Form einer Neurozeption von Gefahr und von Triggern für viszerale Zustände, die Defensivstrategien fördern) zur Wiederherstellung der Funktionsfähigkeit durch Reaktivierung des beeinträchtigten Systems für soziale Verbundenheit, was mit Hilfe von Signalen für Sicherheit und Vertrauen erreicht wird, bildet den Rahmen für das Verständnis der Gruppenarbeit als einer die Resilienz fördernden neuronalen Übung. Die Fähigkeit, Brüche zu überwinden und für einen solchen Regenerationsprozeß offen zu sein, wirft Licht auf die dynamische Natur und Resilienz der neuronalen Erwartung.

Zum Abschluß

Die Vorstellung von Gruppenpsychotherapie als einem neuronalen Training ist mit der impliziten Überzeugung verbunden, daß es Vorteile hat, sich der Bindungstheorie und der psychotherapeutischen Behandlung im Gruppenrahmen mit einer Perspektive zu nähern, die den neurophysiologischen Aspekt behavioraler und emotionaler Probleme würdigt. Dieser Perspektivwechsel spiegelt die Auffassung der Polyvagal-Theorie über die Beziehung zwischen Gefühlen und rationalem Denken und über die Verbindung der Regulation des biobehavioralen Zustandes durch das Nervensystem mit der psychischen und physischen Gesundheit bei gleichzeitiger Anerkenntnis der Tatsache, daß die nonverbale Kommunikation auf einer Ebene unterhalb des Bewußtseins stattfindet.

Die Polyvagal-Theorie basiert auf der Einsicht, daß zwischen unserer Physiologie (d. h. unserem Körper) und unserem Gehirn (d. h. unserem Geist) eine bidirektionale Beziehung besteht. Dieses Konzept ermöglicht nicht nur, die Interaktionen zwischen Gehirn und Körper zu verstehen, sondern beinhaltet auch die Entwicklung eines Verständnisses dessen, inwiefern soziales Verhalten für die körperliche und psychische Gesundheit unverzichtbar ist. Im Zentrum der Polyvagal-Theorie steht das Konzept der Co-Regulation des biobehavioralen Zustandes. Probleme der psychischen Gesundheit und des Verhaltens sind in der Regel mit einer Unfähigkeit zur Co-Regulation verbunden, was in Form von unzureichenden sozialen Beziehungen und Zuständen emotionaler Dysregulation zum Ausdruck kommt. Aus Sicht der Polyvagal-Theorie ist eine Gruppentherapie besonders geeignet, ein neuronales Training zur Förderung jener neuronalen Schaltkreise zu ermöglichen, die für die Co-Regulation und die Emotionsregulation im allgemeinen von Bedeutung sind.

Die Polyvagal-Theorie erweitert auch unsere Vorstellung vom Geist, indem sie unsere Vorstellung von »verkörperter Kognition« (Bargh 2014) oder vom »verkörperten Gehirn« (Fonagy et al. 2002/2004) anregt und so dazu beiträgt, die psychodynamische Theorie von einer Theorie des Affekts in eine Theorie der Affektregulation zu verwandeln. Die Polyvagal-Theorie bietet überzeugende Belege für die Bedeutung, die wiederholte authentische soziale Interaktionen von Angesicht zu Angesicht für die Stärkung der Vagusbahnen haben, wodurch die emotionale Kommunikation, die Zielsicherheit der Neurozeption und die Dämpfung des sympathischen Tonus (unnötige Defensivreaktionen, die das psychische Erleben verzerren) verbessert werden. Die Polyvagal-Theorie erschließt eine neuartige Perspektive, die nicht nur erklärt, welche neuronalen Mechanismen für die Bindung eine Rolle spielen, sondern auch ein klinisches Modell als Grundlage für eine effektivere Behandlung anbietet. Die Theorie erreicht dies, indem sie Strategien beschreibt, die ein Training neuronaler Schaltkreise (des Systems für soziale Verbundenheit, der Neurozeption und der Affektregulation mit Hilfe der Vagusbremse) ermöglichen, welche eine sichere Bindung fördern und außerdem plausibler zu erklären vermögen, wie Geist und Körper einander beeinflussen.

7

Neuronale Mechanismen der Interaktion zwischen Mensch und Tier

Soziale Unterstützung und positive soziale Interaktionen können schützen und heilen (Cacioppo & Patrick 2008). Deshalb spielen die biologischen Grundlagen und deren Auswirkungen auf das soziale Verhalten in vielen Bereichen der Wissenschaft eine wichtige Rolle, so auch in den Neurowissenschaften und in der Medizin. Soziale Interaktionen sind in schwierigen Situationen von besonderem Wert, insbesondere wenn die positiven Auswirkungen sozialen Kontakts die Vorteile des Alleinseins überwiegen. Zwar geht es bei sozialem Verhalten in der Regel um Interaktionen zwischen Artgenossen, doch kann es auch um Kontakt zu anderen Arten gehen, wodurch Beziehungen zwischen Angehörigen verschiedener Arten entstehen, die für die Beteiligten gleichermaßen vorteilhaft sind und sogar symbiotischen Charakter annehmen können.

Das vorliegende Kapitel untersucht – im Kontext der Evolution – die neuroendokrinen und autonomen Mechanismen, die den biologischen Konsequenzen positiver sozialer Interaktionen zugrunde liegen. Die am sozialen Verhalten beteiligten neurobiologischen Systeme können helfen, die positiven Auswirkungen von Mensch-Tier-Interaktionen (*Human-Animal Interaction* – HAI) auf die

---

Autoren: C. Sue Carter & Stephen W. Porges
Originaltitel: Neural mechanisms underlying human-animal interaction: An evolutionary perspective (2016)
Quellennachweis: In: L. S. Freund, S. McCune, L. Esposito, N. R. Gee & P. McCardle (Hrsg.), *The social neuroscience of human-animal interaction*. S. 89–105. American Psychological Association.
https://doi.org/10.1037/14856-006

Gesundheit zu erklären (z. B. Headey & Grabka 2007; Headey et al. 2008). Tiergestützte Therapien (*Animal-assisted therapies* – AATs), die auf HAIs basieren, werden heute immer häufiger eingesetzt. Sowohl HAIs als auch AATs basieren auf den neuronalen Systemen, die auch zur Erklärung der allgemeinen positiven Wirkung sozialer Unterstützung herangezogen werden. Diese Systeme können uns helfen, natürliche Prozesse zu erkennen, durch die empfundene soziale Unterstützung die Gesundheit von Menschen schützt oder wiederherstellt.

Haustiere rufen positive Emotionen hervor und lassen Menschen ein Gefühl der Sicherheit empfinden, das sich auf ihre Fähigkeit, emotionale und physiologische Zustände zu regulieren, positiv auswirkt. Es kommt zu einer Verbesserung der psychischen und körperlichen Gesundheit, die sich oft in Form einer Stärkung der Resilienz gegenüber Stressoren äußert (Handlin et al. 2011). Wesentliche Aspekte menschlicher Emotionen sind dynamische Empfindungen, Gefühle und autonome Reaktionen. Soziale Unterstützung ist besonders wirksam, wenn sie auf Gegenseitigkeit beruht, und charakteristisch für sie sind in der Regel das Geben und Annehmen von Zuwendung sowie soziale Bindungen (Carter 1998).

Wir konzentrieren uns hier auf die neurobiologischen Aspekte der Mensch-Tier-Interaktion in Fällen, in denen solche Beziehungen reziprok und positiv sind, weil nur dann die Fähigkeit zu gegenseitiger Regulation überhaupt gegeben ist. Mensch-Tier-Interaktionen haben jedoch nicht nur positive Auswirkungen, sondern können auch problematisch sein. Große Tiere können Menschen bedrohen oder verletzen. Die Koexistenz einander überlagernder neuronaler Systeme für affiliative Unterstützung und defensive Aggression erzeugt eine behavioral komplexe Situation für die Mensch-Tier-Interaktion. Somit kann die Kenntnis der autonomen und neuroendokrinen Grundlagen defensiver Verhaltensweisen zu Einsichten über Situationen verhelfen, in denen Gefahren oder Aggressionen zutage treten können.

Biologische Prototypen für die Physiologie der Soziabilität

Die physiologischen Elemente, die das mütterliche Verhalten von Säugetieren unterstützen, liegen sozialem Verhalten ganz generell zugrunde (Carter 1998, 2014; Carter, Grippo, Pournajafi-Nazarloo, Ruscio & Porges 2008). Untersuchungen an Ratten ergaben, daß Oxytocin soziale Interaktionen zwischen Mutter und Kind fördert (Pedersen & Prange 1979); dieses Hormon wird während der Geburt und beim Stillen verstärkt ausgeschüttet (Brunton & Russell 2008). Mütterliches Verhalten beim zärtlichen körperlichen Kontakt mit dem Säugling setzt soziale Verbundenheit und Immobilisierung voraus. Weiterhin wurde festgestellt, daß bei männlichen Präriemäusen die Anwesenheit eines Säuglings schnell eine Oxytocinausschüttung hervorruft, wodurch die soziale Verbundenheit gefördert oder verstärkt wird (Kenkel et al. 2012). Bei Arten mit selektivem sozialem Verhalten, etwa bei Schafen (Keverne 2006) und sozial monogamen Präriemäusen (Williams, Insel, Harbaugh & Carter 1994), ist Oxytocin ein wichtiger Faktor der Förderung sozialer Bindungen.

Oxytocin ist aber nicht das einzige Hormon, das soziales Verhalten fördern kann, und seine Ausschüttung zum Zeitpunkt der Geburt ist auch keine Voraussetzung für die Entfaltung der Fähigkeit, elterliches Verhalten zum Ausdruck zu bringen. Mausmutanten, bei denen das Oxytocin-Gen deaktiviert wurde, können Nachwuchs gebären und einige Aspekte mütterlichen Verhaltens zeigen; wahrscheinlich sind die biochemischen Systeme, die die Gebärfähigkeit und mütterliches Verhalten ermöglichen, redundant (Russell, Lang & Douglas 2003). Deshalb können auch Adoptiv- und Pflegeeltern ein ausgeprägtes elterliches Verhalten entwickeln. Oxytocinausschüttungen unter solchen Umständen sind möglicherweise eine Art hormoneller »Versicherung«, die gewährleisten soll, daß die mütterliche/elterliche Aufmerksamkeit sich auf die Neugeborenen konzentriert.

Auch andere Moleküle können die Ursachen und Folgen sozialen Verhaltens regulieren. Beispielsweise basieren die Wirkungen von Oxytocin und Vasopressin auf dem Einfluß von Dopamin, was die belohnenden Auswirkungen mütterlichen Verhaltens (Barrett & Fleming 2011) und der Entwicklung sozialer Bindungen (Aragona & Wang 2009) erklären könnte.

Neuroendokrinologie und soziales Verhalten

Das neuronale System, das bei Säugetieren soziale Kognition und Emotionen ermöglicht, kann durch die Oxytocin- und Vasopressinwirkung beeinflußt werden. Beide beinhalten neun Aminosäuren und werden deshalb *Peptide* genannt. Die bei heutigen Säugetieren vorkommenden Peptidhormone haben sich aus chemischen Verbindungen entwickelt, die bei älteren Vorläufern heutiger Arten vorkamen; aus diesen sind unser heutiges Oxytocin und Vasopressin hervorgegangen. Möglicherweise hatten diese Verbindungen, die in multizellulären Organismen in besonders hohen Konzentrationen im Nervensystem synthetisiert werden, ursprünglich die Aufgabe, auf Zellebene die Wasserbilanz, Immunprozesse oder andere Defensivmechanismen zu regulieren. Sie haben im Laufe der Zeit zusätzlich die Fähigkeit entwickelt, als Hormone zu fungieren.

Die Wirkung von Oxytocin und ähnlichen Neuropeptiden beruht auf der Fähigkeit, sich mit größeren Proteinmolekülen (*Rezeptoren*) zu verbinden, die sich gemeinhin auf Zellmembranen befinden. Bei Säugetieren bilden Peptide mit ihren Rezeptoren ein im ganzen Körper aktives System (Oxytocin wirkt z. B. auf Rezeptoren im Gehirn, auf das periphere Nervensystem, den Uterus, die Brust, die Keimdrüsen, das Herz, die Nieren und den Thymus).

Oxytocin fungiert sowohl als Hormon als auch als Neuromodulator (Landgraf & Neumann 2004). Synthetisiert im Hypothalamus, wird es von der Hypophyse in den Blutkreislauf ausgeschüttet und wirkt auf verschiedene Zielorgane ein. Als Neuromodulator erreicht es durch Diffusion über das Nervensystem Oxytocinrezeptoren im gesamten Gehirn. Als Signalmolekül kann Oxytocin Verhalten und Physiologie beeinflussen. Über Nervenbahnen im Hirnstamm reguliert es das ANS und erzeugt Wirkungen sowohl in peripheren Organen als auch hinsichtlich emotionaler Zustände und Gefühle.

Vasopressin ist genetisch und strukturell mit Oxytocin verwandt. Untersuchungen an sozial monogamen Präriemäusen haben ergeben, daß Oxytocin und Vasopressin für das soziale Verhalten – sowohl beim sozialen Kontakt als auch bei der Entstehung einer Paarbindung – eine wichtige Rolle spielen und daß beide die Verbundenheit mit einem vertrauten Partner fördern können. Allerdings scheinen selegierende soziale Verhaltensweisen wie die für die Paarbindung (Cho, DeVries, Williams & Carter 1999) und für Reaktionen auf Säuglinge (Bales, Kim, Lewis-Resse & Carter 2004; Bales et al. 2007) sowohl Oxytocin als auch Vasopressin zu erfordern. Aufgrund ihrer strukturellen Ähnlichkeiten können beide Peptide die Rezeptoren des jeweils anderen beeinflussen. Es gibt plausible Hinweise darauf, daß die Auswirkungen von Oxytocin und Vasopressin auf das Verhalten nicht identisch sind (Carter 2007).

Zentral aktives Vasopressin ist möglicherweise besonders wichtig für die Zunahme defensiver Aggression männlicher Tiere bei der Sicherung der Paarbindung (Winslow, Hastings, Carter, Harbaugh & Insel 1993) und bei der Verteidigung des Nachwuchses durch die Eltern (Bosch & Neumann 2012; Kenkel et al. 2012). Vasopressin (das auch den Blutdruck erhöht) fördert die physische und vermutlich ebenso die emotionale Mobilisierung (Carter 1998) sowie andere adaptive und defensive Verhaltensweisen (Ferris 2008). Diese Substanz wird mit Hyperarousal, erhöhter Wachsamkeit und aggressivem Verhalten in Verbindung gebracht. Wie der folgende Abschnitt erläutert, könnte es von Nutzen sein, die Funktionen des Vasopressin zu kennen, weil dies sowohl arteninterne als auch artenübergreifende Unterschiede hinsichtlich der Domestizierung, der bei der Mensch-Tier-Interaktion manchmal auftretenden defensiven Aggression und negativer Symptome wie Depression und Angst erklären könnte, die im Falle der Verletzung sozialer Bindungen auftreten.

Die Entwicklung sozialen Verhaltens bei Säugetieren und die Mensch-Tier-Interaktion

Wahrscheinlich beruht die positive Wirkung der Mensch-Tier-Interaktion und anderer Formen sozialer Unterstützung teilweise auf älteren neuronalen Systemen, die vor der Herausbildung des Neokortex entstanden sind. Dies läßt sich am einfachsten erklären, wenn man sich die Entwicklung des hierarchisch organisierten Nervensystems der Säugetiere vergegenwärtigt. Ältere neuronale Verbindungen, die das Überleben sichern sollen, dominieren und können die erst später hinzugekommenen kognitiven Systeme deaktivieren. Wie für andere Säuger kann es auch für Menschen schwierig sein, ihre viszeralen Reaktionen und emotionalen Zustände mit Hilfe des Kortex zu regulieren und zu verstehen. Das Bottom-up-Modell des Nervensystems von Säugetieren trägt zur Erklärung der Wirkung der grundlegenden Erlebnisse und Gefühle bei, die insgesamt die Mensch-Tier-Interaktion charakterisieren können.

Die Entwicklungsgeschichte des menschlichen Zentralen und Autonomen Nervensystems hilft uns, die Ursprünge der sozialen Kommunikation zwischen Säugetieren zu verstehen. Beispielsweise sind Menschen sehr sensibel für die Gegenwart von Haustieren und für deren stimmliche Äußerungen; emotionale Zustände bei den Menschen wie den Tieren können wiederum durch diese sozialen Signale beeinflußt werden. Das Schnurren eines Kätzchens und das Bellen eines Hundes sind bekannte Beispiele für Signale, die man nur schwer ignorieren kann. Und die allgemein als angenehm empfundenen visuellen Eigenarten von Haustieren rufen bei den meisten Menschen emotionale Regungen hervor.

Im Laufe der Evolution entwickelten die modernen Säugetiere eine subtile anatomische und neuronale Fähigkeit, komplexe soziale Signale zu erzeugen und zu empfangen, darunter auch akustische Signale. Zu diesen Signalen zählt die *Prosodie* (Tonhöhe, Rhythmus und Tempo des Sprechens), die für die menschliche Sprache, aber auch für die soziale Kommunikation anderer Säugetiere von großer Bedeutung ist (Porges 2011/2010). Die Prosodie kann bei domestizierten Tieren identifiziert werden. Die soziale Kommunikation von Säugetieren basiert teilweise auf den genannten Systemen (beispielsweise erzeugen einige Hunde Geräusche, die Elemente der menschlichen Sprache nachahmen). Menschen und Haustiere können sensibel auf die von beiden produzierten Arten von Geräuschen reagieren, und oft benutzen sie diese Signale zur Beurteilung einer emotionalen Intention und um ihre Emotionen zu regulieren.

Das Autonome Nervensystem, soziales Verhalten und Emotionsregulation

Von besonderer Bedeutung für soziale und emotionale Zustände ist das Autonome Nervensystem von Säugetieren, das unwillkürliche Funktionen (wie beispielsweise die Aktivität des Herzens, der Lunge, des Verdauungssystems und des Immunsystems) reguliert, die lange vor dem modernen Neocortex entstanden sind. Auch das ANS von Säugetieren ist durch einen Entwicklungsprozeß entstanden. Zu den Funktionen des ANS zählen hierarchische Prozesse, die das ausgeprägte soziale Verhalten und die soziale Kommunikation bei Säugetieren unterstützen.

Das ANS wird funktional in sympathische und parasympathische Komponenten unterteilt. Zu seinen sympathischen Teilen zählen das Rückenmark, das die Mobilisierung und einige Aspekte sozialer Verbundenheit, aber auch Kampf- oder Fluchtverhalten unterstützt. Aus Sicht der Polyvagal-Theorie (Porges 2011/2010) umfaßt das Parasympathische Nervensystem (PNS) zwei Vagusanteile. Ein älterer, nicht myelinisierter Zweig des Vagus innerviert die Organe unterhalb des Zwerchfells und ruft Wirkungen hervor, die auf Energiekonservierung und Verringerung der Stoffwechselaktivität zielen. Außerdem verlangsamt der nicht myelinisierte Vaguszweig den Herzschlag.

Der erst später entstandene, myelinisierte Vaguszweig versorgt hauptsächlich die Organe oberhalb des Zwerchfells; er unterstützt die Sauerstoffversorgung des Neocortex, fördert Gesundheit, Entwicklung und Regeneration und ist für den sozialen Austausch erforderlich. Hinsichtlich des Säugetierherzens wird der myelinisierte Vagus mit schützenden neuronalen Herzrhythmen (der Respiratorischen Sinusarrhythmie – RSA) in Verbindung gebracht, die immer wieder in Zusammenhang mit Gesundheit, Regeneration und positiven sozialen Verhaltensweisen genannt wurden (Porges 2011/2010).

Das ANS als neuronale Grundlage für die Auswirkungen von Oxytocin und Vasopressin auf das Verhalten

Peptidhormone wie Oxytocin und Vasopressin modulieren die Funktionen des ANS. Oxytocin verursacht viele komplexe Wirkungen, wobei die das SNS betreffenden bisher nicht ausreichend untersucht wurden; allerdings könnten zu den akuten sympathischen Wirkungen des Oxytocins die Förderung sozialer Verbundenheit und des Spiels zählen. Längerfristig verringert Oxytocin die sympathische Aktivierung wahrscheinlich eher, was im Zeitverlauf – zumindest verglichen mit Kampf-/Fluchtreaktionen – weniger reaktive soziale Interaktionen ermöglicht, wie sie mit der Erfüllung elterlicher Aufgaben verbunden sind (Kenkel et al. 2013). Oxytocin wirkt sowohl bei Menschen (Norman et al. 2011) als auch bei anderen sozialen Säugetieren (Grippo, Trahanas, Zimmerman, Porges & Carter 2009) auf den myelinisierten Vagus ein. Dieser schützt das Herz und sichert eine ausreichende Versorgung des Neokortex mit Sauerstoff, was wiederum eine unverzichtbare Voraussetzung für soziale Interaktionen und die Kognition ist (Porges 1998/2010). Möglicherweise wirkt Oxytocin auch direkt auf den nicht myelinisierten Vagus ein; dadurch können Säugetiere sozialen Kontakt erleben, gefahrlos ihre Herzfrequenz senken und jene *Immobilität ohne Furcht* erreichen, die für mütterliches und sexuelles Verhalten ebenso charakteristisch ist wie für das stille gemeinschaftliche Dasitzen mit einem Haustier. Im Gegensatz dazu ist *Immobilität mit Furcht*, wozu die Zustände des Erstarrens und der Ohnmacht zählen, nicht mit positiven sozialen Interaktionen verbunden. »Shutdown«-Reaktionen machen Säugetiere anfällig für Herzversagen und bringen sie sogar in Todesgefahr. Oxytocin schützt vor einigen der genannten negativen Ereignisse, unter anderem auch vor Arrhythmien des Herzens.

Positive Wirkungen von Oxytocin

Wie bereits erwähnt, fungieren Neuropeptide als Signalmoleküle, die eine Vielzahl neurophysiologischer Funktionen beeinflussen und gleichzeitig Prozesse, die mit Entwicklung, Gesundheit und Regeneration in Verbindung gebracht werden, initiieren können. Beispielsweise könnte Oxytocin bei sozial veranlagten Säugetieren wie Menschen und Hunden autonome Reaktionen und die Deutung von Gefühlen und viszeralen Erlebnissen beeinflussen, was ihnen ermöglicht, emotionale Zustände einschließlich jener zu erleben, die als »Empfinden von Sicherheit« bezeichnet werden. Alternativ kann eine schnelle Zustandsveränderung angesichts einer wahrgenommenen Bedrohung oder Gefahr dem Selbstschutz oder dem Schutz eines Begleiters zugute kommen.

Soziales Verhalten ist eng mit Streßmanagement verbunden. Die Fähigkeit zu kameradschaftlichem Kontakt zu Tieren und zu tiergestützten Therapien (*Animal-assisted therapies* – AATs), die vor körperlichen und emotionalen Herausforderungen schützen, scheint auf biologischen und molekularen Gegebenheiten zu basieren, welche die Entwicklung sozialer Verbindungen ermöglichen. Oxytocin könnte nichtbefruchtbaren Tieren in Gefahrensituationen ermöglichen, Kontakt zu anderen Tieren aufzunehmen. Soziale Bindungen können in Reaktion auf extreme Stressoren entstehen, insbesondere wenn das Überleben von der Gegenwart eines Artgenossen abhängt; die Ausschüttung von Oxytocin unter starkem Streß fördert die Entstehung sozialer Bindungen (Carter 1998).

Soziale Verbundenheit und Unterstützung, begleitet von einem Gefühl der Sicherheit, sind möglicherweise besonders wichtig für die psychische Gesundheit sozial orientierter Arten (wie Menschen, Hunde und Präriemäuse es sind). Bei Nagetieren und anderen sozialen Säugetieren führt chronische soziale Isolation offenbar zu einem Anstieg von Depression, Angst und physiologischer Erregung, verbunden mit Veränderungen der basalen Herzfrequenz und einer Verringerung der parasympathischen Aktivität (Grippo et al. 2009). Isolation und andere Formen von chronischem Streß können auch die Genexpression bezogen auf den Oxytocinrezeptor verringern (Pournajafi-Nazarloo et al. 2013), was für die positiven Wirkungen von Oxytocin unempfänglich machen könnte. Andererseits führt Isolation bei weiblichen Präriemäusen zu einem Anstieg des Oxytocinspiegels im Blut (Grippo et al. 2009). Die autonomen Komponenten der Reaktionen von Präriemäusen auf chronische Isolation können durch permanente Behandlung mit körperfremdem Oxytocin verhindert oder neutralisiert werden, was ebenfalls bestätigt, daß Oxytocin für soziale Unterstützung eine wichtige Rolle spielt. Dem Präriemausmodell zufolge reichen isolationsbedingte Erhöhungen des Oxytocinspiegels durch körpereigenes Oxytocin nicht aus, um vor den autonomen und behavioralen Folgen des Alleinlebens zu schützen. Ob es bei Menschen zu vergleichbaren Veränderungen kommt, wurde noch nicht untersucht; doch die Gegenwart eines Begleiters könnte aufgrund von Erhöhungen des Oxytocinspiegels oder funktionellen Zuwächsen der entsprechenden Rezeptoren einige Auswirkungen von chronischem Streß neutralisieren.

Wie bereits erwähnt, kann Oxytocin behaviorale und emotionale Reaktionen auf Streß neutralisieren und vermag möglicherweise auch die typischerweise mit einer Trennung verbundene behaviorale und autonome Belastung zu regulieren (Carter 1998). Beispielsweise könnte Oxytocin Säugetiere vor dem »reptilienhaften« Erstarrungsmuster (Porges 2011/2010) schützen. Regionen im Hirnstamm, die das ANS beeinflussen, verfügen über Rezeptoren für Oxytocin und Vasopressin. Eben diese Peptide werden durch Stressoren aktiviert, und es häufen sich Hinweise, denen zufolge einige Wirkungen von Oxytocin und Vasopressin auf das Verhalten deren Einfluß auf das ANS zuzuschreiben sind. Somit könnte die Aktivierung durch Oxytocin regulierter Prozesse die Resilienz angesichts belastender Erlebnisse verstärken.

Positive Auswirkungen des Zusammenseins mit Gefährten

Wohlbefinden beinhaltet mehr als das Fehlen von Krankheiten oder Streß. Soziale Verbundenheit puffert die Belastungen des Alltags ab. Menschen, die das

Gefühl haben, soziale Unterstützung zu genießen, reagieren resilienter auf Stressoren und Krankheiten und leben länger als diejenigen, die sich isoliert oder einsam fühlen (Cacioppo & Patrick 2008). Läsionen in verschiedenen Geweben des Körpers, darunter auch dem Gehirn, heilen schneller bei Tieren, die in sozialen Gruppen leben, als bei Einzelgängern (Karelina & DeVries 2011). Erstaunlich ist, daß die Hormone und Gehirnbereiche, die das Überleben des Körpers sichern, auch die Anpassung an die sich ständig verändernde soziale und physische Umgebung ermöglichen.

Die schützenden Wirkungen positiver sozialer Bezüge scheinen auf einem Konglomerat natürlich entstehender Moleküle zu beruhen, die auf unterschiedliche Weisen im gesamten Körper aktiv sind. Ein Beispiel hierfür ist, daß Oxytocin ein geschädigtes Herz buchstäblich heilen und Entwicklung und Regeneration fördern kann. Im Herzen befinden sich Oxytocinrezeptoren, und die Vorstufen des Oxytocinpeptids scheinen für die Entwicklung des Herzens beim Fötus wichtig zu sein (Danalache, Gutkowska, Slusarz, Berezowska & Jankowski 2010). Die schützende Wirkung von Oxytocin basiert teilweise auf der Fähigkeit dieses Stoffes, undifferenzierte Stammzellen in Herzmuskelzellen zu verwandeln, und möglicherweise fördert er bei Erwachsenen insbesondere nach einem belastenden Erlebnis die Neurogenese. Außerdem hat Oxytocin entzündungshemmende und antioxidative Eigenschaften, wie bei In-vitro-Modellen von Atherosklerose beobachtet werden kann (Szeto et al. 2008).

Oxytocin spielt in Verbindung mit Vasopressin eine dynamische Rolle bei der Regulierung des ANS (Grippo et al. 2009; Porges 2011/2010). Oxytocin- und Vasopressinrezeptoren sind auch in den Hirnstammregionen zu finden, welche die Herzfrequenz regulieren. Beide Peptide modulieren das Sympathische System, aber wahrscheinlich schränkt normalerweise das Oxytocin die Überreaktivität des kardiovaskulären Systems bei extremem oder chronischem Streß ein, weil es unmittelbar auf die parasympathische Komponente des ANS einwirkt und weil dadurch einige positive Auswirkungen sozialer Verbundenheit zugelassen und gefördert werden.

Ist Oxytocin ein Anti-Streß-Hormon?

Erste Untersuchungen über die sozialen Auswirkungen von Oxytocin ließen vermuten, daß dieses Hormon die HPA-Achse zu dämpfen vermag (Carter 1998). Aufgrund einer mittlerweile ergiebigeren Datenbasis konnten diese stark vereinfachenden Sichtweisen durch ein komplexeres Verständnis des Mechanismus ersetzt werden, aufgrund dessen Oxytocin oder soziale Unterstützung angesichts einer schwierigen Situation eine adaptive Rolle spielen. Außerdem ist uns mittlerweile klarer, welche Bedeutung das ANS für die Regulierung von Reaktionen auf Herausforderungen hat (Porges 2011/2010). Wie bereits früher beschrieben, sind die behavioralen und autonomen Konsequenzen einer Oxytocin- oder Vasopressionexposition oder des Kontakts mit anderen mit der HPA-Achse verbundenen Hormonen zeit- und kontextabhängig. Positive Erlebnisse führen manchmal zu Oxytocinausschüttungen, sind aber nicht die einzigen Ursachen für Intensivierungen der Oxytocinsynthese. Zu deren zuverlässigsten Verursachern zählen starke Stressoren, darunter auch der Geburtsprozeß. Im Zustand starker Erregung kann die unmittelbarste Auswirkung einer Oxytocinexposition eine vorübergehende Aktivierung der HPA-Achse und des SNS sein. Hohe Oxytocinspiegel werden sowohl nach positiven als auch nach negativen Erlebnissen beobachtet. Die biologischen Auswirkungen erhöhter Oxytocinspiegel sind am besten im Kontext des aktuellen Zustandes der Oxytocin- und Vasopressinrezeptoren feststellbar, aber da funktionale Messungen an Rezeptoren momentan schwer realisierbar sind, sind wir auf Schätzungen der Rezeptorenaktivität angewiesen, die auf der Messung genetischer und epigenetischer Marker basieren.

Entscheidend ist der Zeitpunkt von Hormonmessungen sowie die Kenntnis individueller Unterschiede und des jeweiligen Kontexts. Oxytocin hat komplexe dynamische Auswirkungen auf die HPA-Achse und das ANS, wobei es zu potentiell kompensatorischen Konsequenzen hinsichtlich der Fähigkeit, mit besonderen Herausforderungen umzugehen, kommen kann. Unter bestimmten Bedingungen hemmt Oxytocin die Ausschüttung von Glukokortikoiden (Steroidhormone, unter denen Kortisol für Menschen das wichtigste ist). Ebenso wie beim Oxytocin hängt auch bei den Glukokortikoiden die Wirkung vom Zeitpunkt ab. Wenn Menschen Kortikoide erhalten, reagieren sie zunächst euphorisch, wohingegen diese, längerfristig verabreicht, Erschöpfungszustände und Depression hervorrufen (Judd et al. 2014).

Varianten hinsichtlich des sozialen Verhaltens im Kontakt zwischen Artgenossen und zwischen Angehörigen verschiedener Arten

Im Laufe der Jahrmillionen entstanden biologische Grundlagen, die den modernen Säugetieren den Ausdruck sozialer Verbundenheit ermöglichten und die Voraussetzungen für jene Erlebensweisen schufen, die Menschen *Emotionen* nennen (Donaldson & Young 2008). Besonders wichtig für die Interaktion zwischen Menschen und Tieren sind Mechanismen für positives soziales Verhalten und soziale Bindungen. Diese neuronalen und anatomischen Systeme sind die

Grundlagen heutiger sozialer Verhaltensweisen einschließlich jener, die bei Menschen und den meisten ihrer bevorzugten Haustiere zu beobachten sind. Zu den Eigenschaften, die eine Art zum Leben als Haustier prädestinieren, zählt die Fähigkeit, mit Menschen länger zu interagieren, und manchmal auch die Fähigkeit zum selektiven Entwickeln sozialer Bindungen.

Haustiere sollen für Menschen Gefährten, häusliche Gesellschafter und Wächter sein. Die Vorfahren domestizierter Arten waren vermutlich ebenfalls sozial veranlagt. Beispielsweise nimmt man von unseren heutigen Hunden an, daß sie vom Wolf abstammen; beide sind wie Menschen in der Lage, soziale Bindungen zu entwickeln. Wahrscheinlich ermöglichten gemeinsame physiologische Charakteristika und Lebensräume die Entstehung besonders starker Verbindungen zwischen Menschen und Hunden. Weil letztere auch vor Eindringlingen schützen können, werden sie häufig als »bester Freund des Menschen« bezeichnet (Olmert 2009).

Soziale Verbundenheit kann ein Gefühl der Sicherheit hervorrufen und die Zustandsregulation verbessern

Die Fähigkeit zu sozialem Verhalten, zum Geben und Annehmen von sozialen Signalen und insbesondere zur gezielten Aufnahme sozialer Beziehungen ist für die Mensch-Tier-Interaktion besonders wichtig. Menschen, die sich in Gegenwart menschlicher Begleiter sicherer fühlen, können ein ähnliches Gefühl emotionaler Sicherheit auch in Gegenwart tierischer Gefährten erleben. Die Zuneigung eines Haustiers kann sogar als bedingungslos erscheinen und sie zu erleben als weniger schwierig und leichter wiederholbar, als dies bei menschlichen Gefährten möglich wäre.

Die Zahl der Belege für positive Auswirkungen sozialer Unterstützung auf die Gesundheit nimmt zu, und dies gilt insbesondere bezogen auf extreme Belastungen oder Traumata (Olff 2012). Die neurophysiologischen Konsequenzen sozialen Verhaltens können sehr tief reichen, und wahrscheinlich lassen sie sich auf ein Gefühl biologischer und emotionaler Sicherheit zurückführen. Die positive Wirkung sozialer Unterstützung läßt sich am leichtesten ermessen, wenn es an ihr mangelt: Eine ungewollte Trennung von einem geliebten Menschen, ein Zustand der Isolation und Einsamkeitsgefühle werden mit zahlreichen negativen Konsequenzen in Verbindung gebracht, unter anderem mit dem Stärkerwerden von Depression und mit einer erhöhten Anfälligkeit für verschiedene Krankheiten (Cacioppo & Patrick 2008). Der Tod eines liebgewonnenen Haustiers kann ein ähnliches Verlustgefühl hervorrufen. Wie andere positive Einflüsse auf

Physiologie und Verhalten lassen sich die positiven Aspekte der Mensch-Tier-Interaktion am leichtesten in einem Zustand der Bedürftigkeit feststellen, der auch durch von außen einwirkenden Streß hervorgerufen werden kann. Tiergefährten sind in besonders belastenden Situationen wie Todesfällen oder bei emotionalen Verlusterlebnissen von besonderem Wert.

Tiergestützte Therapien

Systematische Untersuchungen des Nutzens tiergestützter Therapien, an denen oft Hunde, Katzen oder Vögel beteiligt sind, wurden in Dutzenden von Studien und mit Menschen in allen Lebensstadien durchgeführt (überprüft in Beetz, Uvnäs-Moberg, Julius & Kotrschal 2012). Zu den physiologischen Veränderungen infolge tiergestützter Therapien zählen Senkungen der Herzfrequenz, des Blutdrucks sowie der Kortisol- und Katecholaminspiegel. Diese Veränderungen können bei gesunden Menschen auftreten, sie sind aber wohl am offensichtlichsten bei unter akuten und chronischen Stressoren oder Krankheiten Leidenden. Positive Auswirkungen der Mensch-Tier-Interaktion wurden für kardiovaskuläre Krankheiten, Krebs, Demenz und verschiedene psychische Störungen wie Depression, Schizophrenie und Autismus berichtet. Die Vielfalt der Krankheiten, die von einer tiergestützten Therapie profitieren, legt nahe, daß diese Krankheiten auf grundlegenden physiologischen Prozessen mit weitreichenden Konsequenzen basieren.

Probleme bei der Untersuchung der Wirkung von Oxytocin und Vasopressin auf die Mensch-Tier-Interaktion

Die neurobiologischen Prozesse, von denen die daran beteiligten Menschen und ihre tierischen Gefährten profitieren, verdienen eine eingehendere Untersuchung. Hinweise auf die zugrundeliegenden Mechanismen lassen sich aus anderen behavioralen Modellen (z. B. aus dem Modell mütterlichen Verhaltens) und aus Studien über sozial monogame Nagetiere ableiten, die wie Menschen und Hunde ein hohes Maß an sozialer Aktivität zeigen und langfristige Paarbindungen entwickeln (Carter, DeVries & Getz 1995). In diesen Studien wurde wiederholt die Bedeutung von Oxytocin und Vasopressin für das soziale Verhalten, sowohl früh im Leben als auch im Erwachsenenalter, hervorgehoben (Carter, Boone, Pournajafi-Nazarloo & Bales 2009; Feldman 2012; Meyer-Lindenberg, Domes, Kirsch & Heinrichs 2011).

Untersuchungen, die sich mit den bei der Mensch-Tier-Interaktion relevanten konkreten neuronalen Mechanismen beschäftigen, konzentrieren sich inzwischen auf Peptide (beispielsweise führen endokrinologische Veränderungen infolge von Interaktionen mit Hunden bei Menschen unter anderem zu Erhöhungen des Oxytocinspiegels – Handlin et al. 2011; Nagasawa, Kikusui, Onaka & Ohta 2009; Odendaal & Meintjes 2003). Zu den besonderen Schwierigkeiten bei der Untersuchung potentieller Veränderungen aufgrund des sozialen Kontakts mit einem Tier zählt die Tatsache, daß solche Veränderungen geringfügig oder vorübergehender Art sein können – was einerseits besonders genaue Messungen und andererseits häufige Wiederholungen derselben erforderlich macht.

Unterschiede von Mensch zu Mensch sowie zwischen verschiedenen Arten und Rassen sind zu erwarten, sie sind aber zur Zeit noch nicht ausreichend erforscht. Welche Paradigmen für Untersuchungen von Mensch-Tier-Interaktionen genutzt werden können, hängt von der Stärke der Beziehung zwischen dem Tiergefährten und dem Menschen ab (Rehn, Handlin, Uvnäs-Moberg & Keeling 2014). Je nach Umständen und involvierten Menschen können bei einem oder beiden an der Dyade Beteiligten Veränderungen auftreten. In einer Studie wurden die Oxytocinspiegel im Urin als Funktion von Mensch-Tier-Interaktionen gemessen (Nagasawa et al. 2009). Ein Vergleich zwischen Haltern, deren Hunde sie »lange« anschauten, und Haltern, die von ihren Hunden nur »kurz« angeschaut wurden, ergab, daß nur bei Haltern, die »lange« angeschaut worden waren, nach der Interaktion mit dem Hund der Oxytocinspiegel gestiegen war. Im Rahmen einer anderen Studie entnahm man Menschen und Hunden unmittelbar nach Mensch-Tier-Interaktionen wiederholt Blutproben und stellte fest, daß innerhalb von einer bis zu drei Minuten Veränderungen eintraten; zwar waren die festgestellten Veränderungen des Oxytocinspiegels auch bei den Menschen statistisch relevant, aber besonders deutlich waren die Steigerungen bei den Hunden (Handlin et al. 2011). Auch die Art der Interaktion zwischen Hund und Halter kann die Oxytocinproduktion beeinflussen. Physischer (im Gegensatz zu nicht-physischem) Kontakt zu einem vertrauten Partner wird mit einem länger anhaltenden Anstieg des Oxytocinspiegels bei Hunden in Verbindung gebracht (Rehn et al. 2014). Und schließlich liegen seit kurzem Hinweise vor, denen zufolge exogenes Oxytocin, das Hunden in Form eines Nasensprays verabreicht wird, das soziale Verhalten beeinflussen kann. Auf diese Weise mit Oxytocin behandelte Tiere entwickelten häufiger positive soziale Interaktionen sowohl ihren Haltern als auch anderen Hunden gegenüber (Romera, Nagasawa, Mogi, Hasegawa & Kikusui 2014).

Weitere Hinweise auf die Fähigkeit von Haustieren, Menschen zu beeinflussen, liefern neuere Untersuchungen über Hunde, denen zufolge Oxytocingaben nicht nur bewirken, daß die Tiere ihre Halter länger anschauen, sondern auch, daß dies eine erhöhte Oxytocinausschüttung bei den Haltern hervorruft (Nagasawa et al. 2015). Interessanterweise wurden diese Wirkungen bei domestizierten Wölfen und ihren Haltern nicht beobachtet. Die Resultate der erwähnten Untersuchungen wurden auch herangezogen, um das Argument zu stützen, daß die Verbindungen zwischen Menschen und Hunden ein Beispiel für »Co-Evolution« (Nagasawa et al. 2015) oder für »evolutionäre Konvergenz« sind, was beinhaltet, daß Mechanismen, die typischerweise in Zusammenhang mit Bindungen zwischen Angehörigen einer Spezies genutzt werden, für die Entwicklung von Bindungen zwischen Angehörigen verschiedener Arten »zweckentfremdet« werden (MacLean & Hare 2015).

Insgesamt deuten die erwähnten Studien darauf hin, daß Mensch-Tier-Interaktionen unter bestimmten Bedingungen zu einer verstärkten Oxytocinausschüttung führen. Solche durch bestimmte soziale Verhaltensweisen hervorgerufene Ausschüttungen können kurz- oder längerfristig auftreten und durch die Beziehung zwischen Hunden und ihren sozialen Partnern beeinflußt werden. Daß Oxytocin tatsächlich soziales Verhalten zu fördern vermag, wurde durch die Verabreichung von exogenem Oxytocin nachgewiesen. Zwar wurden auch bei Verabreichung anderer chemischer Mittel während Mensch-Tier-Interaktionen Veränderungen gemessen, doch wurde nicht umfassend untersucht, wie stark sich diese auf soziale Interaktionen auswirken (im Gegensatz zur Spiegelung allgemeinerer, mit den Testbedingungen zusammenhängender Veränderungen). (So können z. B. erregend wirkende Umstände als negativ oder als positiv empfunden werden.) Die momentan stärksten verfügbaren Belege stammen somit von Hunden, und sie stützen die Hypothese, daß Oxytocin für die positiven Auswirkungen der Interaktion zwischen Mensch und Hund von zentraler Bedeutung sein könnte.

Soziale Verhaltensweisen, Rasseunterschied(e) und Peptide

Hunderassen werden durch selegierende Züchtung gezielt geformt. In manchen Fällen ging es darum, ein Tier zu schaffen, das Menschen schützen konnte oder das sie bei der Jagd zu unterstützen vermochte, wohingegen andere Hunde zu Gefährten des Menschen geformt wurden, die ihm helfen würden, seine Emotionen zu regulieren. Es leuchtet ein, daß Rasseunterschiede mit Unterschieden hinsichtlich der Oxytocin- und Vasopressinspiegel einhergehen. Beispielweise können Tiere mit stark ausgeprägtem Sozialverhalten und insbesondere diejenigen, die ein welpenartiges Verhalten und entsprechende physische Charakteristika bis ins Erwachsenenalter beibehalten (Neotenie), mit Oxytocin zusammenhängende Merkmale aufweisen.

Ein wichtiger Aspekt der Mensch-Tier-Interaktion ist herauszufinden, unter welchen Umständen entweder die Tiere oder ihre menschlichen Halter ihren Partnern gegenüber Aggression ausdrücken. Insbesondere Hormone, die den Schutz eines Partners unterstützen, sind Teil eines genau austarierten Systems. Aggression wird meist angesichts potentieller Gefahren oder eines Eindringlings ausgedrückt, sie kann aber auch fehlgehen, wenn sie bei unbeabsichtigten Konfrontationen zum Ausdruck kommt oder unerwünschte Konsequenzen hat. Andere Tiere, aber auch Freunde und Familienangehörige werden manchmal Ziel von Aggression. Das Vasopressinsystem kann die Mobilisierung, defensive Aggression und Angst unterstützen (Ferris 2008; Zhang et al. 2012). Hunderassen mit Hüteverhalten haben manchmal dauerhaft einen hohen zentralen Vasopressinspiegel, ohne daß dies bei der Züchtung beabsichtigt war. Eine starke und selektive soziale Bindung ist bei einigen Begleithunden mit einer Neigung zu defensiver Aggression – in der Regel Fremden gegenüber – verbunden.

Unseres Wissens wurden die Beziehungen zwischen Oxytocin oder Merkmalen des ANS sowie arten- und rassespezifischen Differenzen hinsichtlich des Sozialverhaltens nicht systematisch untersucht. Differenziertere Erkenntnisse über die Rolle des ANS und der Neuropeptide wie Oxytocin und Vasopressin und ihrer Rezeptoren für das soziale Verhalten von Hunden und anderen Haustieren könnten bei der Entwicklung von Züchtungen neuer Begleithunderassen oder anderer Haustierarten mit einem für die Stärkung sozialer Bindungen förderlichen Verhaltensprofil von Nutzen sein. Solches Wissen könnte auch bei der Auswahl von Tieren mit dem Ziel, die Chancen einer erfolgreichen Adoption zu erhöhen, von Nutzen sein.

Zusammenfassung

Die Evolution ist insofern sparsam, als sie Moleküle und neuronale Systeme im Zeitverlauf umformt und für neue Zwecke nutzt. Das heutige Nervensystem hat sich unter Verwendung von chemischen Stoffen mit vielfältigen Wirkorten entwickelt, von denen viele auch nach der Herausbildung zusätzlicher Funktionen erhalten blieben. Sie sind Bestandteile integrierter neuronaler Netzwerke, welche die Soziabilität mit anderen körperlichen Prozessen in Einklang bringen. Wie die bei der Geburt relevanten Prozesse ist auch die soziale Verbundenheit so wichtig, daß die Systeme, die sie regulieren, möglicherweise mehrfach vorhanden sind. Wahrscheinlich sind die neuronalen Systeme und Moleküle, die bei Nagetieren und Menschen als Grundlagen sozialen Verhaltens identifiziert wurden, auch für die Mensch-Tier-Interaktion zentral. Haustiere stammen von sozialen Vorfahren ab und nutzen neuronale Verbindungen, die den bei Menschen vorhandenen ähneln. Es wäre möglich, Unterschiede zwischen verschiedenen Exemplaren einer Art oder Rasse zu nutzen, um zu untersuchen, ob die künstliche Selektion und die Domestizierung indirekt aufgrund der Beeinflussung von Peptiden wirken. Oxytocin könnte mit einer generellen Tendenz zur Soziabilität und eventuell auch mit Neotenie verbunden sein. Oxytocin und Vasopressin könnten Tiere – möglicherweise über den myelinisierten supradiaphragmatischen Vagus – so beeinflussen, daß sie starke selektive soziale Bindungen entwickeln, darunter speziell auf ihre menschlichen Halter gerichtete. Allerdings ist Vasopressin, das im Zentralen Nervensystem androgen-dependent ist (Carter 2007), wahrscheinlich eher mit defensiven oder beschützenden Eigenschaften assoziiert, von denen erwartet wird, daß sie sich im Erwachsenenalter manifestieren und daß sie geschlechts- und kontextabhängig sind. Zudem erschließt die zunehmende Literatur über die Mensch-Tier-Interaktion eine neuartige Chance, ein tieferes Verständnis der evolutionären und neurobiologischen Grundlagen des Sozialverhaltens von Säugetieren zu entwickeln.

8

Die sozialen Probleme von Autisten verringern

Viele Menschen mit Autismus haben Schwierigkeiten, ihr Verhalten und ihre Emotionen zu regulieren. Ihre erste Reaktion auf eine Empfindung von Gefahr ist oft Wut, Gereiztheit oder Aggression, die in Form eines Wutanfalls zum Ausdruck kommt. Dabei handelt es sich um eine Kampf-/Fluchtreaktion, die nur schwer unter Kontrolle zu bringen ist.

Im Laufe der Jahre habe ich immer wieder Eltern und Lehrern autistischer Kinder zugehört, und bei solchen Begegnungen wurde häufig der Wunsch geäußert, man möge den Kindern helfen, ihre Verhaltensregulierung zu verbessern, um mit ihrer Angst, mit oppositionellem Verhalten, unkontrollierter Wut oder Frustration, mit Wutanfällen und Ausrastern, Hypersensibilität, Dissoziation und Aufmerksamkeitsdefizit besser fertig zu werden oder sie völlig zu vermeiden.

Autismusbehandlungen schließen die Gabe von für Angststörungen und Aufmerksamkeitsdefizit-/Hyperaktivitätsstörungen entwickelten Medikamenten ein, die Verhaltensprobleme zu lindern vermögen. Unglücklicherweise unterdrücken diese Mittel aber auch spontane soziale Interaktionen. Verhaltenstherapien können Kindern mit Autismus helfen, bestimmte Fertigkeiten zu entwickeln, aber sie sind nur begrenzt geeignet, ihre Fähigkeit zur Regulierung von Emotionen und Verhaltensweisen zu verbessern.

Wir haben autistische Menschen oft so behandelt, als wollten sie nur nicht zuhören oder ihr Verhalten kontrollieren. Wir sind also nicht davon ausgegangen,

---

Autor: Stephen W. Porges
Originaltitel: Brain-body connection may ease autistic people's social problems (20. Aug. 2019)
Quellennachweis: Spectrum | Autism Research News – https://www.spectrumnews.org
Originally published by Spectrum

daß sie dazu gar nicht in der Lage sind. Dieser Voreingenommenheit liegt die Überzeugung zugrunde, Behandlungen, die auf Belohnung und Bestrafung basieren, könnten Autisten helfen. Aber solche auf Verstärkung basierenden Modelle sind relativ unwirksam, wenn es um die Förderung spontaner sozialer Interaktionen und die Kontrolle von Emotionen geht.

Können Menschen ihren physiologischen Zustand nicht regulieren, sind sie nicht zu sozialem Kontakt in der Lage und können zu anderen Menschen keine Verbindung herstellen. Auf der Grundlage dieser Sicht habe ich mit meinem Team eine auditive Therapie entwickelt, die Autisten helfen kann, sich so sicher zu fühlen, daß sie in der Lage sind, sich auf Kontakt zur Welt einzulassen.

Das ANS steuert unbewußte Körperfunktionen wie die Herzfrequenz, die Atmung und das Urinieren – und die Kampf-oder-Fluchtreaktion. Aufgrund meiner wissenschaftlichen Untersuchungen bin ich der Überzeugung, daß das System wie eine neuronale Plattform fungiert, die verschiedene Arten von Verhalten fördern oder unterdrücken kann, von spontanen sozialen Interaktionen über aggressives und oppositionelles Verhalten bis hin zum vollständigen Shutdown.

Die Polyvagal-Theorie bietet eine Erklärung für einige zentrale Merkmale des Autismus, angefangen von Schwierigkeiten mit dem Sozialverhalten bis hin zu Dysfunktionen der Verdauungsorgane und besonderer sensorischer Sensibilität. Außerdem empfiehlt sie Strategien, die in der Lage sind, die Schwere der genannten Probleme zu verringern.

Weil wir soziale Wesen sind, halten wir bei Partnern oder vertrauten Bezugspersonen oft nach Signalen für Sicherheit Ausschau; Autisten jedoch sind möglicherweise gar nicht in der Lage, diese Signale zu erkennen oder auf sie zu reagieren. Weil ihr System für soziale Verbundenheit unterentwickelt ist, entdeckt ihr Körper Signale für Gefahr, nicht aber Signale für Sicherheit in sozialer Verbundenheit.

Dieser Zustand chronischer Defensivität kann auch die Funktion der inneren Organe beeinträchtigen – was möglicherweise erklärt, warum bei Autisten Verdauungsprobleme und kardiovaskuläre Probleme so verbreitet sind.

Ich hoffe, daß es mir gelingen wird, neue Werkzeuge zu entwickeln, die es ermöglichen, den autonomen Zustand von Autisten zu beeinflussen und dadurch ihre Fähigkeit zu stärken, ihre Emotionen zu regulieren, sich auf spontanes soziales Verhalten einzulassen und zu lernen, ihre kognitive Funktion zu verbessern.

In den letzten zwanzig Jahren haben wir eine akustische Intervention entwikkelt und getestet, die unter dem Namen *Safe and Sound Protocol* im Handel erhältlich und dazu gedacht ist, das System für soziale Verbundenheit zu stärken.

Mit Hilfe eines Computerprogramms haben wir Vokalmusik so bearbeitet, daß Veränderungen des Stimmklangs hervorgehoben werden, die Menschen gewöhnlich als Signale für Sicherheit identifizieren. Das Resultat klingt manchmal wie ein Schlaflied, das eine Mutter ihrem Kind vorsingt.

Mein Team testet weiterhin die Effektivität dieses Ansatzes bei Menschen mit Autismus, aber auch bei Patienten mit Störungen wie dem Prader-Willi-Syndrom. Die vorläufigen Ergebnisse dieser noch nicht abgeschlossenen Studien entsprechen unseren früheren Erkenntnissen.

Auf der Grundlage eines besseren Verständnisses der Reaktion des ANS auf Signale für Sicherheit und Gefahr wollen wir kostengünstige und effiziente Therapien entwickeln, welche die autonome Funktion neu einstimmen und bei Menschen mit Autismus-Spektrum-Störungen die soziale Verbundenheit verbessern.

9

Das Listening Project Protocol

Möglichkeiten der Behandlung auditiver Hypersensibilität bei Autismus-Spektrum-Störungen

Einleitung

Mit einer Autismus-Spektrum-Störung (ASS) sind häufig Verzögerungen der Sprech- und Sprachentwicklung verbunden, weiterhin Probleme mit dem Herausfiltern der menschlichen Stimme aus Hintergrundgeräuschen, auditive Hypersensibilität und eine generelle Beeinträchtigung der Fähigkeit zu sozialer Kommunikation.[1–8] Kontrastierend zu den Berichten über Defizite hinsichtlich der auditiven Verarbeitung zeigen die meisten Menschen mit einer ASS, sogar diejenigen mit deutlich erkennbaren Störungen der auditiven Wahrnehmung, im Standardaudiogramm normale Hörfähigkeit.[9]

Von mehreren Mechanismen wird angenommen, daß sie zu den häufig berichteten Defiziten hinsichtlich der auditiven Verarbeitung beitragen, darunter Schädigungen oder Dysfunktionen der peripheren Strukturen (d. h. des Mittel- und Innenohrs), neuronaler Verbindungen (z. B. des Hörnervs) und zentraler Strukturen (z. B. der Hirnstammkerne und bestimmter Kortexbereiche[10–17]). Eine Übersichtsstudie[18] deutet darauf hin, daß atypische auditive Verarbeitung und sowohl Hypo- als auch Hyperreagibilität auf auditive Signale bei Autismus zwar

---

Autoren: Stephen W. Porges, Olga V. Bazhenova, Elgiz Bal, Nancy Carlson, Yevgeniya Sorokin, Keri J. Heilman, Edwin H. Cook & Gregory F. Lewis

Originaltitel: Reducing Auditory Hypersensitivities in Autistic Spectrum Disorder: Preliminary Findings Evaluating the Listening Project Protocol (2014)
Quellennachweis: In: *Frontiers in Pediatrics.* (Aug. 2014) 2(3), 80. – doi: 10.3389/fped.2014.00080

häufig beobachtet werden, sich aber nicht zuverlässig bestimmten Nervenverbindungen zuordnen lassen. Deshalb bleiben subjektive Methoden die einzigen Indikatoren für auditive Hypersensibilität.[19]

Die Physiologie des Mittelohrs

Borg und Counter[20] beschreiben, daß die Muskeln des Mittelohrs durch das Herausfiltern der für die menschliche Sprache wichtigen Frequenzen aus den niederfrequenten Umgebungsgeräuschen bewirken, daß das Gesprochene im Innenohr ankommt. Dem von Borg und Counter entwickelten Modell zufolge könnte eine atypische neuronale Regulation der Muskeln des Mittelohrs zu der häufig beobachteten auditiven Hypersensibilität und den Mängeln der auditiven Verarbeitung bei ASS beitragen. Eine Analyse der Geräuschverarbeitung veranschaulicht die Rolle der Mittelohrstrukturen bei der auditiven Verarbeitung sowie des Beitrags einer atypischen neuronalen Regulation der Mittelohrmuskeln zur Entstehung auditiver Hypersensibilität und atypischer auditiver Verarbeitung.

Geräusche erreichen das Außenohr und werden durch den äußeren Gehörgang zum Trommelfell weitergeleitet, wo sie von den Gehörknöchelchen im Mittelohr, die das Trommelfell mit der Hörschnecke verbinden, übertragen werden. Die Festigkeit der Gehörknöchelchenkette ist entscheidend für die Spannung des Trommelfells. Die Mittelohrmuskeln beeinflussen über die Kranialnerven die Position der Gehörknöchelchen und spannen oder lockern das Trommelfell. Ist dieses verfestigt, absorbiert es höhere Frequenzen und übermittelt sie zum Innenohr, und die Energie der niederen Frequenzen wird abgeschwächt (d. h. reflektiert), bevor sie vom Innenohr (von der Gehörschnecke) enkodiert und mit Hilfe des Hörnervs (des VIII. Kranialnervs) zum Kortex übermittelt wird. Die aufsteigenden Bahnen werden durch absteigende ergänzt, welche die Mittelohrmuskeln regulieren, die funktional die Energie bestimmter das Innenohr erreichender Frequenzen determinieren (abschwächen, passieren lassen oder verstärken). Die Merkmale, welche die Transformation der Geräuschintensität vom Außen- zum Innenohr beschreiben, sind für die Transferfunktion des Mittelohrs kennzeichnend. Ist die akustische Information im mit Sprache assoziierten Frequenzband durch einen atypischen Mittelohrtransfer verzerrt, reicht die vom Innenohr enkodierte Information, die anschließend zum Kortex übermittelt wird, nicht aus, um eine adäquate Identifikation von Sprachgeräuschen zu gewährleisten. Außerdem gibt es absteigende Bahnen, welche die Haarzellen in der Gehörschnecke regulieren, um die auditive Wahrnehmung genau abzustimmen, was für die Entwicklung von Sprachfähigkeiten besonders wichtig ist. Wird die menschliches Sprechen betreffende akustische Information, die den Kortex über aufsteigende Bahnen erreicht, verzerrt, können auch die absteigenden Bahnen, die zur Gehörschnecke führen, atypisch sein und die Fähigkeit, Sprache zu verarbeiten und selbst sprachlichen Ausdruck zu produzieren, noch stärker verzerren.

Wie Borg und Counter[20] erklären, läßt eine atypische zentrale Regulierung der peripheren Mittelohrstrukturen möglicherweise niederfrequente Geräusche passieren, die das akustische Spektrum unserer stark mechanisierten Gesellschaft dominieren (z. B. Geräusche von Belüftungssystemen, vom Autoverkehr, von Flugzeugen, Staubsaugern und anderen Haushaltsgeräten), was einerseits eine Hypersensibilität gegenüber Geräuschen erzeugt und andererseits zur Verzerrung oder »Maskierung« der mit der menschlichen Sprache assoziierten Frequenzen, die das Gehirn erreichen, führt. Die Hervorhebung der funktionellen Rolle der Mittelohrmuskeln bei der Dämpfung von Hintergrundgeräuschen und bei der Extraktion der Stimme basiert auf Untersuchungen, die zwei Aspekte dokumentieren: (1) Die neuronale Regulation der Mittelohrmuskeln moduliert die Transferfunktion des Mittelohrs[21, 22], und (2) die Transferfunktion des Mittelohrs determiniert die akustische Energie niedriger Frequenzen, die das Innenohr erreichen.[23] Somit wäre eine atypische Transferfunktion des Mittelohrs eine potentielle, wenn auch karge Erklärung sowohl für auditive Hypersensibilität als auch für jene Schwierigkeiten bei der auditiven Verarbeitung, die häufig bei Autismus beobachtet werden.

Wie das Listening Project Protocol entstand

Das *Listening Project Protocol* (LPP) entfernt sich theoretisch von den Fachdisziplinen, die bei der Behandlung von Störungen der auditiven Verarbeitung häufig herangezogen werden und die die Bedeutung der zentralen Strukturen bei der Sprachverarbeitung in den Vordergrund stellen.[18] Das LPP wurde theoretisch entwickelt, um auditive Hypersensibilität durch Nutzung der Anti-Maskierungsfunktionen der Mittelohrmuskeln zu verringern und so die Transferfunktion des Mittelohrs für die Verarbeitung menschlicher Sprache zu optimieren. Das LPP basiert auf einem »Trainings«-Modell, das durch ein Computerprogramm modifizierte akustische Stimulation nutzt, um das Frequenzband, das den Klienten erreicht, zu modulieren. Die Frequenzcharakteristika der akustischen Stimulation wurden basierend auf dem dokumentierten Frequenzband und den mit dem Artikulationsindex[24] und dem Sprachverständlichkeitsindex[25] assoziierten Gewichtungen gewählt. Die genannten Indizes heben die Bedeutung bestimmter

Frequenzen für die Übermittlung der in die menschliche Sprache eingebetteten Informationen hervor. Beim normalen Hören menschlicher Sprache kontrahieren die Mittelohrmuskeln und versteifen die Gehörknöchelchenkette. Dieser Prozeß entfernt die meisten »maskierenden« niederfrequenten Hintergrundgeräusche aus der akustischen Umgebung und ermöglicht eine effektivere Verarbeitung der menschlichen Stimme durch höhere Gehirnstrukturen. Man nimmt an, daß die Modulation der akustischen Energie im Frequenzbereich der menschlichen Stimme ähnlich wie übertriebene vokale Prosodie die neuronale Regulation der Mittelohrmuskeln aktiviert und moduliert und funktional auditive Hypersensibilität verringert.[23]

Die Parameter der Intervention einschließlich ihres Kontexts, der Stimulationsdauer und des ausgewählten Frequenzbandes wurden aufgrund theoretischer Erwägungen festgelegt und basieren auf folgenden neurophysiologischen Prinzipien: (a) Die Transferfunktion des Mittelohrs fungiert als Anti-Maskierungs-Mechanismus, der niederfrequente Geräusche dämpft und dadurch das Herausfiltern der für die menschliche Stimme wichtigen Frequenzen aus Hintergrundgeräuschen erleichtert.[20] (b) Akustische Energie wird bei Kindern unabhängig vom neuronalen Tonus der Mittelohrmuskeln bei einer Resonanzfrequenz zwischen 800 und 1200 Hz problemlos über die Mittelohrstrukturen übermittelt.[26] (c) Die Mittelohrmuskeln bestehen überwiegend aus schnell zuckenden Muskelfasern und ermüden schnell.[27] (d) Die phylogenetische Annäherung eines Hirnstammbereichs, der bei Säugetieren die neuronale Regulation der gestreiften Muskeln des Gesichts und des Kopfes einschließlich der Mittelohrmuskeln übernimmt.[23, 28, 29] Die Prinzipien (a) und (b) wurden bei der Entwicklung der akustischen Stimuli genutzt; Prinzip (c) wirkte sich auf Entscheidungen hinsichtlich der Dauer jeder Sitzung aus, und Prinzip (d) fungierte als Basis für die soziale Unterstützung während der Intervention (d. h. die neuronale Regulation der Mittelohrmuskeln wird in einem »sicheren« Kontext optimiert).

Das LPP nutzt mit Hilfe eines Computerprogramms veränderte Vokalmusik (d. h. gefilterte Musik), um die Charakteristika der menschlichen Prosodie zu übertreiben und – wie erhofft – die neuronale Regulation der Mittelohrmuskeln zu trainieren. Durch Modulation des mit menschlichen Vokalisierungen assoziierten Frequenzbandes sollten die aufsteigenden neuronalen Verbindungen veranlaßt werden, dynamisch sich verändernde Informationen zu übermitteln, die sich auf die absteigenden Verbindungen, welche die Mittelohrmuskeln regulieren, auswirken sollten. Metaphorisch ausgedrückt, konnte man die Prozedur als eine Art »Tretmühlen«-Übung für das Mittelohr verstehen, in deren Verlauf sich die Anforderungen an das »Hören« und die Verarbeitung der akustischen Merkmale der Interventionsstimuli dynamisch veränderten. Zur Überprüfung der primären Hypothese, der zufolge die gefilterte Musik die auditive Hypersensibilität von Kindern mit einer ASS verringert, wurden zwei Untersuchungen durchgeführt. Die erste verglich eine Gruppe von Teilnehmern, die über Kopfhörer gefilterte Musik hörten, mit einer Gruppe, die nur Kopfhörer erhielt, während die zweite Untersuchung eine Gruppe, die über Kopfhörer gefilterte Musik hörte, mit einer Gruppe verglich, die ungefilterter Musik ausgesetzt wurde.

Die Intervention umfaßte fünf Sitzungen von etwa 45 Minuten Dauer an fünf aufeinanderfolgenden Tagen, in denen die Teilnehmer die akustische Stimulation über Kopfhörer in einem ruhigen Raum hörten, wobei die Untersuchungsleiter ihnen soziale Unterstützung boten, um zu erreichen, daß die Teilnehmer ruhig blieben. Die Frequenzbänder wurden in jeder Sitzung zeitlich moduliert, und das modulierte Frequenzband wurde im Laufe der fünf Sitzungen und unabhängig von der Amplitude allmählich erweitert. Theoretisch wurde die Veränderung der Frequenzbänder damit erklärt, daß sie dazu diene, die neuronale Regulation der Mittelohrstrukturen zu verstärken, um die Wahrnehmung der niederfrequenten Hintergrundgeräusche zu dämpfen und die Wahrnehmung der menschlichen Stimme zu verbessern. Obgleich es sich als unmöglich erwies, die Regulierung der Mittelohrmuskeln zu beurteilen, lieferte das Modell von Borg und Counter[20] die wissenschaftliche Grundlage für die Hypothese, daß das in das LPP eingebettete Training auditive Hypersensibilität verringern könne.

Methoden: Studie 1 und Studie 2

Teilnehmer

Potentielle Teilnehmer kontaktierten das Laboratorium anläßlich des einleitenden Screenings für die Aufnahme in das Programm. Die Teilnehmer wurden von Eltern, die bereits an einem früheren Forschungsprogramm teilgenommen hatten, sowie mit Hilfe professioneller Präsentationen und/oder durch Rundbriefe über das Forschungsprojekt informiert. Interessenten, bei denen Verdacht auf ASS bestand, bei denen bisher keine Krampfanfälle aufgetreten waren, wurden zu einer diagnostischen Untersuchung mit Hilfe des *Autism Diagnostic Interview-revised* (ADI-R) eingeladen.[30] Dabei handelt es sich um einen diagnostischen Algorithmus, der dem DSM-IV[31] sowie dem ICD-10[32] entspricht. Die Eltern mußten ihr Einverständnis erklären. Die Institutional Review Boards der University of Maryland, der University of Illinois in Chicago und der University of North Carolina bewilligten das Projekt.

Eltern von 178 Kindern kontaktierten das Laboratorium, um sich für die Teilnahme an dem Forschungsprojekt zu bewerben. Sämtliche ADI-R-Kriterien für Autismus erfüllten 146 Kinder. Unter denjenigen, die diese Kriterien nicht vollständig erfüllten, überstiegen 29 den ADI-R-Cut-off hinsichtlich mindestens einer qualitativen Beeinträchtigung im Bereich reziproker sozialer Interaktion und/oder der Kommunikationsskalen. Drei Kinder, die den Cut-off entweder hinsichtlich der qualitativen Beeinträchtigungen und/oder der Kommunikationsskalen nicht erreichten, wurden von der Teilnahme ausgeschlossen.

Die ersten 73 Kinder, die sich im Laboratorium gemeldet hatten, wurden der Studie 1 zugewiesen. In ihr gingen die Daten von neun Kindern (von zweien aus der Gruppe, die gefilterte Musik hörte, und von sieben aus der Gruppe, die nur Kopfhörer ohne Musik erhielt) aufgrund technischer Probleme verloren. In Studie 1 wurden die Daten des Fragebogens von 36 Kindern der Gruppe, die gefilterte Musik hörte, und von 28 Kindern der Gruppe, die nur Kopfhörer erhielt, berücksichtigt. Nach Abschluß von Studie 1 wurden 102 Kinder, die nicht an Studie 1 teilgenommen hatten, zu Studie 2 zugelassen. Aus dieser Studie zogen sich die Familien von sechs Kindern aus terminlichen Gründen nach dem zweiten Tag der Intervention zurück. In Studie 2 wurden die Daten eines Kindes, bei dem das Fragile-X-Syndrom diagnostiziert worden war, aus der Datenanalyse ausgeschlossen. Weiterhin gingen die Daten von zwölf Kindern aus der Gruppe, die gefilterte Musik gehört hatte, verloren, weil die Eltern die Fragebögen nicht oder zu spät zurückbrachten oder weil bei den Kindern gesundheitliche Probleme aufgetreten waren. Daten, welche die genauen Ursachen für einen Mangel an Compliance erklärt hätten, liegen nicht vor. In Studie 2 waren die Daten der Fragebögen von 50 Teilnehmern der Gruppe, die ungefilterte Musik gehört hatte, verfügbar. Deskriptive statistische Daten über die demographischen Merkmale der Teilnehmer von Studie 1 und Studie 2 in Verbindung mit Daten der Fragebögen werden in Tabelle 1 (nächste Seite) aufgeführt.

An Studie 1 und Studie 2 nahmen 86 Probanden, die elektronisch gefilterte Musik hörten, 32 Probanden, die ungefilterte Musik hörten, und 28 Probanden, die lediglich Kopfhörer bekamen, teil (siehe Tabelle 1). Obgleich das mentale Alter der Teilnehmer nicht formell diagnostiziert wurde, konnten alle Teilnehmer sprechen (d. h. sie konnten außer »Mama« und »Papa« mindestens fünf Wörter spontan und sinnvoll benutzen) oder konnten verbalen Instruktionen folgen. Ungefähr 80 Prozent der Teilnehmer waren europäischen Ursprungs und ca. 20 Prozent waren Kinder afroamerikanischer, südamerikanischer und asiatischer Eltern.

TABELLE 1 Demographische Informationen über die Untersuchungsteilnehmer mit vollständigen Studienergebnissen, geordnet nach Gruppenzugehörigkeit und Geschlecht

	Studie 1		Studie 2	
	gefilterte Musik Durchschnittsalter (SD)[b]	nur Kopfhörer Durchschnittsalter (SD)[b]	gefilterte Musik Durchschnittsalter (SD)[b]	ungefilterte Musik Durchschnittsalter (SD)[b]
erfüllten zumindest teilweise die Kriterien für ADI-R[a]				
männlich	58.24 (10.14), $n=25$	49.46 (10.96), $n=23$	54.89 (14.83), $n=44$	56.20 (9.36), $n=27$
weiblich[c]	48.67 (11.99), $n=11$	61.00 (7.91), $n=5$	44 (20.66), $n=6$	60.33 (9.29), $n=5$
insgesamt	55.37 (11.42), $n=36$	52.67 (11.30), $n=28$	53.33 (15.95), $n=50$	56.74 (9.25), $n=32$

[a] *Überstiegen den ADI-R-Cut-off zumindest hinsichtlich der qualitativen Beeinträchtigungen in reziproker sozialer Interaktion und/oder hinsichtlich der Kommunikationsskalen.*

[b] *Durchschnittsalter und Standardabweichung in Monaten*

[c] *Die weiblichen Teilnehmer in Studie 1 waren signifikant älter in der Gruppe, die nur Kopfhörer erhielt.*

Versuchsanordnung

Die Interventionsforschung wurde in Form von zwei aufeinander folgenden randomisierten kontrollierten Studien mit parallelen Kontrollgruppen durchgeführt. Alle Teilnehmer wurden nach dem Zufallsprinzip in der Reihenfolge ihres Erscheinens im Labor entweder der Gruppe, die gefilterte Musik hörte, oder der Kontrollgruppe zugewiesen. Kein klinisches oder behaviorales Merkmal war Voraussetzung für die Zuweisung zu einer bestimmten Gruppe. Die Teilnehmer von Studie 1 wurden randomisiert entweder der Gruppe, die gefilterte Musik hörte, oder der Gruppe, die nur Kopfhörer aufsetzte, ohne Musik zu hören, zugewiesen.

Studie 1 sollte klären, ob die Intervention eine Wirkung hatte, die über die für die Experimentalumgebung beider Gruppen charakteristischen kontextuellen Variablen unterstützenden Spiels und sozialer Interaktionen von geringer Intensität hinausging. Weil aus der Analyse der Daten der von den Eltern ausgefüllten Fragebögen eine Wirkung der Behandlung auf auditive Hypersensibilität hervorging, sollte Studie 2 untersuchen, ob das Filtern der Musik eindeutig die Interventionseffekte verursachte. Die Teilnehmer von Studie 2 wurden randomisiert entweder einer Gruppe, die gefilterte Musik hörte, oder einer Gruppe, der ungefilterte Musik vorgespielt wurde, zugeordnet.

Die Eltern wurden nicht darüber informiert, in welche Gruppe ihre Kinder aufgenommen wurden, bis die Follow-up-Sitzungen abgeschlossen waren. Sie erfuhren auch nichts über Einzelheiten der Intervention (d. h. darüber, daß die Musik gefiltert wurde) oder über den Charakter der Kontrollbedingungen (in Studie 1 »nur Kopfhörer«, in Studie 2 ungefilterte Musik). Benutzt wurden ohrumschließende Kopfhörer, weil sie eine ausgezeichnete Klangqualität garantieren, angenehm zu tragen sind und effektiv Umgebungsgeräusche ausblenden. Die Eigenschaften der Kopfhörer und die geringe Intensität auditiver Stimuli machten es den Eltern unmöglich festzustellen, ob ihre Kinder die gefilterte Musik hörten oder der jeweiligen Kontrollgruppe angehörten. Durch unsere Interaktionen mit den Eltern gewannen wir den Eindruck, daß sie sich über die Gruppenzugehörigkeit ihrer Kinder tatsächlich nicht im klaren waren. Nach Abschluß der Follow-up-Assessment-Sitzungen erhielten die Kinder aus den Gruppen, die entweder ungefilterte Musik gehört oder nur Kopfhörer ohne Musik erhalten hatten, Gelegenheit, ebenfalls gefilterte Musik zu hören. Weil die Kenntnis der Gruppenzugehörigkeit die Eltern in der Wahrnehmung des Verhaltens ihrer Kinder hätte beeinflussen können, wurden die Daten der Kinder, die nach ihrer Teilnahme in der Nur-Kopfhörer-Gruppe oder der Gruppe, die ungefilterte Musik gehört hatte, Gelegenheit erhalten hatten, gefilterte Musik zu hören, nicht in die Datenanalyse einbezogen.

Eine Woche nach der Intervention wurden Berichte aller Eltern über beide Studien ausgewertet. Keines der Kinder, die an Studie 1 teilgenommen hatten, nahm auch an Studie 2 teil. Zusätzlich zum Elternfragebogen wurden vor und nach der Intervention halbstrukturierte spielbasierte behaviorale Assessment-Sitzungen mit den Kindern durchgeführt und auf Video aufgezeichnet.

Untersuchungsbedingungen und Verfahren

Alle Untersuchungsbedingungen (gefilterte Musik, ungefilterte Musik und Kopfhörer ohne Musik) bestanden aus etwa 45 Minuten dauernden Sitzungen an fünf aufeinanderfolgenden Tagen. Während der Intervention trugen alle Kinder unabhängig von der Gruppe, der sie angehörten, einen Kopfhörer und hielten sich in der gleichen Laborumgebung auf. Für die gefilterte und die ungefilterte Musik wurden die gleichen Vokalmusikstücke benutzt. Die gefilterte Vokalmusik war mit Hilfe eines Computerprogramms bearbeitet worden, das auf einem eigens entwickelten Algorithmus basierte, der besonders tiefe und hohe Frequenzen aus der Aufnahme entfernte und die Breite des mit der menschlichen Stimme assoziierten Frequenzbandes veränderte. Die Interventionsstimuli wurden auf einer

CD gespeichert und über einen hochwertigen CD-Player (Marantz CC-4000) auf hochwertige ohrumschließende Kopfhörer (Beyerdynamic DT831) übertragen. Die Maximallautstärke wurde vor Beginn der Intervention auf einen Peak von 75 dBc kalibriert. In der Nur-Kopfhörer-Gruppe unterblieb die auditive Stimulation über die Kopfhörer; ansonsten war der Kontext identisch mit dem der Gruppen, die gefilterte oder ungefilterte Musik hörten. Die geringe Lautstärke der Interventionsstimuli und die Nutzung ohrumschließender Kopfhörer verhinderten, daß die Eltern die Interventionsstimuli von Umgebungsgeräuschen unterscheiden konnten.

Die Sitzungen wurden in einem Raum durchgeführt, in dem sich Spielzeug befand (z. B. Bücher, ein Puppenhaus mit Zubehör, eine Parkgarage und Autos, eine Puppenküche mit Zubehör, Stofftiere, Malbücher und Kreide). Während der Intervention konnten die Kinder das Spielzeug nach Belieben benutzen. Ein Versuchsleiter blieb im Raum, um den Kindern wenn erforderlich beim Umgang mit dem Kopfhörer zu helfen. Den Eltern wurde gestattet, im Raum bei ihren Kindern zu bleiben. Der Versuchsleiter und die Eltern wurden dazu angehalten, ruhig zu bleiben und mit den Kindern nur zu interagieren, um bei ihnen einen ruhigen Verhaltenszustand aufrechtzuerhalten und sie zu unterstützen. Aufgrund der Besonderheiten der Studie war dem Versuchsleiter, der die Interventionssitzung begleitete, nicht immer unbekannt, welcher Gruppe ein bestimmtes Kind angehörte (er mußte ja überprüfen, ob die Kopfhörer funktionierten). In Studie 1 war er sich sogar häufig über die Gruppenzugehörigkeit im klaren, weil die Gruppe, die nur Kopfhörer bekam, keine Musik hörte. Doch da nur er sich um die Kopfhörer kümmerte, blieben die Eltern über die Gruppenzugehörigkeit ihres Kindes im unklaren. In Studie 2, in der beide Gruppen eine akustische Stimulation erlebten, waren sich weder der Versuchsleiter noch die Eltern über die Gruppenzugehörigkeit der Kinder im klaren. Um nicht Gefahr zu laufen, bei der Beurteilung voreingenommen zu sein, nahm der Versuchsleiter nicht am spielbasierten Assessment teil, in dessen Verlauf das Austauschverhalten beobachtet wurde.

Verhaltens-Assessment

DER ELTERNFRAGEBOGEN

Im Anschluß an die Intervention und das spielbasierte Assessment erhielten die Eltern einen von uns in unserem Labor entwickelten strukturierten Fragebogen. Dieser thematisierte Verhaltensprobleme unter Einschluß auditiver Hypersensibilität. Die Eltern der Kinder aller Gruppen wurden instruiert, den Fragebogen

TABELLE 2 Verhaltensbereiche und Erklärungen für den strukturierten Elternfragebogen

	Definitionen
auditive Sensibilität	übertriebene negative Reaktionen (z. B. Weinen oder Abdecken der Ohren mit den Händen) auf alltägliche Geräusche (z. B. eines Staubsaugers, einer Mülltonne, eines weinenden Babys und einer Klimaanlage)
spontanes Sprechen	unaufgeforderte Nutzung von Wörtern und Sätzen zwecks Mitteilung von Gedanken und Ideen
rezeptives Sprechen	Fähigkeit, Instruktionen und Phrasen zu verstehen
Spontaneität	nicht von anderen hervorgerufene, vom Kind selbst initiierte Verhaltensweisen
Verhaltensorganisation	Fähigkeit, sich (alleingelassen) produktiv und nicht-stereotyp zu beschäftigen
Emotionskontrolle	Fähigkeit, sich schnell zu beruhigen, wenn man aufgebracht ist, auf unerwartete Veränderungen zu reagieren, ohne in Rage zu geraten, und Einwände und Widersprüche anderer Menschen zu ertragen
Zuneigung	Verhalten, das einen warmherzigen emotionalen Zustand spiegelt, vom Kind gegenüber ihm vertrauten Menschen zum Ausdruck gebracht (z. B. Umarmen, Küssen und zu einem Elternteil »Ich liebe dich« sagen)
Zuhören	Fähigkeit, ohne visuelle und kontextuelle Signale auf menschliches Sprechen zu fokussieren, gesprochene Worte zu verstehen und auf verbal ausgedrückte Bitten einzugehen
Blickkontakt	während sozialer Interaktionen Blickkontakt herstellen und aufrechterhalten
Bezogenheit	nicht von anderen hervorgerufenes soziales Verhalten, welches das Verstehen einer gemeinsamen Partnerschaft in Interaktionen und das Befürworten gemeinsamer Ziele spiegelt (z. B. Anschauen eines Partners, Vorführen von Spielzeug, Mitteilen einer Idee oder eines Gedankens, und Ausdruck von Emotionen einem Partner gegenüber)

auszufüllen und innerhalb einer Woche ins Labor zurückzubringen. Der Fragebogen konzentrierte sich darauf festzustellen, ob das Kind in einem bestimmten Bereich seines Verhaltens Schwierigkeiten hatte und ob nach der Teilnahme an der Intervention in diesem Bereich Veränderungen beobachtet wurden. Die Eltern sollten für jeden Verhaltensbereich nach der Intervention eingetretene Veränderungen dokumentieren, indem sie konkrete Beispiele für beobachtete neue

Verhaltensweisen angaben. Der strukturierte Fragebogen konzentrierte sich auf die in Tabelle 2 aufgeführten Verhaltensbereiche.

Fragebogenbewertung

Jedem der zehn Items, die einen der in Tabelle 2 aufgeführten Verhaltensbereiche repräsentieren, wurde ein Wert von 1, 0 oder -1 zugeordnet. Der Wert 1 wurde vergeben, wenn die Eltern angaben, ihr Kind habe vor der Teilnahme an dem Projekt ein Problem in diesem Bereich gehabt, und wenn sie ein Beispiel für ein neues Verhalten in dem Bereich nannten, das sie als Fortschritt ansahen. Der Wert 0 wurde vergeben, wenn die Eltern angaben, ihr Kind habe in einem Bereich ein Problem gehabt, sie aber kein Beispiel für eine Veränderung nennen konnten. Ungenaue elterliche Reaktionen (z. B. »ein wenig besser« oder »viel besser«), die nicht durch Angabe konkreter Beispiele für ein neues Verhalten belegt werden konnten, wurden ebenfalls mit 0 bewertet. Den Wert -1 erhielt ein Item, wenn die Eltern berichteten, das Verhalten in diesem Bereich habe sich nach der Teilnahme an dem Test verschlechtert, und sie ein Beispiel für das neue, verschlechterte Verhalten nennen konnten. Benannten die Eltern für einen bestimmten Verhaltensbereich kein Problem, erhielt das Kind für diesen Bereich keine Beurteilung. Jeder Fragebogen wurde von zwei Forschern überprüft, von denen mindestens einer über die Gruppe, der das Kind angehört hatte, nicht informiert war. Nur wenn beide sich einig waren, daß das von den Eltern angeführte Beispiel ein neues und relevantes Verhalten sei, wurde der Wert 1 vergeben. Beurteilungen mit -1 waren selten und kamen bei keinem der in Studie 1 enkodierten Verhaltensweisen und nur dreimal in Studie 2 vor. Deshalb wurden keine separaten Analysen für Werte von -1 durchgeführt.

Kodierungsskala für soziale Interaktion

Vor und nach der Teilnahme an der Intervention nahmen alle Kinder an einem zehn Minuten dauernden halbstrukturierten spielbasierten Assessment zur Einschätzung von Fertigkeiten in Zusammenhang mit sozialer Verbundenheit teil, das mit Hilfe der *Social Interaction Coding Scale* (SICS) durchgeführt wurde.[33] Die SICS gibt Aufschluß über die Aktivität des Kindes bezüglich sozialer Verbundenheit. Ähnlich wie die *Autism Diagnostic Observational Scale* (ADOS)[34] und die *Early Social Communication Coding Scales* (ESCS)[35] erfordert die SICS eine halbstrukturierte Präsentation von Standardaufgaben. Jede von diesen gibt Gelegenheit, soziale Verbundenheit zu demonstrieren, weil das Kind aufgefordert wird, sich an einer gemeinsamen Aktivität zu beteiligen. Im Rahmen der Studie wurde die Zahl spontaner Austauschaktivitäten festgestellt.

KODIEREN DER *SOCIAL INTERACTION CODING SCALE* (SICS)
Die Häufigkeit von Austauschverhalten wurde durch Auswertung von Videoaufzeichnungen durch hierfür ausgebildete Auswerter festgestellt. Sie kalibrierten mit Hilfe von Trainingsbändern ihre gegenseitige Verläßlichkeit, bevor sie die Skala für die Untersuchung benutzten (80 Prozent Übereinstimmung bezüglich einzelner Items bedeuteten kappa > 0,60 für drei aufeinanderfolgende gemeinsame Punktbewertungen). Jede Videoaufzeichnung wurde von zwei ausgebildeten Auswertern unabhängig bearbeitet, und anschließend wurden die Ergebnisse beider miteinander verglichen. Zumindest jeweils einem Auswerter war die Gruppenzugehörigkeit des evaluierten Testteilnehmers nicht klar. Der erreichte Konsens diente anschließend zur Festlegung des endgültigen Codes. Waren die Beurteilenden hinsichtlich eines Items unterschiedlicher Meinung, wurde der Einschätzung des unvoreingenommenen Auswerters Vorrang eingeräumt. Waren sich die Auswerter bezüglich der finalen Einschätzung unsicher, wurde ein dritter trainierter Auswerter nach seiner Meinung gefragt, und die von mindestens zwei Auswertern befürwortete Einschätzung wurde festgehalten. Waren sich alle drei Auswerter uneins, wurde das Verhalten nicht erfaßt.

Datenanalyse

Mit Hilfe von Varianzanalysen und nicht-parametrischen x^2-Analysen wurden Gruppendifferenzen innerhalb beider Studien bezüglich jedes Verhaltensbereichs evaluiert. Da beide Analysestrategien in beiden Studien die gleichen Gruppendifferenzen ergaben, wurden nur die Varianzanalysen berücksichtigt. Eine Bonferroni-Korrektur adjustierte die Signifikanzebenen für multiple Vergleiche.

Resultate

Fragebogendaten

GLOBALE EVALUATION VON PROBLEMEN
Die Randomisierungsverfahren erwiesen sich insofern als effektiv, als es keine Gruppendifferenzen hinsichtlich der Repräsentation der Verhaltensprobleme gab, die mit Hilfe der Elternfragebögen innerhalb jeder Studie und studienübergreifend berichtet wurden (siehe hierzu Tabelle 3). Beispielsweise schwankte die Repräsentation der auditiven Hypersensibilität in den vier Gruppen und den beiden Tests zwischen 43 und 50 Prozent. Wurde die Zahl der Problemdimensionen für jeden Teilnehmer summiert, berichteten über 95 Prozent der Eltern, ihr Kind

TABELLE 3 Verteilung der anfänglichen Verhaltensprobleme (in Prozent) innerhalb jeder Studie.[a]

	Studie 1		Studie 2	
	gefilterte Musik (%)	nur Kopfhörer (%)	gefilterte Musik (%)	ungefilterte Musik (%)
auditive Sensibilität	50	43	46	50
Affekt/Zuneigung	44	61	64	59
Blickkontakt	75	61	60	63
Verhaltensorganisation	53	57	56	53
Emotionskontrolle	50	43	66	59
spontanes Sprechen	75	82	82	78
rezeptives Sprechen	72	82	90	81
Zuhören	81	86	74	66
Spontaneität	69	71	44	44
Bezogenheit	83	82	64	66
mindestens 1 Problem	92	96	98	97
mindestens 2 Probleme	92	93	98	94
mindestens 3 Probleme	89	89	96	91
mindestens 4 Probleme	83	79	94	88
mindestens 5 Probleme	81	75	92	78

[a] *Zwischen den Gruppen wurden keine signifikanten Unterschiede hinsichtlich irgendeiner Verhaltensdimension gefunden.*

habe mindestens ein Verhaltensproblem. Der Prozentsatz der Eltern, die über mehrere Verhaltensprobleme berichteten, sank, wenn die Zahl der betroffenen Verhaltensbereiche anstieg, wobei etwa 80 Prozent der Eltern über Probleme in mindestens fünf Bereichen berichteten.

Studie 1: Globale und spezifische Evaluation der erzielten Verbesserungen

Um die Effektivität der Behandlung mit gefilterter Musik zu evaluieren, wurden die Unterschiede zwischen den Gruppen durch Analyse der Varianz hinsichtlich jeder der zehn in den Fragebogen aufgenommenen Verhaltensdimensionen berücksichtigt. Wie Abbildung 1 zeigt, wurden signifikante Verbesserungen im Verhältnis zu den Ergebnissen bei der Gruppe, die nur Kopfhörer erhalten hatte, ohne Musik zu hören, hinsichtlich auditiver Sensibilität, $F(1, 29) = 6.46, p = 0.017$; spontanem Sprechen, $F(1, 49) = 5.61, p = 0.022$; Zuhören, $F(1, 52) = 8.25, p = 0.006$ und Verhaltensorganisation $F(1, 34) = 5.39, p = 0.027$ festgestellt. Der Prozentanteil der Patienten, bei denen eine Verbesserung eintrat, die in jedem der genannten Verhaltensbereiche ein Problem hatten, wird in Tabelle 4 dargestellt. Bei einer Varianzanalyse, die eine Woche nach der Intervention durchgeführt wurde, bestätigte sich, daß bei der Gruppe, die gefilterte Musik gehört hatte, hinsichtlich sämtlicher Verhaltensbereiche signifikant mehr Verbesserungen eingetreten waren als bei der Gruppe, die nur Kopfhörer ohne Musik erhalten hatte (2.36 versus 0.81), $F(1, 62) = 7.76$, p = 0.007.

Studie 2: Globale und spezifische Evaluation der erzielten Verbesserungen

Weil der relative Nutzen, der in Studie 1 beobachtet worden war, unabhängig von der Computermodulation der Klangcharakteristika dem Hören von Musik an und für sich zugeschrieben werden könnte, wurde in Studie 2 die Reaktion einer Gruppe, die gefilterte Musik hörte, mit der Reaktion einer Gruppe, die ungefilterte Musik hörte, verglichen. Die Situation der Testgruppe, die ungefilterte Musik hörte, ähnelte der von Bettison[36] beschriebenen »*structured listening*« genannten Kondition. Wie Abbildung 2 veranschaulicht, wurden bei den Teilnehmern der

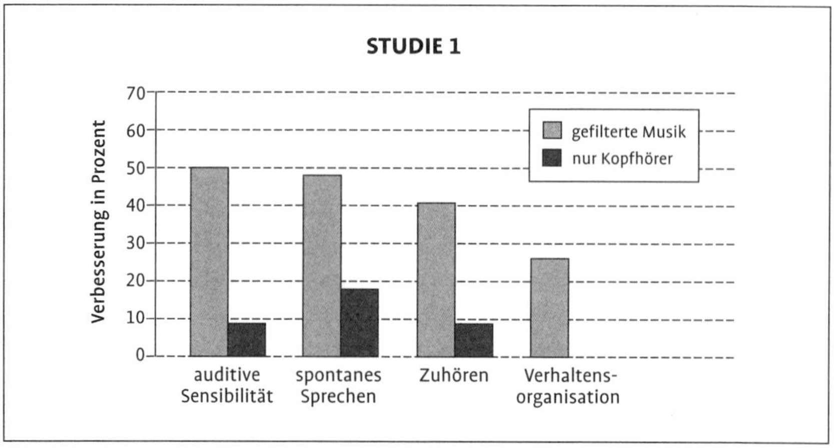

ABBILDUNG 1 Verhaltensverbesserungen, die bezüglich Studie 1 anläßlich eines Assessment eine Woche nach der Behandlung festgestellt wurden. Die Ergebnisse werden in Form des Prozentsatzes der Teilnehmer mit einem spezifischen Verhaltensproblem, das durch die Behandlung gebessert wurde, dargestellt.

TABELLE 4 Prozentsatz[a] der Verbesserungen bei Teilnehmern, die anläßlich der Follow-up-Untersuchung eine Woche nach der Intervention in jedem Verhaltensbereich ein Problem hatten

	Studie 1		Studie 2	
	gefilterte Musik	nur Kopfhörer	gefilterte Musik	ungefilterte Musik
auditive Sensibilität	**50**[b], *n* = 18	8, *n* = 12	**43**[c], *n* = 23	13, *n* = 16
Affekt/Zuneigung	19, *n* = 16	18, *n* = 17	25, *n* = 32	21, *n* = 19
Blickkontakt	41, *n* = 27	24, *n* = 17	33, *n* = 30	40, *n* = 20
Verhaltensorganisation	**26**[b], *n* = 19	0, *n* = 16	29, *n* = 28	18, *n* = 17
Emotionskontrolle	17, *n* = 18	0, *n* = 12	**24**[c], *n* = 33	0, *n* = 19
spontanes Sprechen	**48**[b], *n* = 27	17, *n* = 23	51, *n* = 41	44, *n* = 25
rezeptives Sprechen	31, *n* = 26	9, *n* = 23	9, *n* = 45	15, *n* = 26
Zuhören	**41**[b], *n* = 29	8, *n* = 24	30, *n* = 37	29, *n* = 21
Spontaneität	48, *n* = 25	20, *n* = 20	36, *n* = 22	36, *n* = 14
Bezogenheit	30, *n* = 30	13, *n* = 23	34, *n* = 32	29, *n* = 21

[a] *Definiert aufgrund der Zahl der Teilnehmer, deren Zustand sich besserte, geteilt durch die Zahl der Teilnehmer mit Problemen (n) im betreffenden Verhaltensbereich.*
[b] *Signifikante Verbesserung bezogen auf die Nur-Kopfhörer-Gruppe in Studie 1*
[c] *Signifikante Verbesserung bezogen auf die Gruppe »ungefilterte Musik« in Studie 2*

Gruppe, die gefilterte Musik hörte, im Gegensatz zu der Gruppe, die ungefilterte Musik hörte, hinsichtlich der auditiven Sensibilität $F(1, 28) = 4.53$, $p = 0.040$, wie auch hinsichtlich der Emotionskontrolle, $F(1, 49) = 5.84$, $p = 0.019$, signifikante Verbesserungen beobachtet. Der Prozentsatz der Patienten mit Verbesserungen, bei denen in jedem im Fragebogen aufgeführten Verhaltensbereich ein Problem vorgelegen hatte, wird in Tabelle 4 dargestellt. Man beachte, daß bei der Nutzung ungefilterter Musik für die Kontrollgruppe einige der beobachteten positiven Wirkungen, die auch in Studie 1 aufgefallen waren (in den Bereichen spontanes Sprechen, Zuhören und Verhaltensorganisation), schlicht dem Anhören von (ungefilterter) Musik zuzuschreiben sind, also nicht dem Algorithmus, der zum Filtern der Musik benutzt wurde. Im Einklang mit dieser Deutung konnte kein signifikanter Unterschied hinsichtlich der Summe der Verbesserungen bei der Gruppe, die gefilterte Musik gehört hatte (1.98), verglichen mit der Gruppe, die ungefilterte Musik gehört hatte (1.53), festgestellt werden. Diese Resultate lassen vermuten, daß der besondere Nutzen gefilterter Musik in einer signifikanten Verringerung auditiver Sensibilität besteht.

Gegensätze zwischen Studie 1 und Studie 2

Varianzanalysen bestätigten die Ähnlichkeit der Resultate der Studien 1 und 2 hinsichtlich der beiden Gruppen, die gefilterte Musik gehört hatten. Der Prozentsatz der Teilnehmer in diesen Gruppen, deren Werte für die verschiedenen Verhaltensbereiche sich nach der Intervention gebessert hatten, waren in beiden Studien ähnlich (siehe Tabelle 4). Auch die Zahl problematischer Bereiche vor Beginn der Studien war für alle Gruppen gleich (siehe Tabelle 3).

Austauschverhalten

Videodaten einer randomisierten Teilstichprobe von Kindern aus der Gruppe, die gefilterte Musik gehört hatte ($n = 61$), wurden kodiert. Die Teilstichprobe wurde in drei Gruppen unterteilt: Kinder, die zu Beginn der Studie keine besondere auditive Empfindlichkeit erkennen lassen hatten ($n = 34$), Kinder, bei denen nach der Intervention Verbesserungen hinsichtlich der auditiven Sensibilität zu erkennen waren ($n = 14$), und Kinder, bei denen nach der Intervention keine Verbesserungen hinsichtlich der auditiven Sensibilität beobachtet wurden ($n = 13$). Eine Varianzanalyse auf der Grundlage wiederholter Messungen offenbarte eine signifikante Interaktion »Gruppe x [mal] Experimentalbedingung«, $F(2, 58) = 4.88$, $p < 0.011$. Übereinstimmend mit den Berichten der Eltern wurde nur bei der Teilgruppe der Kinder, bei denen eine Verbesserung hinsichtlich der audi-

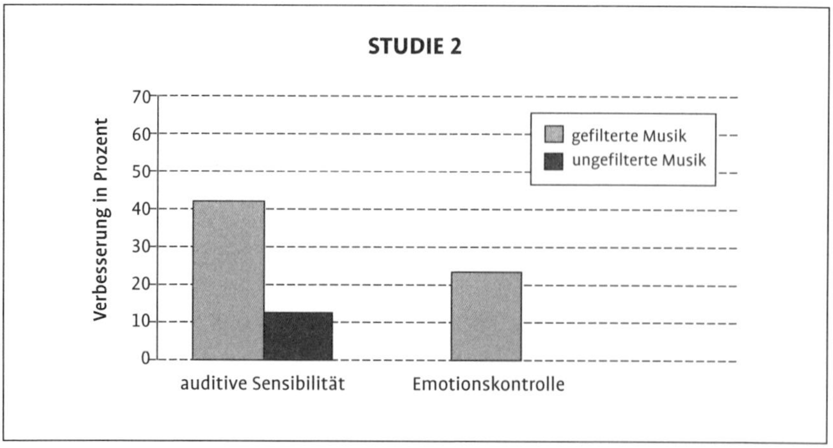

ABBILDUNG 2 Verhaltensverbesserung bei einem Assessment eine Woche nach der Behandlung in Studie 2. Die Daten beziehen sich auf den Prozentsatz der Teilnehmer mit spezifischen Verhaltensproblemen, bei denen eine Besserung eintrat.

TABELLE 5 Auditive Sensibilität (AS) und Gesamtzahl der Austauschaktivitäten (N, Mittel und SD*)

	N	vor Intervention		nach Intervention	
		Mittel	SD	Mittel	SD
Kinder mit Verbesserungen der AS	14	5.71	7.31	9.86	10.53
Kinder ohne Verbesserungen der AS	13	7.46	7.33	7.62	6.74
Kinder ohne AS	34	5.82	8.50	6.32	7.97

* *SD = Standardabweichung*

tiven Sensibilität beobachtet wurde, während des zehnminütigen strukturierten spielbasierten Protokolls eine Verstärkung des kommunikativen Austauschs festgestellt. Deskriptive statistische Werte werden in Tabelle 5 dargestellt. Eine *post hoc* durchgeführte Bonferroni-Korrektur bestätigte, daß nur bei Kindern, bei denen über eine Verbesserung der auditiven Sensibilität berichtet wurde, in dem zehnminütigen halbstrukturierten spielbasierten Protokoll nach der fünftägigen Intervention bezogen auf das anfängliche Assessment ($p < 0.005$) eine Steigerung des Austauschverhaltens bestätigt wurde.

Auswirkungen der Behandlung auf Teilnehmer ohne besondere auditive Sensibilität

Um die Wirkung gefilterter Musik auf die Teilnehmer, die nicht unter erhöhter auditiver Sensibilität litten, zu untersuchen, wurden Varianzanalysen für jeden Verhaltensbereich berechnet, um Bereiche zu identifizieren, in denen es bei Kindern ohne erhöhte auditive Sensibilität aufgrund des Hörens gefilterter Musik zu Verbesserungen gekommen war. Es gelang durch diese Analysen jedoch nicht, Verhaltensbereiche zu finden, die sich bei Kindern ohne auditive Hypersensibilität zuverlässig verbessern ließen.

Diskussion

Zusammenfassung der Resultate und anderer Untersuchungen über das Listening Project Protocol (LPP)

Zwei randomisierte kontrollierte Untersuchungen wurden durchgeführt, um die Wirkung des LPP auf auditive Hypersensibilität und das soziale Verhalten von Kindern mit ASS zu überprüfen. Die Daten beider Studien bestätigten, daß das

LPP (d. h. gefilterte Musik) selektiv auditive Hypersensibilität verringert. Studie 1 verglich die Wirkung gefilterter Musik mit der Situation einer Kontrollgruppe, die zwar Kopfhörer aufsetzte, aber keine Musik hörte. Das Resultat von Studie 1 führte zur Entwicklung einer stringenteren Studie 2, in der die Wirkung gefilterter Musik mit der Wirkung ungefilterter Musik auf eine Kontrollgruppe verglichen wurde. In beiden Studien verringerte das LPP selektiv auditive Hypersensibilität. Außerdem war zu beobachten, daß bei den Kindern mit auditiver Hypersensibilität in der Gruppe, die gefilterte Musik gehört hatte und deren Hypersensibilität daraufhin deutlich verringert war, auch das spontane Austauschverhalten gestärkt wurde. Diese Resultate, die mit der Polyvagal-Theorie in Einklang stehen, stützen die hypothetische Grundlage für die Gestaltung des LPP als eines Trainings für neuronale Verbindungen, die bei der Regulierung des Verhaltenszustandes, des Zuhörens, des Blickkontakts und anderer für soziale Verbundenheit wichtiger Verhaltensweisen wie etwa spontanem Austausch eine Rolle spielen.

Die aktuellen Erkenntnisse entsprechen den Ergebnissen einer früheren Studie[37], in der das LPP anhand einer vielfältigen Stichprobe von Kindern mit ASS untersucht wurde. In dieser früheren Untersuchung wurde die Effektivität des LPP durch Evaluation der auditiven Verarbeitung (von der angenommen wurde, sie basiere auf der Transferfunktion der Mittelohrstrukturen) und des autonomen Zustandes (von dem angenommen wurde, er vermittle die Regulation des Verhaltenszustandes) objektiv beurteilt. Die Studie demonstrierte, daß das LPP die Vagusregulation des Herzens (durch Verstärkung der Amplitude der Respiratorischen Sinusarrhythmie) signifikant verbessert und basierend auf dem *Filtered Words and Competing Words Subtest* aus dem SCAN-Test für Störungen der auditiven Verarbeitung letztere normalisierte.[38, 39] Insgesamt liefern die Daten der aktuellen Studien und von Porges et al.[37] Anhaltspunkte für die Auffassung, daß das LPP die Funktion des Systems für soziale Verbundenheit stärkt, das sich in Form einer verbesserten auditiven Verarbeitung, einer Verringerung der auditiven Hypersensibilität, einer verstärkten Vagusregulation des Herzens und einer Stärkung spontanen sozialen Verhaltens (z. B. von Austauschverhalten) äußert.

Kontraste zu traditionellen auditiven Interventionstherapien

Seit das LPP mit Hilfe eines Computerprogramms verfremdete akustische Stimuli nutzt, die über Kopfhörer hörbar gemacht werden, hat es mit anderen auditiven Interventionstherapien (AIT) Gemeinsamkeiten. Doch obwohl das LPP eine »Klangtherapie« ist, handelt es sich nicht um eine traditionelle klinische AIT[40, 41], und die Methode unterscheidet sich von AIT-Verfahren theoretisch wie auch praktisch. *Erstens* basiert das LPP auf der Polyvagal-Theorie und ist ein strategischer Versuch, die neuronale Regulierung bestimmter Strukturen zu nutzen, die für das System für soziale Verbundenheit eine Rolle spielen.[28] *Zweitens* konzentriert sich das LPP auf auditive Hypersensibilität, die bei Menschen mit und ohne klinische Diagnosen auftreten kann. *Drittens* kann die Effektivität des LPP anhand genau beschreibbarer behavioraler und physiologischer Merkmale des Systems für soziale Verbundenheit definiert werden. *Viertens* verfügt das LPP über einzigartige Charakteristika, die die neuronale Regulation der Mittelohrmuskeln trainieren sollen, ein Verständnis der Transferfunktion der Mittelohrstrukturen und der leichten Ermüdbarkeit der schnell zuckenden Fasern der Mittelohrmuskeln vorausgesetzt. *Fünftens* beansprucht das LPP weniger Zeit (weniger als fünf Stunden) als die meisten Formen von AIT. Deshalb sollten die in der hier vorgestellten Studie beschriebenen Wirkungen des LPP nicht von einer anderen Form auditiver Intervention erwartet werden.

Bei der Evaluation traditioneller auditiver Interventionstherapien wird man mit verschiedenen Problemen konfrontiert. Weil die Interventionen aus klinischen Beobachtungen und Erkenntnissen hervorgegangen sind, ist die neurophysiologische Theorie, auf der die Interventionen basieren, *erstens* oft nicht gründlich entwickelt und getestet. *Zweitens* standen bei entsprechenden Untersuchungen oft Fragen bezüglich der Wirksamkeit im Vordergrund, statt daß Protokolle entwickelt wurden, um die theoretisch relevanten Komponenten zu überprüfen und so die Mechanismen zu verstehen und die Methodik zu verfeinern. *Drittens* sind verschiedene Parameter des Testdesigns schwer zu kontrollieren, weil auditive Interventionen in einem klinischen Setting genutzt werden; dazu zählen (1) ein Protokoll der Konstanten, (2) eine Einschränkung paralleler Behandlungsmaßnahmen einschließlich einer Medikation, (3) die Randomisierung der Teilnehmer in den verschiedenen Untersuchungsbedingungen und (4) die Auswahl von Ergebnisvariablen, die für das betreffende Interventionsmodell theoretisch relevant sind. Der vielleicht stärkste einschränkende Faktor ist das große Spektrum an Bereichen, auf deren Verbesserung auditive Interventionen zielen, ohne daß ein Kausalzusammenhang beschrieben wird, aufgrund dessen eine bestimmte Intervention funktionale Veränderungen des Verhaltens herbeiführen soll. Aufgrund der genannten einschränkenden Faktoren hat es sich als schwierig erwiesen, die Literatur zu interpretieren, die sich mit der Wirksamkeit klinisch genutzter Formen von AIT befaßt.

Einige der Studien über die Effektivität der AIT berichten über Verbesserungen,[42, 43] andere hingegen nicht.[36, 44–47] Allerdings dokumentieren einige Studien, die keine spezifischen positiven Wirkungen von AIT belegen, durchaus positive

Wirkungen. Beispielsweise berichtet Bettison[36] über positive Wirkungen sowohl in der Experimentalgruppe (die ein auditives Training erhielt) als auch in der Kontrollgruppe (die sich die gleiche unmodifizierte Musik unter den gleichen Bedingungen anhörte). Übereinstimmend mit unseren Erkenntnissen nimmt Bettison an, daß die Parameter, welche die AIT mit dem Anhören ausgewählter nicht modifizierter Musik gemeinsam hat, auf Kinder mit Autismus positive Auswirkungen haben könnten. Außerdem deuten unsere Daten darauf hin, daß bei Studienteilnehmern ohne auditive Hypersensibilität die Auswirkungen des LPP über andere biobehaviorale Verbindungen vermittelt werden und unvorhersehbare (d. h. unspezifische) positive Auswirkungen haben könnten, die nicht dem Mittelohr-Transfer-Modell entsprächen. Ähnlich wie die Resultate bei Kindern ohne auditive Hypersensibilitäten im Rahmen der LPP-Studien könnten die beobachteten positiven Wirkungen der AIT Nervenbahnen nutzen, die nicht dem Mittelohrmodell zuzurechnen sind, wobei die potentiell beruhigende therapeutische Wirkung von Musik und soziale Unterstützung durch den Therapeuten eine Rolle spielen.

Gilmor[48] führte auf der Grundlage mehrerer Studien, die in den 1980er Jahren anhand der Tomatis-Methode mit 231 teilnehmenden Kindern durchgeführt wurden, eine Meta-Analyse durch. Er faßte die Ergebnismessungen in fünf Verhaltensdomänen zusammen und stellte kleine Effekte hinsichtlich linguistischer, psychomotorischer, persönlicher und sozialer Anpassung und kognitiver Domänen fest. Interessanterweise fand er im auditiven Bereich keinen zuverlässigen Effekt. Allerdings sollten diese Ergebnisse sehr vorsichtig interpretiert werden, weil die Studien auf sehr kleinen Stichproben basierten, hinsichtlich der Definition von Kontrollbedingungen Probleme aufwiesen und nur beschränkt randomisiert waren. Ungeachtet dieser Einschränkungen berichteten Eltern und Therapeuten von Kindern mit ASS, daß Formen auditiver Interventionstherapie nach ihren Erfahrungen nützlich sind.

Grenzen der Aussagekraft der hier präsentierten Studie

Die Daten der hier vorgestellten Untersuchung müssen aus folgenden Gründen vorsichtig interpretiert werden.

1. Die wichtigsten Ergebnisse basierten auf subjektiven Berichten von Eltern.

2. Einige der getesteten Hypothesen waren von der geringen Größe der Teilgruppen abhängig (z. B. von Teilnehmern mit oder ohne auditive Hypersensibilität,

bei denen unter den verschiedenen Untersuchungsbedingungen Besserungen auftraten oder nicht).

3. Die Teilnehmer erhielten während der Intervention und in der Assessmentperiode zusätzlich andere Behandlungen. Einige wurden täglich verhaltenstherapeutisch und im Sinne anderer Ansätze psychotherapeutisch behandelt, was die Wirkung des LPP verstärkt oder verringert haben könnte.

4. Der häufige Kontakt der Eltern zu den Therapeuten könnte die Elternberichte verfälscht und die Validität der Eltern als objektive Informanten beeinträchtigt haben. Dadurch könnten die realen Effekte der Intervention verfälscht und Veränderungen unzutreffend beschrieben worden sein. Ebenso könnten Aspekte, hinsichtlich derer tatsächlich eine Besserung eingetreten war, übersehen worden sein. Möglicherweise ist der Bereich auditive Sensibilität auf dem Elternfragebogen aber auch weniger anfällig für eine Verzerrung durch das Verhältnis zwischen Therapeut und Eltern. Nach unseren Erfahrungen scheinen sich Therapeuten und Eltern dafür weniger zu interessieren, obwohl es sich dabei um den zentralen Aspekt unserer Studie handelt.

5. Verbesserungen wurden auch in den Gruppen beobachtet, die im Rahmen der Studien keine gefilterte Musik gehört hatten. Etwa 40 Prozent der Eltern von Kindern, die keine gefilterte Musik gehört hatten, berichteten über Verbesserungen in mindestens einem Verhaltensbereich. Diese positiven Reaktionen könnten auf unspezifische Merkmale des Protokolls zurückzuführen sein, beispielsweise auf eine entspannte Interventionsumgebung, die soziale Verbundenheit und spontanes Spiel begünstigte, sowie auf die positiven »Erwartungen« und die Auswirkungen der Vertrautheit mit dem Personal und dem Kontext während der fünf Trainingssitzungen im Labor. Hingegen unterschieden sich die Gruppen, die gefilterte Musik gehört hatten, von den Kontrollgruppen, soweit es um Berichte der Eltern über Verbesserungen hinsichtlich der auditiven Sensibilität ging.

6. Standardisierte Assessments der kognitiven Funktion und von Entwicklungsmeilensteinen wurden nicht evaluiert. Das machte es unmöglich, Einschätzungen hinsichtlich dieser Variablen zu formulieren. Die Randomisierung der Teilnehmer hinsichtlich der evaluierten Parameter war effektiv, und hinsichtlich ihrer Repräsentation gab es keine Gruppendifferenzen. Standardisierte Assessments der kognitiven Funktion und Entwicklung hätten die Untersuchung der beiden folgenden Fragen ermöglicht: (1) Besteht eine Beziehung zwischen auditiver Hy-

persensibilität und kognitiver Funktion sowie Entwicklungsmeilensteinen? (2) Besteht ein Zusammenhang zwischen der Effektivität des LPP und individuellen Unterschieden hinsichtlich der kognitiven Funktion?

7. Unsere Teilnehmer waren jung, bei ihnen bestand eine starke Symptomatik von Autismus, und die Testergebnisse lassen sich möglicherweise nicht auf ältere Kinder und Kinder mit weniger schwerer ASS übertragen.

8. Die Studien gaben keinen Aufschluß darüber, welche neuronalen Verbindungen die beobachteten Verhaltensverbesserungen bewirkten. Die benutzten Methoden vermochten nicht zu bestätigen, ob die auditive Hypersensibilität auf einer Beeinträchtigung der funktionalen neuronalen Regulation der Mittelohrmuskeln beruhte (wie die Polyvagal-Theorie sie postuliert) und ob sie mit Hilfe eines Trainingsmodells tatsächlich hätte beseitigt werden können.

9. Die Studien lieferten keine Informationen, die es ermöglicht hätten, alternative Verbindungen zu unterscheiden, die zu auditiver Hypersensibilität führten bzw. diese zu heilen vermochten, etwa Informationen über den möglichen Einfluß der Intervention auf beschädigte Nervenbahnen (z. B. Schädigungen des Hörnervs oder des Gesichtsnervs), auf beschädigte periphere Strukturen (z. B. auf das Mittel- und Innenohr) oder auf zentrale Strukturen, die bei der Verarbeitung akustischer Signale oder bei der kortikalen Repräsentation eine Rolle spielen.

10. Die hypothetisch angenommene Verbindung zwischen der Transferfunktion des Mittelohrs und auditiver Hypersensibilität könnte nur eingeschränkt bestehen. Hypersensibilität, insbesondere bezogen auf hohe Tonfrequenzen, kann durch den olivo-cochleären Reflex verursacht werden, also nicht durch die neuronale Regulation der Mittelohrmuskeln. Die Funktionsfähigkeit des Innenohrs und die Stärke der auditiven Hypersensibilität bezüglich hoher Tonfrequenzen müssen evaluiert werden, um diese Möglichkeit auszuschließen.

11. Die generellen Verbesserungen des Verhaltens, die nach einer Verringerung der auditiven Sensibilität beobachtet wurden, müssen nicht zwingend mit dem postulierten integrativen System für soziale Verbundenheit in Zusammenhang stehen. Das Verhalten kann sich vielmehr auch dann verbessern, wenn die fraglichen Frequenzen nicht mehr als schmerzhaft und störend empfunden werden.

Mögliche zukünftige Untersuchungen

In den Experimenten zur Evaluation der Effektivität des LPP fehlte ein Maß für den hypothetischen Interventionsmechanismus, die Transferfunktion des Mittelohrs. Als die Teilnehmer getestet wurden, war kein kommerziell erhältliches klinisches oder wissenschaftliches Werkzeug verfügbar, das die Transferfunktion des Mittelohrs hätte messen können. Die einzige Möglichkeit, die Wirksamkeit zu demonstrieren, bestand darin, die Physiologie, die auditive Verarbeitung und Messungen des Verhaltens zu quantifizieren und anzunehmen, daß das LPP eine typische Mittelohrtransferfunktion induzierte. Vor kurzem haben wir ein Mittelohr-Tonabsorptionssystem (MESAS) entwickelt, mit dessen Hilfe sich die Transferfunktion des Mittelohrs messen läßt.[49] MESAS ermöglicht eine objektive Messung der potentiell vermittelnden Rolle der Mittelohrmuskeln beim Erleben auditiver Hypersensibilität.[50]

Durch die objektive Messung der Transferfunktion des Mittelohrs wird es in Zukunft möglich sein, die Wirksamkeit des LPP hinsichtlich einer Induktion der Mittelohrtransferfunktion selektiv zu testen. Sollte sich dies bestätigen, könnte das LPP bei Menschen mit einer atypischen Mittelohrfunktion genutzt werden, unter anderem für die Rehabilitation nach einer Mittelohrentzündung. Außerdem wird MESAS es bei zukünftigen Untersuchungen ermöglichen, die behavioralen und psychischen Konsequenzen einer atypischen Mittelohrtransferfunktion zu evaluieren, Daten für die Validierung einer quantitativ skalierten Messung auditiver Hypersensibilität unabhängig von subjektiven Berichten zu gewinnen und zur Verbesserung von Interventionen (z. B. des LPP) beizutragen, die als effiziente neuronale Übungen zur Normalisierung der Mittelohrtransferfunktion genutzt werden könnten.

10

Warum Ruhe wichtig ist

Stephen W. Porges im Interview mit Denise Winn

WINN: Professor Porges, Sie haben die Polyvagal-Theorie erstmals im Jahre 1994 formuliert, und wie Sie am Anfang Ihres Buches *Die Polyvagal-Theorie und die Suche nach Sicherheit* schreiben, besteht ihre Bedeutung hauptsächlich darin, daß sie plausible neurophysiologische Erklärungen für einige typische Erlebnisse traumatisierter Menschen liefert. In dem Buch zeigen Sie auf, daß das Gefühl, nicht in Sicherheit zu sein, das zentrale Verhaltensmerkmal ist, das zur Entstehung von psychischen und physischen Krankheiten führt. Der von mir vertretene Human-Givens-Ansatz besagt, daß eine psychische Störung entsteht, wenn essentielle emotionale Bedürfnisse nicht ausreichend erfüllt werden oder wenn die angeborenen Ressourcen, die uns für die Erfüllung unserer emotionalen Bedürfnisse zur Verfügung stehen, beeinträchtigt sind oder von uns falsch benutzt werden – und Sicherheit ist zweifellos eines unserer zentralen emotionalen Bedürfnisse. Schon allein deshalb bin ich daran interessiert, diesbezüglich mehr über Ihre Erkenntnisse zu hören und in Zusammenhang damit über die Rolle dessen, was Sie *soziale Verbundenheit (social engagement)* nennen. Aber wir sollten wirklich am Anfang beginnen: mit Ihrem schon in der Graduate School entstandenen Interesse an dem neuen interdisziplinären Bereich der Psychophysiologie. Was ist das?

Autoren: Stephen W. Porges & Denise Winn
Originaltitel: The Significance of Stillness. (Interview with Denise Winn – Editor Human Givens) (2017)
Quellennachweis: In: *Human Givens Journal.* (2017) 24, 2.
https://www.humangivens.com/human-givens/

PORGES: Die Psychophysiologie war damals eine neue Disziplin, die sich mit dem Zusammenhang zwischen physiologischen Prozessen und psychischen Erlebnissen beschäftigte. Grundsätzlich versucht dieser wissenschaftliche Ansatz durch die Beobachtung physiologischer Variablen psychische Prozesse zu erkennen. Mir erschien dies damals als hochinteressant, und ich witterte darin die Chance, vielversprechende Anwendungsmöglichkeiten zu entdecken. Die Psychophysiologie paßte genau zu meiner persönlichen Interessenlage. Ich war damals Anfang Zwanzig und sehr neugierig darauf, was wir über Menschen einzig durch Beobachtung ihrer Physiologie herausfinden können, ohne daß die Betreffenden sich verbal oder schriftlich äußern müssen. Ich nahm an, daß Menschen, wenn sie etwas sagen oder schreiben, häufig eine Erzählung präsentieren, die bestimmten Bedürfnissen von ihnen entspricht. Demnach mußte zwischen den Intentionen und dem, was tatsächlich gesagt wurde, eine Diskrepanz bestehen.

WINN: Wenn Sie sagen »bestimmten Bedürfnissen entspricht«, was meinen Sie dann damit?

PORGES: Wie sie sich selbst empfinden und wer sie sind. Nehmen wir an, ein Mensch, der mit bestimmten sehr strengen religiösen Überzeugungen aufgewachsen ist, hält es für unangebracht, sich negativ über eine andere Person zu äußern, unabhängig von dem, was er selbst tatsächlich empfindet. In solch einem Fall entspricht der mimische und stimmliche Ausdruck des Betreffenden nicht den Intentionen, die er verbal zum Ausdruck bringt. Mir erschien die Möglichkeit, Herzfrequenz, Puls und elektrodermale Aktivität zu messen, als sehr verlockend, weil mir dies ermöglichte festzustellen, was unter der Haut eines Menschen vor sich geht.

WINN: Hat Sie das zur Entwicklung der Polyvagal-Theorie gebracht?

PORGES: Nicht sofort. Ende der 1960er Jahre und Anfang der 1970er Jahre habe ich mich zunächst damit beschäftigt, wie man die Herzratenvariabilität messen könnte und wie sie sich in psychisch und physisch belastenden Situationen verändert. Mir ist es damals als erstem Wissenschaftler gelungen, die Herzratenvariabilität – die sich ständig verändernde Zeitspanne zwischen zwei Herzschlägen – zu erfassen. Das Herz schlägt nicht in einem konstanten Rhythmus; in das Muster des Herzschlags sind modulierte Rhythmen eingebettet, die neuronalen Einflüssen unterliegen. In meinen frühen wissenschaftlichen Arbeiten habe ich dokumentiert, daß Menschen, bei denen der zeitliche Abstand zwischen den einzelnen Herzschlägen stärker schwankt, besser in der Lage sind, aufmerksam zu sein, daß sie schneller reagieren und daß sie resilienter sind. Diese Beobachtungen brachten mich dazu, die neurophysiologischen Grundlagen der Herzratenvariabilität zu untersuchen, und das wiederum führte dazu, daß ich mich auf eine intellektuelle Reise begab, die mich schließlich zur Formulierung der Polyvagal-Theorie führte.

Winn: Bevor wir uns weiter in diese Thematik vertiefen, möchte ich Sie bitten, noch ein wenig über den Vagus zu sagen, den Sie als den Hauptnerv des Parasympathischen Nervensystems bezeichnen und der funktional das Gehirn mit dem Körper verbindet.

Porges: Der Vagus ist zunächst einmal ein Kranialnerv und, wie Sie gesagt haben, der wichtigste Bestandteil des Parasympathischen Nervensystems (PNS). Wir haben ein Sympathisches Nervensystem (SNS), das generell die Mobilisierung und alle Energie erfordernden Aktivitäten unterstützt, darunter auch den Transport des Blutes durch den Körper. Die meisten Menschen sehen im SNS ein Kampf-oder-Fluchtsystem. Es unterstützt tatsächlich Kampf- und Fluchtreaktionen, hat aber auch noch andere, prosoziale Funktionen und ermöglicht Energie erfordernde Aktivitäten. Würde das SNS seine Aufgaben nicht gut erfüllen, wären wir lethargisch. Unser Gefühlsüberschwang und unsere optimistischen Aktivitäten und Empfindungen sind vom SNS als Energiequelle abhängig, wohingegen das PNS generell mit Ruhe und der Unterstützung von Gesundheit, Entwicklung und Regeneration assoziiert wird.

Winn: Und vor der Formulierung der Polyvagal-Theorie war nicht bekannt, daß das PNS zwei Vaguszweige umfaßt?

Porges: Richtig – genauer gesagt, war nicht bekannt, daß das PNS zwei funktionale Bahnen umfaßt, die aus verschiedenen Bereichen des Hirnstamms hervortreten; dort befindet sich der Ursprung motorischer Nervenfasern, die in Form des Vagusnervs zu den inneren Organen verlaufen. Der traditionellen Sicht des Autonomen Nervensystems (ANS) zufolge reguliert der antagonistische Einfluß der motorischen Bahnen des SNS und des PNS die inneren Organe. Der bidirektionale Charakter des Systems der Vagusbahnen wurde heruntergespielt, insbesondere die Bidirektionalität zwischen den inneren Organen und den Hirnstammbereichen, aus denen die motorischen Bahnen hervorgehen und wo die sensorischen Bahnen enden. Tatsächlich sind etwa 80 Prozent der Vagusfasern sensorische Fasern, die das Gehirn über den Zustand der inneren Organe informieren. Dies erklärt plausibel, warum Probleme in den inneren Organen beeinflussen, wie wir uns fühlen und wie sich die Herzfrequenz auf unsere Wahrnehmung der Welt auswirkt.

Anfang des 20. Jahrhunderts hatten Physiologen schon kardioinhibitorische Vagusfasern entdeckt – sie konnten, wenn sie stimuliert wurden, den Herzschlag verlangsamen. Ich setzte mir zum Ziel, eine bessere Möglichkeit zur Erfassung dieses Vorgangs mit Hilfe einer Messung zu entwickeln. Nach fast zwei Jahrzehnten erhielt ich 1985 ein Patent für Verfahren zur dynamischen Überwachung der Einflüsse des Vagus auf das Herz. Die Methode wurde in Form eines Geräts realisiert, das ich *vagal tone monitor* nannte. Ich setzte diese Technik dann in klinischen Zusammenhängen bei Patienten mit verschiedenen psychischen und physischen Störungen und Problemen ein.

WINN: Die Erklärung emotionaler Erregungszustände als Vorbereitung auf Kampf-oder-Fluchtreaktionen ist uns seit langem bekannt, sie bezieht sich aber nur auf die Aktivierung des SNS, die uns in Gefahrensituationen darauf vorbereitet zu handeln. Durch Ihre Beschäftigung mit dem Vagus ist aber noch ein weiteres, deutlich älteres Defensivsystem bekannt geworden, das mit dem PNS verbunden ist – und dieses hat, wie Sie erklären, in der Regel mehr mit Ruhe zu tun. Dieses zweite Defensivsystem stellt die Immobilisierung, den sogenannten Shutdown und die Dissoziation von einem bedrohlichen Ereignis, in den Vordergrund. Ich meine, daß Sie aufgrund Ihrer Untersuchungen an frühgeborenen Babys zu diesen Erkenntnissen gelangt sind.

PORGES: Ja. Anfang der 1990er Jahre habe ich Untersuchungen an Frühgeborenen durchgeführt. Damals wurde das PNS in der Literatur generell als Gesundheit, Entwicklung und Regeneration fördernd dargestellt. Hingegen wurde nirgendwo erwähnt, daß ein Teil des PNS, ein Vagusschaltkreis, in Reaktion auf Signale, die auf eine lebensbedrohliche Situation hinweisen, als Defensivsystem genutzt werden kann. Diese den Vagus betreffende Tatsache schien aus dem allgemeinen Verständnis des PNS ausgeklammert zu werden. Es war zwar durchaus bekannt, daß ein starkes Absinken der Herzfrequenz zur Schädigung des Gehirns und sogar zum Tod führen kann; nur wußte niemand, welcher neuronale

Mechanismus dies verursachte. Und solange nicht erkannt wurde, daß es einen potentiell tödlich wirkenden Vagusmechanismus gab, konnte man den Vagus als eine wunderbare gesundheitsfördernde Ressource beschreiben, wohingegen das SNS als Äquivalent zu Streß verstanden und deshalb zum Todfeind erklärt wurde.

Winn: Der Vagus wurde also als ausschließlich positiv angesehen, obwohl eindeutige Belege für das Gegenteil existierten. Und dann hat ein Neonatologe Sie von diesem Gegenteil überzeugt – war es nicht so?

Porges: Ja, dazu kam es in einer Zeit, in der ich mich mit stark gefährdeten frühgeborenen Babys beschäftigte. Ich hatte damals eine Methode für die Messung des vagalen Tonus entwickelt und wollte sie zur Einschätzung des klinischen Risikos nutzen, um den behandelnden Ärzten wichtige Informationen über die Situation solcher Babys zur Verfügung zu stellen. Meine Arbeit basierte auf der Annahme, daß ein frühgeborenes Kind mit einer besseren Regulation des Herzens durch den Vagus resilienter sein und mit höherer Wahrscheinlichkeit überleben würde; war das Kind hingegen sehr früh geboren worden, würde sein Vagussystem seine Funktion nicht ausreichend erfüllen können, und das Kind wäre in größerer Gefahr.

Im Jahre 1992 verfaßte ich einen Aufsatz, der in einer renommierten Zeitschrift für Pädiatrie veröffentlicht wurde. Darin beschrieb ich den vagalen Tonus des Herzens als einen wichtigen Schutzfaktor, den man bei Frühgeborenen durch Messen der respiratorischen Komponente der Herzratenvariabilität überwachen könnte. Nach der Publikation dieses Textes schrieb mir ein Neonatologe, in seiner medizinischen Ausbildung habe er gelernt, daß eine Bradykardie (eine extreme Verlangsamung des Herzschlags) einen Menschen töten könne und daß diese vom Vagus verursacht werde. Besonders in Erinnerung blieb mir der folgende Satz: »Vielleicht ist zuviel von etwas Gutem schlecht?«

Intellektuell erschien mir dies nicht als plausibel. Ich dachte über alles nach, was ich im Laufe der Jahre durch meine Forschungsarbeit herausgefunden und im Labor und in der Klinik beobachtet hatte. Irgend etwas am respiratorischen Rhythmus der Herzratenvariabilität wirkte offenbar schützend, und wenn es nicht möglich war, diesen respiratorischen Rhythmus zu beobachten, war das Baby für Bradykardie anfällig und konnte sogar sterben. Aber wie konnte der Vagus sowohl für potentiell tödlich wirkende Bradykardien als auch für die schützend wirkende Herzratenvariabilität verantwortlich sein? Diesen Widerspruch bezeichnete ich als Vagusparadox.

WINN: Sind Sie dadurch zu Ihren Entdeckungen über die myelinisierten und nicht myelinisierten Vagusbahnen gekommen?

PORGES: Ja. Ich sage oft, daß ich alle Fakten und Zusammenhänge, aus denen die Polyvagal-Theorie hervorgegangen ist, auf der Säuglingsstation unmittelbar vor Augen hatte. Dort kann der beobachtende Wissenschaftler die Entwicklung des Vagussystems in Echtzeit verfolgen.

Meine Untersuchungen zeigten mir, daß Menschen und andere Säugetiere sowohl nicht myelinisierte als auch mit einer Myelinschicht umgebene Vagusbahnen haben. Myelin ist eine isolierende Schicht, die Nerven umgibt; sie ermöglicht eine schnellere und effizientere Übermittlung neuronaler Signale. Die beiden Vaguszweige entspringen unterschiedlichen Bereichen des Hirnstamms. Bei einem extrem früh geborenen Baby, das weniger als 30 Wochen im Mutterleib war, gibt es noch keine myelinisierten Vagusbahnen. Die Myelinisierung der motorischen Vagusfasern mit einem respiratorischen Rhythmus beginnt erst in der 30. bis 32. Schwangerschaftswoche. Durch die Lektüre wissenschaftlicher Publikationen, in denen die Vagusfasern verstorbener frühgeborener Säuglingen beschrieben wurden, stieß ich auf Studien, die mir ausreichende Informationen für die Konstruktion einer hypothetischen Entwicklungskurve der Myelinisierung der zum Herzen verlaufenden motorischen Vagusfasern lieferten, was es mir wiederum ermöglichte, das, was ich im Rahmen meiner eigenen Untersuchungen beobachtet hatte, auf die Kurve zu übertragen.

Dies war für mich ein Aha-Moment, weil ich die Veränderung in der neuronalen Regulation des Herzens beobachten konnte, die ich nun zur fragilen Befindlichkeit von Hochrisiko-Säuglingen in Beziehung setzen konnte. Die größten Gefahren für frühgeborene Babys sind Apnoe (Atemstillstand) und Bradykardie, eine starke Verlangsamung der Herzfrequenz, die dazu führt, daß das Gehirn des Kindes unzureichend mit Sauerstoff versorgt wird. Wenn wir diese Beobachtungen über die frühkindliche Entwicklung im Kontext der Evolution betrachten, können wir die für Frühgeborene besonders gefährlichen Reaktionen der Apnoe und der Bradykardie im Sinne der Reptilienentwicklungsstufe verstehen. Beispielsweise halten Reptilien, deren Vagusfasern generell nicht mit einer Myelinschicht umgeben sind, ihre Atmung an (sie überleben mehrere Stunden, ohne zu atmen) und verlangsamen ihre Herzfrequenz so stark, daß sie wie leblos wirken. Dies ist für sie die primäre Defensivstrategie, und sie leistet ihnen gute Dienste, weil ihr Gehirn sehr klein ist und sie nicht so stark von der Sauerstoffzufuhr abhängig sind wie Säugetiere. Diese benötigen wegen ihres großen Gehirns ständig neuen Sauerstoff.

WINN: Sie haben also herausgefunden, daß vor der 32. Schwangerschaftswoche geborene Babys ein ANS haben, das eher dem von Reptilien als dem von Säugetieren ähnelt.

PORGES: Die ausgestorbenen primitiven Reptilien sind die Vorfahren sowohl der modernen Reptilien als auch der Säugetiere. Aufgrund dieser gemeinsamen Vorfahren haben wir Menschen in unserem Hirnstamm einen funktional identischen Kern, der sich im Laufe der Embryonalentwicklung verändert. Gleichzeitig entfaltet der Hirnstamm seine Strukturen, und die sich herausbildenden Kranialnerven verändern Physiologie und Funktion. Bei Säugetieren haben die nicht myelinisierten Vagusfasern heute die Aufgabe, die Organe unterhalb des Zwerchfells zu regulieren. Der nur bei Säugetieren vorhandene myelinisierte Vagus hingegen ist der primäre Regulator der Organe oberhalb des Zwerchfells. Bradykardie und Apnoe sind demnach auf ein altes Defensivsystem zurückzuführen, das bei frühgeborenen Babys noch vorhanden ist. Wenn diese älter werden, ist es nicht mehr so leicht zugänglich, obwohl einige der nicht myelinisierten Fasern mit dem Schrittmacher des Herzens [dem Sinusknoten] verbunden bleiben.

WINN: Entwickelt sich denn bei viel zu früh geborenen Säuglingen der myelinisierte Vagus jemals vollständig?

PORGES: Die Umgebung, in der frühgeborene Säuglinge überleben, bietet bezüglich dieser Art von Entwicklung weniger Unterstützung als die intrauterine Umgebung. In dem Moment, in dem ein frühgeborenes Kind den Mutterleib verläßt, werden alle seine Sinne mit Herausforderungen geradezu bombardiert, und darauf reagiert sein Nervensystem, indem es zur Verteidigung übergeht. In manchen Fällen treten solche Reaktionen schon allein aufgrund von Berührungen auf. Solange sich das Kind im Uterus befindet, bleibt es von derartigen Herausforderungen verschont; verläßt es jedoch den Mutterleib, muß sein Körper alles nutzen, was ihm an Möglichkeiten zur Verfügung steht, und das sind in dieser Entwicklungsphase die Defensivreaktionen, die denjenigen von Reptilien ähneln.

Winn: Nur um sicher zu sein, ob ich das richtig verstanden habe: Diese Entwicklung findet normalerweise im Uterus statt, und wenn das Baby nach der regulären Schwangerschaftszeit geboren wird, ist sein für Säugetiere charakteristisches System voll funktionsfähig? Aber bei einem frühgeborenen Kind ist das nicht der Fall?

Porges: Ganz richtig. In den letzten fünf bis acht Wochen der Schwangerschaft reift der für Säugetiere charakteristische myelinisierte Vagus zu voller Funktionsfähigkeit, und der Kern im Hirnstamm, aus dem diese myelinisierten Fasern hervorgehen, migriert aus seinem ursprünglichen Bereich in einen anderen, und im Laufe dieses Prozesses kommt es zur Differenzierung der Funktionen der beiden Vaguszweige.

Winn: Besteht demnach bei frühgeborenen Babys, wenn sie überleben, eine erhöhte Gefahr, daß sie das ältere Defensivsystem benutzen, wenn sie starken Streß erleben?

Porges: Die Antwort ist ein eingeschränktes Ja, aber mit der Unterbrechung der Reifung des myelinisierten Vagus sind noch andere Faktoren verbunden. Ein wichtiger Indikator für den Gesundheitszustand frühgeborener Babys ist, daß sie in der Lage sind, Saugen, Schlucken und Atmen richtig zu koordinieren; dazu müssen sie die Kranialnerven nutzen, die die gestreiften Muskeln des Gesichts und des Kopfes innervieren. Strukturen im Hirnstamm, welche diese Kranialnerven regulieren, kommunizieren mit dem Quellkern, der die Aktivität des myelinisierten Vagus steuert. Dies ermöglicht soziale Verhaltensweisen wie mimische und stimmliche Äußerungen sowie die Aufnahme von Nahrung zur Regulation des physiologischen Zustandes.

Während unserer biologisch basierten Suche nach Sicherheit unterliegen wir der Macht eines impliziten biologischen Imperativs, Verbundenheit zu suchen und unseren physiologischen Zustand gemeinsam mit anderen Menschen zu regulieren. Sogar wie wir einander anschauen ist für unsere Fähigkeit, in Verbindung zu treten, wichtig. Bei frühgeborenen Säuglingen sind diese Prozesse gestört und schlecht aufeinander abgestimmt. In der Zeit, die seit jenen Untersuchungen vergangen ist, habe ich Vorträge für Psychotherapeuten gehalten, die oft mit Traumatisierten arbeiten, und noch wesentlich mehr habe ich von Eltern über die weitere Entwicklung von extrem früh geborenen Kindern gelernt. Wenn ich solche Eltern nach den kognitiven Fähigkeiten ihrer Kinder fragte, antworteten sie in der Regel, daß sich ihre Kinder in dieser Hinsicht gut entwickelt hätten. Aber wenn ich fragte: »Und wie kommt Ihr Kind in sozialen Interaktionen und Beziehungen zurecht?«, lautet die Antwort oft: »Da hat es keinen Schimmer.« Mittlerweile frage ich solche Eltern nur noch nach dem Verhalten ihrer Kinder in Beziehungen.

Winn: Das ist sehr interessant! Denn wenn wir über die potentiellen Entwicklungsrisiken frühgeborener Kinder sprechen, denken wir meist nicht an diesen Aspekt.

Porges: Nein, sicher nicht. Fortschritte in der medizinischen Versorgung solcher Kinder haben die Gefahr von Verzögerungen der mentalen und motorischen Entwicklung verringert. Das größte verbleibende Problem scheint mir die Co-Regulation zu betreffen, die sich bei den meisten nach einer normalen Schwangerschaft geborenen Kindern ganz natürlich entwickelt. Wenn eine Mutter ihr Baby durch Koselaute, Lächeln und liebevolle Gesten beruhigt, entspannt sich das Kind, und das beruhigt die Mutter – womit Co-Regulation stattfindet. Neurophysiologisch betrachtet beinhaltet Co-Regulation hauptsächlich reziproken mimischen Ausdruck sowie den Austausch von Gesten und Vokalisationen zwischen Mutter und Kind, ermöglicht durch die gestreiften Muskeln des Gesichts und des Kopfes. Ein frühgeborenes Baby hingegen verfügt noch nicht über die neuronalen Ressourcen für Verhaltensweisen, die Co-Regulation ermöglichen. Die entsprechenden Systeme sind bei ihm noch nicht einsatzbereit. Aber ich bin Optimist. Ich bin davon überzeugt, daß diese Systeme zu einem späteren Zeitpunkt genutzt werden können und daß sie dann funktionsfähig sind oder daß es möglich ist, sie zu reorganisieren.

Winn: Nach dem, was ich von der Polyvagal-Theorie bisher verstehe, entscheiden wir nicht bewußt, welches Defensivsystem wir in einer Gefahrensituation nutzen. Ich fand es interessant, daß Sie ein Beispiel von Menschen anführen, die sich wegen ihrer Furcht davor, in der Öffentlichkeit zu sprechen, so entsetzt fühlen, daß sie kurz vor einer Ohnmacht stehen. Auch Menschen, die Panikattacken erleben, fürchten oft, in Ohnmacht zu fallen. Aus der Perspektive einer Kampf- oder Fluchtreaktion wäre eine Ohnmacht nicht sinnvoll, weil dabei der Blutdruck steigt, nicht fällt. Aber werden Menschen, die so reagieren, tatsächlich in diesen älteren Defensivmodus versetzt?

Porges: Ich nehme an, Sie wollen wissen, wie die verschiedenen Defensivschaltkreise aktiviert werden. Deshalb halte ich es für sinnvoll, daß wir uns einmal anschauen, wie sich das ANS bei Wirbeltieren entwickelt hat. Die ersten Wirbeltiere hatten ein sehr einfaches ANS, und seine erste neuronale Komponente war der nicht myelinisierte Vagus. Nachdem er seine Funktionsfähigkeit erlangt hatte, trug er zur Aufrechterhaltung der physiologischen Homöostase bei, er konnte aber auch defensiv reagieren. Wenn er dies tat, defäkierte das Tier, hörte auf zu atmen und verringerte seinen Stoffwechselumsatz. Infolge bestimmter evolutionärer Prozesse entstand bei einigen Wirbeltieren ein spinales Sympathisches Nervensystem, das schnelle Bewegungen ermöglichte. Im weiteren Evolutionsverlauf entwickelten sich Säugetiere mit einem Vagusschaltkreis, der mit Hirnstammstrukturen verbunden war, welche die Gesichts- und Kopfmuskeln neuronal steuern und dadurch die Entstehung eines integrierten Systems für soziale Verbundenheit ermöglichen. Diese Sequenz evolutionsbasierter Veränderungen im ANS verstand ich zwar, aber mir fehlte ein Konzept, das erklärte, wie sich die unterschiedlichen Schaltkreise aktivieren und bremsen ließen.

Um diese Frage beantworten zu können, mußte ich zuerst mein Wissen über das ANS in einer dem Entwicklungsverlauf entsprechenden Ordnung oder einer Hierarchie erfassen. Die Hierarchie erschloß die Möglichkeit, etwas über die Reihenfolge auszusagen, in der die verschiedenen Schaltkreise genutzt werden konnten; dabei hemmten neuere Schaltkreise ältere. Diese Regel entstammt der Arbeit von John Hughlings Jackson, einem englischen Neurologen, der Ende des 19. Jahrhunderts wirkte. Jackson beschrieb, wie Schädigungen von Teilen des menschlichen Gehirns durch Krankheiten oder Verletzungen ältere Gehirnschaltkreise enthemmen. Um diesen Prozeß zu beschreiben, benutzte er das Wort Dissolution und verstand darunter eine Umkehrung der Evolution. Als ich mich intensiver mit dem Phänomen Dissolution beschäftigte, wurde mir klar, daß sich dieser Begriff perfekt zur Beschreibung der Sequenz autonomer Reaktionen auf schwierige Situationen eignete. Wenn wir uns mit großen Herausforderungen konfrontiert sehen, handeln wir adaptiv, indem wir evolutionär ältere Systeme aktivieren, um unser Überleben zu sichern.

WINN: Meinen Sie Situationen, in denen wir uns mit schwierigen Problemen konfrontiert sehen, denen wir nicht entkommen zu können glauben? Situationen, in denen die Aktivierung des Kampf-oder-Fluchtsystems zu nichts führen würde?

PORGES: Diese Reaktionen erfolgen reflexhaft, nicht geplant. Ich habe das Konzept der Neurozeption entwickelt, um zu erklären, wie wir reagieren, ohne daß wir Signale für Sicherheit, Gefahr oder Lebensgefahr bewußt wahrnehmen – ganz abgesehen davon, ob unsere Wahrnehmung zutreffend ist oder nicht. Die Neurozeption unterscheidet sich von der Perzeption, weil sie reflexhaft vonstatten geht, lange bevor wir eine Gefahr in der Umgebung wirklich erkennen und deuten. Sind Sie Therapeutin?

WINN: Ja.

PORGES: Sie bräuchten nicht einmal Therapeutin zu sein; es reicht völlig, ein soziales menschliches Wesen zu sein, um bemerken zu können, was ich nun beschreiben werde. Stellen Sie sich vor, Sie sprechen mit jemandem und sagen zufällig etwas, das bei der anderen Person wie ein Trigger wirkt, und plötzlich verändert sich deren physiologischer Zustand: Der Gesichtsausdruck wirkt urteilend oder aggressiv, der Muskeltonus weist auf Angespanntheit hin, und die andere Person ballt ihre Hände zu Fäusten. Treten diese Veränderungen des physiologischen Zustandes ein, verändert sich die Sicht, die Ihr Gegenüber von Ihnen hat, völlig, und manchmal kommt es sogar zu verbaler Aggression oder zu Handgreiflichkeiten. Haben Sie so etwas schon einmal erlebt?

WINN: Ja.

PORGES: Ihre Absichten waren, so wie Sie die Dinge sehen, untadelig, und Sie verstehen nicht, was da passiert ist, und fühlen sich als Opfer. Doch die Person, die sich von Ihnen angegriffen fühlte und die deshalb auf Sie losgegangen ist, befindet sich in einem physiologischen Zustand, der ihre Sicht verändert hat. Deshalb strukturiert sie die Erzählung über die Situation so, daß ihr Verhalten als gerechtfertigt erscheint. Es kommt also zu einem Wechsel aus einem Zustand sozialer Verbundenheit in einen Zustand, dessen oberste Priorität das Überleben ist. Das Schöne am Menschsein ebenso wie an der Existenz irgendeines anderen sozialen Säugetieres ist, daß wir nach einem reflexhaften Wechsel in eine Defensivhaltung die Möglichkeit haben, uns zu beruhigen, indem wir im Umgang mit einer anderen Person unser System für soziale Verbundenheit reaktivieren. Wenn wir aufgrund von Verhalten, das soziale Verbundenheit fördert, Signalen für Sicherheit, Vertrauen und Liebe ausgesetzt sind – was unter anderem durch eine sanfte Stimme und entsprechende Gesten bewirkt werden kann –, beruhigen wir uns. Dieser Zustand der Ruhe stellt sich spontan in Reaktion auf unterstützende, für soziale Verbundenheit charakteristische Verhaltensweisen ein, nicht in Reaktion auf Belehrungen.

Die Verbindung zwischen dem physiologischen Zustand und den Schaltkreisen, die Mimik und Prosodie ermöglichen, existiert nur bei Säugetieren. Diese Verhaltensmerkmale sind von einem neuronalen Schaltkreis abhängig, der auch myelinisierte Vagusbahnen umfaßt, die das Herz und das SNS beruhigen. Als die besonderen Eigenarten der Säugetiere entstanden, erhielten sie die neuronalen Strukturen, die ihnen die Verteidigung ermöglichten, aufrecht und entwickelten gleichzeitig spezielle neuronale Verbindungen, die ihnen halfen, ihre Verteidigungshaltung abzubauen, indem sie sich von einem Artgenossen trösten ließen. Deshalb ist die Fähigkeit, schnell zwischen sozialen und defensiven Zuständen zu wechseln, tief in unserem Nervensystem verankert. Die Säugetiere mußten während ihrer Entwicklung aktiv auf Gefahrensignale achten und auf diese reagieren, sie mußten aber auch Sicherheit und Trost in Gegenwart anderer suchen.

Diese Sequenz der Dissolution, der Wechsel von Zuständen sozialer Verbundenheit in die Verteidigungshaltung und von dort zurück durch Reaktivierung gelingt den meisten Säugetieren ausgezeichnet. Aber was ist, wenn wir ein schweres Trauma oder bestimmte Krankheitszustände erleben? Wir büßen dann die Fähigkeit ein, unsere Gesichtsmuskeln und unseren stimmlichen Ausdruck zu beeinflussen. Weil der Körper in einem Defensivzustand gefangen ist, können Signale für Sicherheit verzerrt wahrgenommen werden und weniger zuverlässig eine Beruhigung ermöglichen. Erinnern Sie sich noch an den Sänger Johnny Mathis?

Winn: Ja, er hatte eine wunderbar sanfte Stimme.

Porges: Wenn die Songs von Johnny Mathis gespielt wurden, fühlten sich die Jugendlichen zu seiner Zeit wohl – sie fühlten sich in engem körperlichem Kontakt sicher. Diese Art von Gesang kann mit Hilfe der Neurozeption Signale für Sicherheit übermitteln, die das Gefühl hervorrufen, daß keine Gefahr droht und daß wir unseren Körper nicht zu schützen brauchen. Die Stimme von Johnny Mathis ermöglichte es Paaren, sich einander körperlich nahe zu fühlen. In Vorträgen erwähne ich häufig, daß unser Nervensystem sozusagen auf Johnny Mathis wartet, weil es bestimmte Eigenarten des stimmlichen Ausdrucks nicht ignorieren oder blockieren kann. Wir sind unserer Natur gemäß dazu veranlagt, auf prosodische Vokalisationen zu reagieren. Mütter wissen das intuitiv. Väter setzen oft im Umgang mit ihren Hunden prosodische Vokalisationen ein, seltener bei ihren Kindern. Das ist deshalb so, weil Väter oft mit tiefer und monotoner Stimme sprechen, was bei einem Kind eine Begrenzung oder Einschränkung erzeugt. Das Nervensystem eines Kindes will sich nur sicher fühlen und wartet deshalb auf eine Stimme, die stark an das Wiegenlied einer Mutter erinnert.

Weil unser Nervensystem einen Johnny Mathis sucht, ermöglicht uns der stimmliche Ausdruck, daß wir zu Menschen, die ein Trauma erlebt haben, einen Zugang finden.

Winn: Und sie beruhigen.

Porges: Sich ruhig zu fühlen ist allerdings eine zweischneidige Angelegenheit. Wenn Menschen, die ein schweres Trauma erlebt haben, in einen Zustand der Ruhe wechseln, kann ihr Körper in einen Defensivzustand verfallen – wenn die Betreffenden Signale für Ruhe und Immobilisierung mit einem Vertrauensbruch, einem Mißbrauchs- oder einem Mißhandlungserlebnis in Verbindung bringen. Gibt ihr Körper die Defensivhaltung auf, werden sie verletzlich, und bei ihnen kann eine implizite Erinnerung aktiviert werden, die mit einem Ereignis zusammenhängt, in dessen Verlauf es zu einem Vertrauensbruch kam.

Winn: Das würden Human-Givens-Therapeuten pattern matching nennen.

Porges: Ihr Körper ist also unfähig, zu vertrauen und seinen Defensivzustand aufzugeben. Bei einigen Menschen mit einer Traumavorgeschichte löst das Aufgeben ihrer gewohnten Defensivhaltung Panik aus. Sie wissen nicht, warum sie so reagieren, wenn sie sich beruhigen, aber manchmal versuchen sie in dieser Situation, ihre Gefühle mitzuteilen, indem sie etwas sagen wie: »Ich fühle mich nicht gut«, »Ich habe ein unangenehmes Gefühl im Bauch«, »Ich spüre Wut«. Sie versuchen auf diese Weise herauszufinden, was vor sich geht. Aber tatsächlich ist ihr Körper in einen Zustand der Verletzlichkeit versetzt worden.

Eigentlich dürfte es uns nicht verletzlich machen, wenn wir ruhig sind und einem anderen Menschen vertrauen. Ich habe an der Entwicklung einer Methode gearbeitet, Menschen in diesem physiologischen Zustand vom Gefühl der Verletzlichkeit zu befreien. Ich hatte angenommen, ich könnte dies mit Hilfe von Aufnahmen menschlicher Stimmen schaffen, die mit Hilfe eines Computerprogramms verfremdet waren. Ich entwickelte also akustische Reize, durch die Gesangsstücke so modifiziert wurden, daß die Prosodie verfremdet war. Das wirkte bei Kindern sehr gut; viele autistische Kinder entwickelten nach ein paar Zuhörsitzungen spontan eine für sie bisher nicht charakteristische Aufgeschlossenheit; ihre Gesichtsmuskeln veränderten sich sogar.

WINN: Ist damit das Listening Project Protocol gemeint?

PORGES: Ja, damit fing alles an. Mittlerweile wird es kommerziell unter dem Namen Safe and Sound Protocol angeboten. Viele Traumatherapeuten nutzen es mittlerweile. Allerdings ist mir inzwischen aufgefallen, daß bei einigen Klienten, die nach dieser Methode behandelt wurden, Zustände der Verletzlichkeit entstanden und die Betroffenen ängstlich und agitiert reagierten. Während eines Workshops im Mai 2017 in London präsentierte ich eine mit Hilfe eines Computerprogramms modifizierte Version eines Songs von Judy Collins. Obwohl ich nur sechs Minuten der modifizierten Musikaufnahme vorspielte, berichteten viele Workshopteilnehmer schon nach dieser kurzen Zeit über Reaktionen, die von leichten Angstgefühlen bis zu starken Dysregulationsempfindungen reichten. Einige mußten sogar von anderen unterstützt werden, um sich wieder wohlzufühlen. Dies zeigte mir ebenso wie den Workshopteilnehmern, daß so simple Reize wie das Anhören computermodifizierter Musik bei einigen Menschen Angst und unangenehme Körperempfindungen hervorrufen können, wohingegen andere Zuhörer die gleichen Reize als sehr angenehm empfinden – oder kritisierten, was ich mit der Musik angestellt hätte! Erstaunlicherweise umfaßten die Reaktionen auf die Präsentation ein sehr großes Spektrum.

WINN: Das ist sehr aufschlußreich.

PORGES: Diese überraschenden Beobachtungen brachten mich dazu, über die Mechanismen nachzudenken, die so unterschiedliche Reaktionen hervorzurufen vermochten. Signale für Sicherheit hatten in diesem Fall nicht wie Signale für Sicherheit gewirkt, sondern waren in Signale umgewandelt worden, die eine bevorstehende Immobilisierung oder eine anderweitige Einschränkung und das Entstehen von Verletzlichkeit ankündigten. Deshalb untersuchte ich, wie der Zustand der Ruhe wahrgenommen wird. Beispielsweise ging ich der Frage nach, ob Menschen einen Zustand der Ruhe als wunderschönen Augenblick erleben, in dem sich die Zeit ausdehnt, einen Zustand, in dem sie mit sich selbst im Frieden sind, oder ob sie mit dem Zustand der Ruhe die Furcht verbinden, sie könnten ihre Grenzen verlieren und in die Leere fallen. Redet man mit Traumatisierten über den Zustand der Ruhe, merkt man sofort, daß dieser Zustand viele von ihnen ängstigt.

Stellen wir uns einmal vor, daß eine Frau oder ein Kind in einem Klima häuslicher Gewalt lebt. Wie verhält sich der Körper solcher Menschen? Dem bisherigen Verständnis des ANS gemäß aktivieren wir das SNS, um Kampf- oder Fluchtverhalten zu ermöglichen. Allerdings lassen Klienten häufig ein völlig anderes Narrativ erkennen, in dem es um Immobilisierung, Einschränkung und Dissoziation geht und das dem Betroffenen funktional ermöglicht, sich mental an einen sicheren Ort zu begeben. Das Narrativ kann aber auch beinhalten, in Ohnmacht zu fallen oder unkontrolliert zu defäkieren und zu urinieren. Wird der Defensivschaltkreis der Immobilisierung aktiviert, ist es offenbar schwierig, in einen ruhigen Zustand zurückzukehren oder den Kontakt zu anderen Menschen wiederherzustellen und zur Co-Regulation überzugehen. Wie schützen sich Menschen, die diese Art von Shutdown-Reaktion erlebt haben, davor, erneut in den Immobilisierungszustand zu verfallen?

WINN: Stellen Sie sich diese Frage, weil die extreme Defensivreaktion für diese Menschen zur Normalität geworden ist?

PORGES: Ja. Um nicht mehr in einen defensiven Immobilisierungszustand zu verfallen, bleiben sie häufig in Bewegung. Dies entspricht der im Laufe der Evolution entstandenen Hierarchie des ANS, in der später entstandene Schaltkreise ältere hemmen. Das adaptive Verhalten besteht in solchen Fällen darin, die Muskelspannung aufrechtzuerhalten, ein stark von Angst geprägtes Auftreten zu zeigen und eine sehr niedrige Schwelle für aggressive Reaktionen zu haben. Solche Menschen sind oft für Panikreaktionen anfällig. Die adaptive Funktion von Panik ist ihre mobilisierende Wirkung, die bei den Betroffenen einen Shutdown verhindern soll.

Um den Ursprung von Panikstörungen und der Anfälligkeit für Panik zu erkennen, müssen wir die klinische Vorgeschichte des betroffenen

Menschen kennen, die nicht zwingend dokumentierte emotionale Traumata infolge von Mißbrauch oder Mißhandlungen beinhalten muß. Die Panik kann auch durch Erinnerungen an eine beängstigende medizinische Behandlung ausgelöst werden. Sie kann weiterhin durch das sehr frühe Erleben von Einschränkungen der Bewegungsfreiheit hervorgerufen worden sein. Und sogar wenn die Person, die die Bewegungsfreiheit eines kleinen Kindes eingeschränkt hat, sehr positive Absichten hatte, bleibt das Problem, daß ein kleines Kind nicht in der Lage ist, zwischen guten und bösen Absichten zu unterscheiden. Wir müssen als Gesellschaft die Reaktion des Körpers auf ein Ereignis oder ein Verhalten würdigen können – unabhängig von der Intention oder Motivation, die zu dem Verhalten geführt hat.

WINN: Ich würde gern noch einmal auf etwas zurückkommen, das Sie vorhin gesagt haben: daß Traumata die Art, wie sich Menschen durch ihre Mimik und den Klang ihrer Stimme ausdrücken, zu beeinflussen scheinen. In Ihrem zweiten Buch (»Die Polyvagal-Theorie und die Suche nach Sicherheit«, S. 47) beschreiben Sie, daß dies oft in bestimmten psychiatrischen Störungen seinen Ausdruck findet, unter anderem in Form von Schizophrenie. Was geschieht in solchen Fällen physiologisch, das die emotionale Ausdruckslosigkeit verursacht, die bei Schizophrenen oft zu beobachten ist, den Mangel an Melodiosität ihres stimmlichen Ausdrucks?

PORGES: Wir sollten uns einmal für einen Moment von den offiziellen Diagnosen lösen. Verschiedene diagnostische Kategorien weisen die gleichen zentralen Merkmale auf, die man als Störung von Funktionen verstehen kann, die gestreiften Gesichts- und Kopfmuskeln neuronal zu regulieren. Stehen diese Funktionen nicht mehr zur Verfügung, verändert sich der autonome Zustand, und die Regulation des Herzens durch den Vagus wird beeinträchtigt. Davon Betroffene zeigen einen schwachen Affekt, ihnen mangelt es an prosodischer Vokalisation, und es fällt ihnen schwer, die menschliche Stimme aus Hintergrundgeräuschen herauszufiltern. Ihr ANS ist nicht ruhig und resilient, sondern reagiert blitzartig auf relativ unbedeutende Ereignisse und ist dann bereit, buchstäblich sofort zur Verteidigung überzugehen. Somit wird das System für soziale Verbundenheit deaktiviert, um die Verteidigungsbereitschaft zu verbessern. Wir sprechen in all diesen Fällen von klinischen »Störungen«, aber in Wahrheit geht es um einen physiologischen Zustand, der leicht aktiviert werden und in eine Defensivhaltung führen kann; der neuronale Schaltkreis für Co-Regulation, Verbundenheit und Resilienz hingegen wird ausgeschaltet.

Winn: Dann versuchen Traumatherapeuten, die auf der Grundlage Ihrer Ideen arbeiten, diesen Prozeß umzukehren?

Porges: Ja. Zunächst waren diese Ideen Traumatherapeuten von Nutzen, weil sie sich auf ihre Sicht der Reaktionen ihrer Klienten auswirkten: Sie mußten das eingeschränkte Repertoire expressiven Verhaltens der Klienten nicht mehr als gut oder schlecht kategorisieren, sondern konnten es als adaptive Reaktionen des Nervensystems zum Schutz des Betroffenen verstehen. Wenn Klienten den adaptiven Charakter ihres eigenen Verhaltens zu verstehen beginnen, verändert sich ihre persönliche Erzählung, und ein Großteil ihrer Scham- und Schuldgefühle verschwindet; sie können sich sogar wie Helden fühlen. Diese neue, prosoziale Sicht ermöglicht ihnen, ihre Defensivhaltung dem Therapeuten gegenüber aufzugeben und ihre Weltsicht zu erweitern.

Winn: Sie haben erklärt, daß die neuronalen Schaltkreise, die soziales Verhalten und eine effektive Emotionsregulation unterstützen, uns nur dann zur Verfügung stehen, wenn unser Nervensystem die Umgebung als sicher einschätzt. Das System für soziale Verbundenheit entspricht demnach der Auffassung des Human-Givens-Ansatzes über das lebenswichtige Bedürfnis nach sozialen Verbindungen und über die Nutzung angeborener Ressourcen, die uns helfen, dieses Ziel zu erreichen. Könnten Sie noch ein wenig ausführlicher erklären, wie soziale Verbundenheit aus Sicht der Polyvagal-Theorie wirkt?

Porges: Gerne. Ein Großteil unseres Verhaltens in Interaktionen besteht in Versuchen, das System für soziale Verbundenheit zur Verringerung von Defensivreaktionen zu nutzen. Wir bedienen uns häufig der Mimik, unserer Stimme, des Zuhörens und der Handgesten, um unseren Verhaltenszustand zu beeinflussen. Als Therapeut erlebt man, wie Menschen die verschiedensten Bewegungen ausführen – sie schlucken, saugen, kauen auf ihren Fingernägeln –, und all dies sind verzweifelte Versuche, das System für soziale Verbundenheit zu nutzen, um in den Genuß der beruhigenden Wirkung des Vagus und unserer autonomen Funktion zu kommen.

WINN: Könnten Sie das noch ein wenig erläutern?

PORGES: Wir können dies besser bei sehr kleinen Kindern beobachten. Wenn sie aufgebracht oder »eigen« sind oder weinen, wie werden sie dann in der Regel beruhigt? Durch Füttern. Aber wenn sie reifen und das Alter von etwa sechs Monaten erreicht haben, wird soziale Interaktion bei ihnen wirksamer als Nahrung, was die Regulierung ihres Verhaltenszustandes betrifft. Dies demonstriert Ed Tronicks berühmtes Still-face-Experiment. Dabei schaut die Mutter oder ein Versuchsleiter ein Kind im Alter von etwa sechs Monaten ohne jeden mimischen Ausdruck an. Die Reaktionen des Kindes entsprechen einer voraussagbaren Sequenz. Zunächst versucht es, die Mutter oder den Versuchsleiter durch mimischen Ausdruck, manchmal in Verbindung mit Handgesten, zu einer Reaktion zu bewegen. Wenn sein Gegenüber die Mimik weiter unterdrückt, beendet das Kind frustriert seine Bemühungen und schaut weg oder bekommt einen Wutanfall.

Wir vergessen aber oft, daß Erwachsene sich genauso verhalten. Wenn in unseren Interaktionen mit Kollegen, Chefs oder Partnern Differenzen auftreten, verlieren wir oft die Selbstkontrolle und reagieren aversiv. Als Therapeut kommen Sie mit Klienten zusammen, die mit unterschiedlichsten Dysfunktionen oder Schwierigkeiten kämpfen, und oft kommen körperliche Beschwerden wie Reizdarm, Fibromyalgie, Bluthochdruck und Hypotonie hinzu. Die scheinbaren »Co-Morbiditäten« basieren auf einer Beeinträchtigung des ANS, die entsteht, wenn das System für soziale Verbundenheit nicht voll funktionsfähig ist. Das System für soziale Verbundenheit muß aktiviert sein, damit es die homöostatischen Funktionen unterstützen kann. Ist dieses System in seiner Funktionsfähigkeit eingeschränkt, ist das ANS anfällig für Defensivreaktionen.

WINN: Dann wird der ganze Körper aus dem Lot gebracht, wenn das System für soziale Verbundenheit nicht voll funktionsfähig ist?

PORGES: Ja. Ohne ein adäquat funktionierendes System für soziale Verbundenheit kann das ANS keine Prozesse unterstützen, die Gesundheit, Entwicklung und Regeneration fördern.

WINN: Das erscheint mir als sehr wichtig. Sie haben gesagt, Spiel sei wichtig, weil es uns helfe, Streß zu verringern und uns in Gegenwart anderer Menschen sicher zu fühlen.

Porges: Genau. Spiel mit anderen Menschen erfordert soziale Interaktion. Spiel gibt uns die Möglichkeit, uns zu mobilisieren, wobei wir das SNS zusammen mit dem System für soziale Verbundenheit nutzen. Das System für soziale Verbundenheit verringert die sympathische Erregung und sorgt so dafür, daß wir nicht zu einer Kampf- oder Fluchtreaktion übergehen. Wir beziehen uns dann auf den spielerischen Ausdruck und die Aktivitäten derjenigen, mit denen wir Umgang pflegen.

Winn: Wir wissen also, daß wir in Sicherheit sind und daß es nicht um Aggression geht.

Porges: Ja. Und wir erleben Nähe. Wenn wir Menschen, denen wir vertrauen, nicht von Angesicht zu Angesicht gegenüberstehen, können wir Gesten und unsere Stimme nutzen, um zum System für soziale Verbundenheit in Kontakt zu treten. Diese Verbindung zwischen dem System für soziale Verbundenheit und der ältesten Komponente unseres ANS, dem Schaltkreis der nicht myelinisierten Vagusfasern, der Reptilien in die Lage versetzt, sich tot zu stellen, ermöglicht uns, Ruhe als einen positiven Zustand zu erleben und in den Armen eines anderen Menschen ruhig zu bleiben, ohne daß wir den Defensivzustand der Immobilisierung aktivieren müssen. Diese Kombinationen physiologischer Zustände zeigen die Funktion des Systems für soziale Verbundenheit bei der Koordinierung oder Choreographierung des gesamten ANS. Wenn das System für soziale Verbundenheit adäquat funktioniert, können wir alle Attribute des ANS nutzen; und dies wirkt sich sowohl auf die Gesundheit als auch auf das soziale Verhalten sehr positiv aus.

Winn: Menschen, die schwere Traumata erlitten haben, und insbesondere denjenigen, die sich in ihrem Leben nie sicher gefühlt haben, sagen Sie: »Sich sicher zu fühlen ist die Behandlung«. Diesen Leitsatz haben viele Traumaspezialisten übernommen, die Patienten mit einer komplexen PTBS behandeln und häufig Dissoziation und Zustände emotionaler Dysregulation erleben. Besteht die Behandlung wirklich darin, sich sicher zu fühlen – oder ist es nur der erste Schritt auf dem Weg?

Porges: Diese Frage lenkt unsere Aufmerksamkeit auf einige neue Konzepte. Das, worüber ich hier gesprochen habe, sind der von mir so genannte aktive und der passive Pfad. Sich sicher zu fühlen ist der passive Pfad – der es ermöglicht, daß sich der physiologische Zustand so wandelt, daß er offeneres und vertrauensvolleres Verhalten zuläßt. Der aktive Pfad beinhaltet das, was ich als neuronales Training oder neuronale Übungen bezeichne – beispielsweise könnte es sich dabei um spielerischen Austausch oder therapeutische Interaktionen handeln. Singen ist, insbesondere wenn es in Gruppen geschieht, eine gute neuronale Übung. Neurophysiologisch wird dabei die beruhigende Wirkung des myelinisierten Vagus verstärkt, weil das Singen ein längeres Ausatmen als Einatmen erfordert. Außerdem aktiviert Singen auch andere Aspekte des Systems für soziale Verbundenheit, indem es die neuronale Regulation der Muskeln des Gesichts, des Ohrs sowie des Kehlkopfs und Rachens trainiert. Ja, Sicherheit ist die Behandlung, aber Sicherheit schafft auch die Voraussetzungen für die Anwendung anderer Behandlungsmöglichkeiten.

Winn: Mir scheint, daß es Ihnen nicht nur um die Sicherheit im persönlichen Umfeld eines Menschen geht. Ich möchte dazu etwas aus Ihrem zweiten Buch zitieren: »Die Polyvagal-Theorie hinterfragt die Parameter, die unsere edukativen, rechtlichen, politischen, religiösen und medizinischen Institutionen zur Definition von Sicherheit nutzen. Indem wir ›Sicherheit‹ nicht mehr im Sinne eines strukturellen Modells einer äußeren Situation, die durch Zäune, Metalldetektoren und Überwachungskameras geprägt ist, sondern im Sinne eines Modells viszeraler Sensibilität verstehen, das Veränderungen der neuronalen Regulation des autonomen Zustandes verfolgt, hinterfragen wir auf der Grundlage der Polyvagal-Theorie unsere gesellschaftlichen Wertvorstellungen hinsichtlich der Behandlung von Menschen. Sie zwingt uns, uns zu fragen, ob unsere Gesellschaft uns genügend Gelegenheiten bietet, sichere Umgebungen und Vertrauen erweckende Beziehungen zu erleben. Sobald uns klar wird, daß für unsere Erlebnisse in gesellschaftlichen Institutionen – etwa in Schulen, Krankenhäusern und Kirchen – ständiges Evaluieren charakteristisch ist, das Empfindungen von Gefahr und Bedrohung hervorruft, erkennen wir, daß diese Institutionen für die Gesundheit ebenso schädlich sein können wie politische Unruhen, Finanzkrisen und Kriege« (Porges 2017, dt. S. 22f).

Sie erwähnen sogar, daß Ihnen in Kliniken Behandlungsräume aufgefallen seien, in denen stark niederfrequente Geräusche von Ventilationssystemen zu hören sind, und daß dies ausreichen könne, um Gefühle von Sicherheit zu beeinträchtigen. Meinen Sie, daß wir an alldem viel ändern können?

PORGES: Wissenschaftler und Erzieher in den unterschiedlichsten Bereichen fangen an, sich für die Polyvagal-Theorie zu interessieren, weil sie zu verstehen ermöglicht, wie unser Nervensystem auf kontextuelle und sogar historische Herausforderungen reagiert. Wir werden als Spezies ohne jedes Handbuch geboren. Die Polyvagal-Theorie hat einige wichtige Indikatoren und Prozesse benannt, die wir in unserem »Handbuch« berücksichtigen müssen. Noch wichtiger ist aber, daß wir uns nicht ständig sicher zu fühlen brauchen. Wir müssen auch nicht ständig reziproke Co-Regulation erleben. Aber wir brauchen einen Zugang zu sicheren Umgebungen und Beziehungen.

Dabei sind zwei Punkte besonders wichtig. Erstens ist das Eliminieren von Gefahr nicht gleichbedeutend mit Sicherheit. Dies versteht die Gesellschaft oft nicht richtig. Zweitens müssen wir würdigen, daß Menschen traumatisiert werden können. Wir sollten niemals erwarten, in jedem Fall ein glückseliges Leben führen zu können, denn unser Körper braucht auch Neues und Herausforderndes. Als Menschen sind wir wunderbar komplexe Organismen, die in einer komplexen Gesellschaft leben. Allerdings sind diejenigen, die in den Genuß von Signalen für Sicherheit kommen und diese zu nutzen wissen, oft nicht die Kühnsten und Kreativsten. Das ist ein Paradox. Wenn wir das Gefühl haben, in Gegenwart anderer sicher zu sein, sind wir zu außergewöhnlichen Dingen in der Lage. Vergessen wir jedoch die wichtige Rolle des vorausgehenden Zustandes der Sicherheit und nehmen an, wir bräuchten keine sichere Basis, von der ausgehend wir mit Herausforderungen fertig werden können, ist das Resultat oft tragisch und wirkt einschränkend, und die Betreffenden sehen sich infolge dessen gezwungen, ein stark beeinträchtigtes Leben zu führen.

WINN: Das paßt meiner Meinung nach sehr gut mit Sichtweisen der Entwicklungspsychologie darüber zusammen, daß Kinder, deren emotionale Bedürfnisse erfüllt werden, sich zuversichtlich genug fühlen, um Neues erforschen, lernen und Risiken eingehen zu können und zu wollen. Was Sie gesagt haben, war eine Antwort auf eine Frage, die ich Ihnen als nächstes bezüglich der menschlichen Resilienz stellen wollte. Unsere Umgebung ist sicher weit davon entfernt, ideal zu sein, aber sind Menschen nicht trotzdem im Großen und Ganzen in der Lage, mit ihrer Situation einigermaßen akzeptabel zurechtzukommen? In vielen Fällen werden wir doch mit Traumata fertig. Stimmen Sie mir da zu?

PORGES: Absolut. Und ich finde, daß wir uns unserer Resilienz erfreuen sollten, ebenso wie unserer Fähigkeit, mit Schwierigkeiten fertig zu werden, denn auf diese Weise entwickelt sich unser Nervensystem weiter. Neuronale Übungen sind zeitweilige Herausforderungen für dieses System und für die Geschwindigkeit, mit der es sich regenerieren kann.

WINN: Noch ein letzter Punkt. Und ich glaube, daß Sie auch den schon halb beantwortet haben. Sie betonen, der menschliche Organismus müsse sich als sicher wahrnehmen, um überleben und gedeihen zu können, was sicheres Interagieren mit anderen erfordert. Sehen Sie das als Ziel des Organismus an? Eines der wichtigsten emotionalen Bedürfnisse ist nach Auffassung des Human-Givens-Ansatzes das Bedürfnis nach Sinn. Wird es nicht erfüllt, herrscht Hoffnungslosigkeit und die Art von Depression, die zum Suizid führen kann. Ist in Ihrer Auffassung darüber, was einen Menschen erblühen läßt, ein Platz für das Empfinden von Sinn und Zweck enthalten?

PORGES: Ich möchte es so ausdrücken: Wir haben es mit einer Suche nach Sicherheit zu tun, aber diese ist nicht unser einziges Ziel. Sicherheit fungiert als Förderer unserer verinnerlichten persönlichen Ziele. In der Polyvagal-Theorie entwickeln sich momentan einige neue Ideen. Ich arbeite an der Vorstellung einer Zielsetzung – eines Lebensziels oder einer Zielsetzung für das Leben. Menschen, die schwere Traumata erlebt und überlebt haben, lehren uns, daß die stärkste Wirkung, die ein Trauma haben kann, der Verlust des Lebensziels ist. Das Konzept des Lebenszwecks oder Lebensziels ist tief in unserer Natur verwurzelt und hat möglicherweise eine biologische Grundlage. Dieser Prozeß ist mittlerweile ins Zentrum meiner Bemühungen, die Polyvagal-Theorie zu erweitern, gerückt, weil ich die Konsequenzen von Reaktionen auf lebensbedrohliche Situationen und auf unsere Fähigkeit, trotz traumabedingter Diskontinuitäten zu gedeihen, besser verstehen will.

WINN: Vielen Dank, Professor Porges.

Anhang

Die Covid-19-Pandemie als paradoxe Herausforderung für unser Nervensystem

Die Pandemie wirkt auf unser biologisch basiertes Bedürfnis nach Bezogenheit

Während die Covid-19-Pandemie die Struktur unserer Geselschaft erschüttert, versuchen wir mit Hilfe der Wissenschaft zu verstehen, wie sich die Krise auf unsere psychische und physische Gesundheit sowie auf unsere Wahrnehmung der Welt und unsere Interaktion mit anderen Menschen auswirkt. Die Polyvagal-Theorie stellt uns ein neurobiologisches Modell zur Verfügung, das zu erklären vermag, wie die Krise Reaktionen auf die empfundene Bedrohung hervorruft, wie sie unsere Fähigkeit zur Regulierung unserer behavioralen und emotionalen Zustände beeinträchtigt, wie sie uns den Optimismus nimmt und unser Vertrauen zu anderen Menschen und unser Gefühl der Sicherheit in ihrer Gegenwart zunichte macht.

Wie andere Säugetiere sind auch wir Menschen soziale Wesen und als solche davon abhängig, daß wir unseren neurophysiologischen Zustand mittels sozialer Interaktion regulieren können. Die Abhängigkeit eines Säuglings von seiner Mutter ist ein archetypisches Beispiel für dieses Phänomen und veranschaulicht sogar die Bidirektionalität sozialer Interaktion, denn die Mutter reguliert nicht nur den Zustand des Säuglings, sondern der Säugling reguliert auch den Zustand der Mutter. Die Eigenschaften Co-Regulation, Reziprozität (Fähigkeit und

---

Autor: Stephen W. Porges
Originaltitel: The COVID-19 Pandemic is a Paradoxical Challenge to our Nervous System: A Polyvagal Perspective (2020)
Quellennachweis: In: *Clinical Neuropsychiatry.* (2020) 17(2), 135–138.
https://doi.org/10.36131/CN20200220

Bereitschaft zum Geben und Nehmen), Verbundenheit und Vertrauen resonieren im ganzen Nervensystem von Säugetieren und wirken positiv auf die homöostatische Funktion, indem sie eine neurobiologische Verbindung zwischen psychischer und physischer Gesundheit herstellen.

Theodosius Dobzhansky, ein berühmter Evolutionsbiologe, hat nachdrücklich darauf hingewiesen, daß die Fähigkeit zu sozialer Verbundenheit für den evolutionären Erfolg der Säugetiere möglicherweise wichtiger gewesen sei als körperliche Stärke. Er gab der Darwinschen »*survival of the fittest*«-Idee eine neue Bedeutung, indem er zu bedenken gab: »Der Tauglichste [Überlebensfähigste] kann auch der Zarteste [Einfühlsamste] sein« (Dobzhansky 1962/1965, dt. S. 165), denn um zu überleben, ist man oft auf gegenseitige Hilfe und Zusammenarbeit angewiesen. Nach Dobzhansky ermöglichte diese Fähigkeit zur Kooperation den ersten Säugetieren, in einer feindseligen Welt zu überleben, in der körperlich größere und potentiell aggressive Reptilien dominierten. Obwohl ich von Dobzhanskys wichtigen Erkenntnissen damals noch nichts gehört hatte, gab ich der Publikation, in der ich die Polyvagal-Theorie erstmals vorstellte, den Titel »*Orienting in a defensive world: Mammalian modifications of our evolutionary heritage. A Polyvagal Theory*« (Porges 1995/2010). Rückblickend kann man den Titel dieses Aufsatzes als eine Würdigung der hellsichtigen Äußerung Dobzhanskys verstehen, daß »nichts in der Biologie einen Sinn ergibt, wenn es nicht im Lichte der Evolution betrachtet wird« (Dobzhansky 1973).

Ein Modell, das von einem einzigen, alles umfassenden Nervensystem ausgeht, rückt die bidirektionale Gehirn-Körper-Kommunikation stärker in den Fokus

In unserem Ringen mit der Pandemie müssen wir die Reaktionen unseres Nervensystems neu deuten und dabei berücksichtigen, daß unsere Reaktionen auf die Pandemie nur dann sinnvoll sein können, wenn sie mit unserem Verständnis der Evolution in Einklang stehen. Deshalb müssen wir uns damit beschäftigen, wie wir auf Bedrohung und Unsicherheit reagieren und wie wir es schaffen können, unser Bedürfnis nach Co-Regulation unseres Körperzustandes so weit zu erfüllen, daß es uns gelingt, von Empfindungen der Furcht und Gefahr zu Gefühlen der Sicherheit und des Vertrauens zu anderen Menschen zu wechseln. Außerdem müssen wir ein neues Verständnis der Kommunikation zwischen Gehirn und Körper entwickeln. Um verstehen zu können, wie Bedrohungen psychische und physiologische Prozesse verändern, müssen wir akzeptieren, daß wir »ein einziges, allumfassendes Nervensystem« haben (siehe weiter unten), statt uns weiter an einem überholten Modell zu orientieren, nach dem das Zentrale Nervensystem und das Autonome Nervensystem voneinander getrennt sind. Funktional sind das Gehirn und die inneren Organe über Nervenbahnen miteinander verbunden, die Signale vom Gehirn zu den inneren Organen und von diesen zum Gehirn senden. Demzufolge könnten Reaktionen auf Bedrohungen, die auf eindeutig identifizierbaren und nachweisbaren Wegen erfolgen, vorhersehbare Auswirkungen auf unsere psychische und physische Gesundheit haben.

Die heutige Sicht der bidirektionalen Kommunikation zwischen inneren Organen und Gehirn basiert auf den Erkenntnissen von Walter Hess, der für seine bahnbrechenden Untersuchungen über die zentrale Kontrolle der inneren Organe im Jahre 1949 den Nobelpreis für Physiologie/Medizin erhielt (Hess 1949).

Der erste Satz der Rede, die Hess anläßlich der Verleihung des Nobelpreises hielt, ist so vorausschauend wie wegweisend, denn er erklärt: »Es ist seit langem als Tatsache anerkannt, daß ein lebender Organismus nicht das Resultat einer Vielzahl von zur Einheit strebenden Prozessen ist, sondern ein aufgrund von Wechselbeziehungen sowie höheren und niedrigeren Ebenen der Kontrolle in sich geschlossenes Ganzes.« Dieses kurze Zitat umreißt den Kontext, in dem sich neuroanatomische Disziplinen wie die Neurokardiologie entwickeln, zur Anwendung kommen und Anerkennung finden konnten.

Diese integrative Sicht führt zu einem besseren Verständnis der Dynamiken neuronaler Regulation eines alles umfassenden Nervensystems; sie wird allerdings durch die noch heute im Rahmen medizinischer Ausbildungen gängigen Paradigmen eingeschränkt.

Die Sicht der Polyvagal-Theorie

Im Einklang mit den Erkenntnissen von Hess und Dobzhansky erfordert das Bemühen, das biologisch basierte Bedürfnis nach Verbundenheit zu erfüllen, ein funktionsfähiges *System für soziale Verbundenheit* (*Social Engagement System* – Porges 2009/2010). Dieses koordiniert mit Hilfe bekannter Strukturen des Hirnstamms die gestreiften Muskeln des Gesichts und Kopfes und die für die Vagusregulation der inneren Organe zuständigen Nervenfasern, die aus einem Bereich im Hirnstamm, dem *Nucleus ambiguus* (NA), hervorgehen. Somit hat ein Mensch mit optimaler Resilienz die Möglichkeit, seinen eigenen physiologischen Zustand gemeinsam mit einem von ihm als ungefährlich und vertrauenswürdig wahrgenommenen Anderen zu regulieren. Im Idealfall erzeugt diese »andere« Person auf ihren eigenen autonomen Zustand bezogene positive Signale mit Hilfe einer prosodischen Stimme, einer warmherzigen und einladenden Mimik und einer Offenheit signalisierenden Gestik. Aus evolutionärer Sicht macht die Integration der neuronalen Regulation der Viszera und der Regulation der gestreiften Muskeln des Gesichts und Kopfes den Ausdruck des viszeralen Zustandes auf der sprachlichen und mimischen Ebene möglich. Außerdem ermöglicht sie, durch den jeweiligen autonomen Zustand modulierte sprachliche und mimische Äußerungen anderen als Signale für Sicherheit oder Gefahr nahezubringen. Gemeinsam verbinden diese Nervenbahnen das Verhalten mit dem Nervensystem und schaffen so die Grundlage für soziale Kommunikation, Kooperation und Verbundenheit.

Indem die Polyvagal-Theorie hinsichtlich der Funktion des ANS eine evolutionsbasierte Hierarchie der Reaktionen auf Bedrohungen beschreibt, präsentiert sie eine Blaupause für den Zustand des ANS während einer Herausforderung. Durch ihr Bemühen, den autonomen Zustand eines Menschen zu verstehen, gibt diese Beschreibung uns Aufschluß über die sich manifestierenden behavioralen, emotionalen und physiologischen Reaktionen, die ein Mensch sowohl im Falle einer Bedrohung als auch eines positiven Erlebnisses haben kann.

Aus Sicht der Polyvagal-Theorie erscheint es als nützlich zu untersuchen, wie die COVID-19-Krise uns in physiologische Bedrohungszustände versetzt, die unsere Verbundenheit beeinträchtigen und unsere psychische und physische Gesundheit gefährden. Noch wichtiger für unsere Klienten wie für unser persönliches Überleben ist, daß Therapeuten die ihnen zur Verfügung stehenden angeborenen Ressourcen nutzen müssen, um möglicherweise verheerende Reaktionen auf Gefahr abzumildern, die das ANS destabilisieren und so die Funktion der inneren Organe stören und die psychische Gesundheit beeinträchtigen können. Die neuronalen Systeme, auf denen die Polyvagal-Theorie basiert, informieren Therapeuten und Klienten über die Gefahren für das Überleben, die den autonomen Zustand verändern können, indem sie ihn in einer die evolutionskonforme Sequenz umkehrenden Reihenfolge durch die neuronalen Plattformen oder Zustände bewegen, ein Vorgang, den wir an Jackson (1884) anknüpfend als Dissolution bezeichnen. Im Prozeß der Dissolution verlieren wir zuerst die Fähigkeit zu sozialer Verbundenheit, die uns ermöglicht, eine Verbindung zu anderen Menschen herzustellen und unsere Physis zu beruhigen. Ohne Zugriff auf diese Ressourcen laufen wir Gefahr, in adaptive Defensivzustände zu verfallen.

Unsere Defensivreaktionen gelangen zunächst in Form chronischer Mobilisierung zum Ausdruck. Dies erfordert die Aktivierung des SNS und manifestiert sich als Immobilisierung, ein Zustand, der durch einen früh in der Entwicklungsgeschichte entstandenen nicht myelinisierten Vaguszweig hervorgerufen wird. Bei vielen Menschen ist dieser Zustand ein Indiz für chronische Angst oder

Reizbarkeit. Gelingt es der Mobilisierung nicht, die Sicherheit der betroffenen Person wiederherzustellen, kann ihr Nervensystem in einen Zustand der Immobilität versetzt werden, was mit Phänomenen wie Ohnmacht, Dissoziation, Rückzug, Antriebslosigkeit, sozialer Isolation, Verzweiflung und Depression verbunden sein kann. Beide Defensivstrategien haben ihren adaptiven Wert, insofern sie die betroffenen Menschen schützen, doch sie basieren auf unterschiedlichen neuronalen Verbindungen (nämlich entweder auf einem starken sympathischen Tonus oder auf einem starken dorsal-vagalen Tonus), die beide interpersonale Interaktionen, Co-Regulation, Offenheit, Vertrauen und das Gefühl der eigenen Sicherheit in Gegenwart anderer Menschen beeinträchtigen. Die Defensivzustände resultieren somit aus neuronalen Plattformen, die zu Verteidigungszwecken entstanden sind, aber sie beeinträchtigen auch die Fähigkeit, das Defensivverhalten durch Co-Regulation im Kontakt mit einem anderen Menschen zu verringern, dessen Gegenwart als sicher und der als vertrauenswürdig empfunden wird. Grundsätzlich weist die Polyvagal-Theorie darauf hin, daß unser Sicherheit förderndes und nur bei Säugetieren vorhandenes System für soziale Verbundenheit unsere angeborenen Reaktionen auf Gefahren abmildern kann, und zwar unabhängig davon, ob die Gefahr greifbar und beobachtbar oder unsichtbar und nur vorstellbar ist.

Strategien der Pandemiebekämpfung verstärken Bedrohungsgefühle

Auf der Grundlage der Polyvagal-Theorie läßt sich erklären, wie sich unsere Wahrnehmung der Anfälligkeit für das SARS-CoV-2-Virus und die zur Bekämpfung der Pandemie genutzten Strategien räumlicher Distanzierung und der Selbstquarantäne auf unser Nervensystem auswirken. Die Bedrohung versetzt unser ANS zunächst in einen Defensivzustand, der die neurophysiologischen Zustände beeinträchtigt, die sowohl für die Co-Regulation mit anderen Menschen als auch für die Optimierung von Gesundheit, Entwicklung und Regeneration fördernden homöostatischen Prozesse erforderlich sind. Unser Nervensystem sieht sich also mit verschiedenen nicht miteinander vereinbaren Anforderungen konfrontiert, denn einerseits versuchen wir, jeden Kontakt mit dem SARS-CoV-2-Virus zu vermeiden, und andererseits bemühen wir uns, der biologischen Notwendigkeit gerecht zu werden, zu anderen Menschen in Kontakt zu treten, damit wir uns ruhig und sicher fühlen können. Diese gegensätzlichen Zielsetzungen machen unterschiedliche neurophysiologische Zustände erforderlich. Unser Bestreben, Infektionen zu vermeiden, aktiviert permanent eine Mobilisierungsstrategie, die unsere Fähigkeit beeinträchtigt, uns durch soziale Kommunikation und Verbundenheit zu beruhigen. Doch trotz dieser Verringerung der Fähigkeit unseres Nervensystems zu sozialer Verbundenheit ist es gleichzeitig intuitiv dazu motiviert, Gelegenheiten zu sozialer Verbundenheit wahrzunehmen, weil sich unser Körper in Gegenwart eines anderen Menschen, dem wir vertrauen, ruhig und sicher fühlen könnte. Dies hat sich in unserer gesamten Entwicklungsgeschichte als wirksames Mittel gegen die Wahrnehmung von Gefahren erwiesen und uns aus physiologischen Zuständen und von Gefühlen der Angst befreit, wie sie mit Defensivhaltungen verbunden sind. Unglücklicherweise konfrontieren uns Gelegenheiten zu intensiverem Kontakt mit anderen in der gegenwärtigen Situation mit der Gefahr einer Infektion. Die Ressourcen, über die wir in Form des Kontakts zu anderen Menschen verfügen und die wir intuitiv zur Selbstberuhigung nutzen, signalisieren nun Gefahr. Wir befinden uns folglich in einem Dilemma, weil wir einerseits das Virus vermeiden wollen und andererseits unserem Bedürfnis nach sozialer Verbundenheit entsprechen müssen.

Verringern von Reaktionen auf Bedrohung durch Videokonferenzen

Es gibt keine einfache Möglichkeit, dieses Paradox aufzulösen. Allerdings stehen uns heute technische Möglichkeiten zur Verfügung, die wir auf achtsame Weise nutzen können. Wir können uns in der gegenwärtigen Krise und ungeachtet der zweifellos verheerenden Wirkung der Pandemie auf unser Nervensystem glücklich schätzen, daß wir zu diesem Zeitpunkt in der Geschichte über technische Möglichkeiten verfügen, mit deren Hilfe wir selbst dann zu anderen Menschen in Verbindung treten können, wenn wir jeden physischen Kontakt meiden müssen. Um die Nervensysteme der Menschen, mit denen wir interagieren, zu entlasten, müssen wir die heute verfügbaren Möglichkeiten elektronischer sozialer Kommunikation zu nutzen lernen. Dies hat zur Folge, daß wir präsenter und weniger ablenkbar sind, während wir durch spontane reziproke co-regulierende Mimik und dementsprechenden sprachlichen Ausdruck Signale für Sicherheit und Verbundenheit aussenden.

Die vielen Kliniker, die jetzt mit Hilfe von Videokonferenzprogrammen therapeutisch arbeiten, sehen sich mit einem manchmal erschöpfenden Lernprozeß konfrontiert, weil sowohl Therapeuten als auch ihre Klienten während einer Online-Therapiesitzung »präsenter« sein müssen als in der gewohnten Situation. Sich dieser verstärkten Herausforderung bewußt zu sein hilft, damit fertig zu werden. Beispielsweise müssen wir lernen, in Videokonferenzen nicht nur Worte, sondern auch Gefühle auszutauschen. Die Möglichkeiten der Videoübertragung wurden bisher hauptsächlich in der Unterhaltungsindustrie, in der Wirtschaft und im Erziehungswesen genutzt. Wir sind es deshalb gewöhnt, daß Videodarstellungen von uns entfernt, asymmetrisch und asynchron sind und zu unseren persönlichen Erlebnissen in keiner Beziehung stehen. Aufgrund der Art unserer Anpassung an zweidimensionale Bildschirme ist unsere neuronale Sensibilität für Videodarstellungen relativ gering.

Angesichts der durch die Pandemie bedingten augenblicklichen Anforderungen, die auch in näherer Zukunft bestehen bleiben dürften, müssen wir lernen, für Videokontakte unser Nervensystem darauf vorzubereiten, daß es mimischen und stimmlichen Ausdruck und Kopfgesten intensiver wahrnimmt. In physischer Gegenwart eines anderen Menschen registriert das Nervensystem bei spontaner Interaktion von Angesicht zu Angesicht die genannten Anzeichen intuitiv und schnell und ohne Eingreifen des Bewußtseins. Dieser spontan ablaufende Prozeß wird im Kontext der Polyvagal-Theorie *Neurozeption* genannt (Porges 2003/2010, 2004/2010).

Multitasking ist für uns normal, wenn wir im Fernsehen oder über Streaming-Dienste Filme anschauen. Die damit verbundene Entkörperlichung in einer sozialen Interaktion versorgt das Nervensystem nicht mit der Reziprozität, die es braucht, um es zu Co-Regulation und Verbundenheit zu befähigen und diese zu optimieren. Zwischen »realer« und »virtueller« Welt zu unterscheiden erfüllte seinen Zweck, solange unser Nervensystem genügend Gelegenheiten hat, sich in einer physischen Welt der Co-Regulation zu widmen, die von Kontakten zu als sicher und vertrauenswürdig empfundenen Freunden, Eltern oder Partnern geprägt wird. Wir müssen uns der Welt virtueller Kommunikation mit unserem Gewahrsein dessen nähern, nach welchen Signalen sich unser Nervensystem sehnt. Dies können wir nur schaffen, wenn wir lernen, bei Videokonferenzen nicht nur Wörter und Sätze, sondern auch Gefühle auszutauschen.

Die Sicht des autonomen Zustandes als einer intervenierenden Variablen hilft, die Gefahr zu verstehen, und optimiert die Behandlung

Der Polyvagal-Theorie zufolge fungiert der autonome Zustand als intervenierende Variable, die einen Menschen aus einem Zustand der Verletzlichkeit in Reaktion auf eine Gefahr in einen Zustand der Aufgeschlossenheit versetzt, wenn er Signale für Sicherheit empfängt und angemessene soziale Unterstützung erhält. Der physiologische Zustand eines Menschen ermöglicht somit zu verstehen, wie der Betreffende auf die Pandemie reagieren wird. Befindet er sich beispielsweise in einem defensiven autonomen Zustand, wird Angst vor der Gefahr einer Erkrankung durch den Mangel an Co-Regulationsmöglichkeiten verstärkt. Folglich verstärken die gesundheitspolitischen Bemühungen, die Zahl der Erkrankungen durch Einschränkung sozialer Kontakte und durch Selbstquarantäne zu verringern, zwangsläufig die negative Wirkung der Pandemie.

Für unsere Bemühungen, mit der aktuellen Situation fertig zu werden, wäre es sinnvoll, Daten darüber zu sammeln, was Therapeuten und Klienten unter den momentanen Umständen erleben. In diesem Kontext führen wir (Kolacz, Dale, Nix, Lewis & Porges) momentan mit Hilfe des *Body Perception Questionnaire* (Porges 1993; Cabrera, Kolacz, Pailhez, Bulbena-Cabre, Bulbena & Porges 2018) eine Untersuchung durch. Dieser Fragebogen erfaßt subjektive Reaktionen, die im Einklang mit den von der Polyvagal-Theorie beschriebenen autonomen Schaltkreisen im Falle einer Bedrohung mobilisierende (Kampf/Flucht) und immobilisierende (Tod, Ohnmacht, Dissoziation, Shutdown) Defensivreaktionen unterstützen. Die vorläufigen Ergebnisse unserer Analysen der Reaktionen von ca. 1500 Respondenten haben uns zu zwei wichtigen Erkenntnissen verholfen, die mit der Polyvagal-Theorie in Einklang stehen. *Erstens* brachten Teilnehmer, die während der COVID-19-Krise stärkere autonome Reaktionen erlebten (deren ANS häufiger im Defensivmodus reagierte), auch ihre Sorgen hinsichtlich ihrer Gesundheit, ökonomischer Gefahren und sozialer Isolation stärker zum Ausdruck. Und *zweitens* berichteten Teilnehmer, die in der Vergangenheit Traumata – etwa Mißbrauch in der Kindheit, sexuelle Gewalt oder körperliche Mißhandlung – erlebt hatten, über stärkere bedrohungsbezogene autonome Reaktionen sowie über aktive PTBS-Symptome angesichts der Gefahren der Pandemie. Indem wir uns eine auf der Polyvagal-Theorie basierende Perspektive zu eigen machen, können wir einen bisher ungekannten Respekt davor entwickeln, wie das menschliche Nervensystem mit den Gefahren und Herausforderungen der Pandemie fertig zu werden versucht. Außerdem verhilft uns dies zu einem besseren Verständnis der Mechanismen, die darüber entscheiden, wo die Schwellen für bestimmte Reaktionen liegen. Und *drittens* schließlich könnten die gewonnenen Erkenntnisse uns erleichtern, Strategien zu entwickeln, die uns helfen, Signale für Sicherheit und Vertrauen dem ANS gegenüber zu nutzen, damit Therapeuten und ihre Klienten in Zustände versetzt werden, die Verbundenheit und Co-Regulation zugute kommen.

Literatur und Anmerkungen

EINLEITUNG Literatur

Darrow, C. W. et al. (1942). Autonomic indicators of excitatory and homeostatic effects on the electroencephalogram. *Journal of Psychology, 14*, 115–130.

Duffy, E. (1957). The psychological significance of the concept of »arousal« or »activation«. *Psychological Review, 64*, 265–275.

Lindsley, D. (1951). Emotion. In: S. S. Stevens (Hrsg.), *Handbook of Experimental Psychology*. S. 473–516. New York: Wiley.

Malmo, R. B. (1959). Activation: A neurophysiological dimension. *Psychological Review, 66*, 367–386.

Porges, S. W. (1983). Heart rate patterns in neonates: A potential diagnostic window to the brain. In: T. M. Field & A. M. Sostek (Hrsg.), *Infants Born at Risk: Physiological and Perceptual Responses*. S. 3–22. New York: Grune & Stratton.

Porges, S. W. (1995). Orienting in a defensive world: Mammalian modifications of our evolutionary heritage. A Polyvagal Theory. *Psychophysiology, 32*(4), 301–318; dt. (2010): Orientierung in einer Welt voller Feinde. In: *Die Polyvagal-Theorie*. S. 43–82. Paderborn: Junfermann.

Porges, S. W., Doussard-Roosevelt, J. A., Portales, A. L., & Greenspan, S. I. (1996). Infant regulation of the vagal »brake« predicts child behavior problems: A psychobiological model of social behavior. *Developmental Psychobiology, 29*(8), 697–712; dt. (2010): Die Regulation der Vagusbremse bei Säuglingen … In: *Die Polyvagal-Theorie*. S. 109–127. Paderborn: Junfermann.

Porges, S. W. (1998), Love: An emergent property of the mammalian autonomic nervous system. *Psychoneuroendocrinology, 23*(8), 837–861; dt. (2010): Liebe: Eine emergente Eigenschaft des Autonomen Nervensystems von Säugetieren. In: *Die Polyvagal-Theorie*. S. 173–192. Paderborn: Junfermann.

Porges, S. W. (2003). Social engagement and attachment. *Annals of the New York Academy of Sciences, 1008*(1), 31–47; dt. (2010): Soziales Engagement und Bindung. In: *Die Polyvagal-Theorie*. S. 193–209. Paderborn: Junfermann.

Porges, S. W., & Lewis, G. F. (2010). The polyvagal hypothesis: Common mechanisms mediating autonomic regulation, vocalizations and listening. In: S. M. Brudzynski (Hrsg.),

Handbook Of Mammalian Vocalization. Vol. 19, S. 255–264. London: Elsevier; dt. (2010): Die Polyvagal-Hypothese. In: *Die Polyvagal-Theorie.* S. 213–224. Paderborn: Junfermann.

Porges, S. W. (2011). *The Polyvagal Theory: Neurophysiological foundations of emotions, attachment, communication, and self-regulation.* New York: Norton; dt. (2010): *Die Polyvagal-Theorie. Neurophysiologische Grundlagen der Therapie.* Paderborn: Junfermann.

Porges, S. W., & Dana, D. (Hrsg.) (2018). *Clinical Applications of the Polyvagal Theory.* New York: Norton; dt. (2019): *Klinische Anwendungen der Polyvagal-Theorie.* Lichtenau: G. P. Probst Verlag.

Yerkes, R. M., & Dodson, J. D. (1908). The relation of strength of stimulus to rapidity of habit-formation. *Journal of Comparative Neurology and Psychology, 18*(5), 459–482.

KAPITEL 1 Anmerkungen

1 Hess, W. (1949). The Central Control of the Activity of Internal Organs. https://www.nobelprize.org/prizes/medicine/1949/hess/lecture/ [Abruf: 5.6.2017].

2 Langley, J. N. (1921). *The autonomic nervous system* (Pt. I). Oxford: Heffer.

3 Langley, J. N. (1898). On the union of cranial autonomic (visceral) fibres with the nerve cells of the superior cervical ganglion. *The Journal of physiology, 23*(3), 240–270.

4 Bernard, C. (1865). *Introduction à l'étude de la médecine expérimentale.* [Introduction to the Study of Experimental Medicine]. New York: J. B. Ballierre.

5 Darwin, Ch. (1872). *The expression of emotions in man and animals.* New York: D. Appleton; dt. (1872): *Der Ausdruck der Gemüthsbewegungen bei dem Menschen und den Thieren.* Stuttgart: E. Schweizerbart'sche Verlagshandlung.

6 Cournand, A. (1979). Claude Bernard's contributions to cardiac physiology. In: E. D. Robin (Hrsg.), *Claude Bernard and the internal environment.* New York: Marcel Dekker.

7 Cannon, W. B. (1927). The James-Lange theory of emotions: A critical examination and an alternative theory. *The American Journal of Psychology, 39*(1/4), 106–124.

8 James, W. (1884). What is an emotion? *Mind* 9(34), 188–205.

9 Selye, H. (1936). A syndrome produced by diverse nocuous agents. *Nature 138*(3479), 32.

10 Selye, H. (1956). *The stress of life.* New York: McGraw-Hill; dt. (1957): *Streß beherrscht unser Leben.* Düsseldorf: Econ.

11 Porges, S. W. (1995). Orienting in a defensive world: Mammalian modifications of our evolutionary heritage. A Polyvagal Theory. *Psychophysiology, 32*(4), 301–318; dt. (2010): Orientierung in einer Welt voller Feinde. In: *Die Polyvagal-Theorie. Neurophysiologische Grundlagen der Therapie.* S. 43–82. Paderborn: Junfermann.

12 Porges, S. W. (1998), Love: An emergent property of the mammalian autonomic nervous system. *Psychoneuroendocrinology, 23*(8), 837–861; dt. (2010): Liebe: Eine emergente

Eigenschaft des Autonomen Nervensystems von Säugetieren. In: *Die Polyvagal-Theorie.* S. 173–192. Paderborn: Junfermann.

13 Porges, S. W. (2001). The Polyvagal Theory: Phylogenetic substrates of a social nervous system. *International Journal of Psychophysiology, 42*(2), 123–146. doi: 10.1016/s0167-8760(01)00162-3

14 Porges, S. W. (2007). The Polyvagal Perspective. *Biological Psychology, 74*(2), 116–143. doi: 10.1016/j.biopsycho.2006.06.009

15 Porges, S. W. (2009). The Polyvagal Theory: New insights into adaptive reactions of the autonomic nervous system. *Cleveland Clinic Journal of Medicine, 76,* S86; dt. (2010): Die Polyvagal-Theorie: Neue Erkenntnisse über adaptive Reaktionen des ANS. In: *Die Polyvagal-Theorie.* S. 83–91. Paderborn: Junfermann.

16 Porges, S. W. (2011). *The Polyvagal Theory: Neurophysiological foundations of emotions, attachment, communication, and self-regulation.* New York: Norton; dt. (2010): *Die Polyvagal-Theorie. Neurophysiologische Grundlagen der Therapie.* Paderborn: Junfermann.

17 Wundt, W. (1896). *Grundriß der Psychologie.* Leipzig: Engelmann.

18 Hering, H. A. (1910). Die Funktionsprüfung der Herzvagi beim Menschen. *Münchner Medizinische Wochenschrift, 57,* 1931–1933.

19 Dergacheva, O. et al. (2010). Respiratory modulation of premotor cardiac vagal neurons in the brainstem. *Respiratory Physiology & Neurobiology, 174*(1), 102–110.

20 Reed, S. F., Ohel, G., David, R., & Porges, S. W. (1999). A neural explanation of fetal heart rate patterns: A test of the Polyvagal Theory. *Developmental Psychobiology, 35*(2), 108–118.

21 Porges, S. W., & Lewis, G. F. (2010). The polyvagal hypothesis: Common mechanisms mediating autonomic regulation, vocalizations and listening. In: S. M. Brudzynski (Hrsg.), *Handbook Of Mammalian Vocalization.* Vol. 19, S. 255–264. London: Elsevier; dt. (2010): Die Polyvagal-Hypothese. In: *Die Polyvagal-Theorie.* S. 213–224. Paderborn: Junfermann.

22 Kolacz, J. K., Lewis, G. F., & Porges, S. W. (2018). The integration of vocal communication and biobehavioral state regulation in mammals: A polyvagal hypothesis. In: S. M. Brudzynski, (Hrsg.), *Handbook of Ultrasonic Vocalization.* Cambridge: Academic Press. – Craig, A. D. (2005). Forebrain emotional asymmetry: a neuroanatomical basis? *Trends in Cognitive Sciences, 9*(12), 566–571.

23 Thayer, J. F., & Lane, R. D. (2000). A model of neurovisceral integration in emotion regulation and dysregulation. *J Affect Disord., 61*(3), 201–216.

24 Thayer, J. F., & Lane, R. D. (2007). The role of vagal function in the risk for cardiovascular disease and mortality. *Biol Psychol., 74*(2), 224–242.

25 Carter, C. S. (1998). Neuroendocrine perspectives on social attachment and love. *Psychoneuroendocrinology, 23*(8), 779–818.

26 Porges, S. W. (2001). Is there a major stress system at the periphery other than the adrenals? In: D. M. Broom (Hrsg.), *Report of the 87th Dahlem Workshop on Coping with Challenge: Welfare in animals including humans.* S. 135–149. Berlin: Dahlem University Press.

27 Jackson, J. H. (1884). The Croonian lectures on evolution and dissolution of the nervous system. *British Medical Journal, 1*(1215), 703–707. doi: 10.1016/s0140-6736(02)23422-4

28 Porges, S. W. (2003). The Polyvagal Theory: Phylogenetic contributions to social behavior. *Physiology & Behavior, 79*(3), 503–513. doi: 10.1016/s0031-9384(03)00156-2

29 Porges, S. W. (2004). Neuroception: A subconscious system for detecting threats and safety. *Zero to Three (J), 24*(5), 19–24; dt. (2010): Neurozeption. In: *Die Polyvagal-Theorie.* S. 29–41. Paderborn: Junfermann.

30 Groves, D. A., & Brown, V. J. (2005). Vagal nerve stimulation: A review of its applications and potential mechanisms that mediate its clinical effects. *Neuroscience & Biobehavioral Reviews, 29*(3), 493–500.

31 Ben-Menachem, E. (2001). Vagus nerve stimulation, side effects, and long-term safety. *Journal of Clinical Neurophysiology, 18*(5), 415–418.

32 Sanossian, N., & Haut, S. (2002). Chronic diarrhea associated with vagal nerve stimulation. *Neurology, 58*(2), 330.

33 Howland, R. H. (2014). Vagus nerve stimulation. *Current Behavioral Neuroscience Reports, 1*(2), 64–73.

34 Mazurak, N. et al. (2012). Heart rate variability in the irritable bowel syndrome: A review of the literature. *Neurogastroenterology & Motility, 24*(3), 206–216.

35 Staud, R. (2008). Heart rate variability as a biomarker of fibromyalgia syndrome. *Future Rheumatology, 3*(5), 475–483.

36 Clauw, D. J. (2014). Fibromyalgia: A clinical review. *JAMA, 311*(15), 1547–1555.

37 Whitehead, W. E. et al. (2007). Comorbidity in irritable bowel syndrome. *The American Journal of Gastroenterology, 102*(12), 2767–2776.

KAPITEL 3 Literatur

Bohlmeijer, E. et al. (2010). The effects of mindfulness-based stress reduction therapy on mental health of adults with a chronic medical disease: A meta-analysis. *Journal of Psychosomatic Research, 68*(6), 539–544.

Bernard, C. (1872). *De la physiologie générale.* Paris: Hachette.

Cannon, W. B. (1932). *The Wisdom of the Body.* New York: Norton.

Chiesa, A., & Serretti, A. (2009). Mindfulness-based stress reduction for stress management in healthy people: A review and meta-analysis. *The Journal of Alternative and Complementary Medicine, 15*(5), 593–600.

Davidson, R. J. et al. (2003). Alterations in brain and immune function produced by mindfulness meditation. *Psychosomatic Medicine, 65*(4), 564–570.

Decety, J., & Ickes, W. J. (Hrsg.) (2011). *The Social Neuroscience of Empathy*. Cambridge: MIT.

Eckberg, D. L. (2003). The human respiratory gate. *The Journal of Physiology, 548*(Pt 2), 339.

Ghazanfar, A. A. et al. (2005). Multisensory integration of dynamic faces and voices in rhesus monkey auditory cortex. *The Journal of Neuroscience, 25*(20), 5004–5012.

Gilbert, P. (2009). Introducing compassion-focused therapy. *Advances in Psychiatric Treatment, 15*(3), 199–208.

Hering, H. A. (1910). Die Funktionsprüfung der Herzvagi beim Menschen. *Münchner Medizinische Wochenschrift, 57*, 1931–1933.

Jackson, J. H. (1882). On some implications of dissolution of the nervous system. *Medical Press and Circular, 2*, 411–414.

Kabat-Zinn, J. (2003). Mindfulness-based interventions in context: Past, present, and future. *Clinical Psychology: Science and Practice, 10*(2), 144–156.

Klimecki, O. M. et al. (2014). Differential pattern of functional brain plasticity after compassion and empathy training. *Social Cognitive and Affective Neuroscience, 9*, 873–879.

Kok, B. E., & Fredrickson, B. L. (2010). Upward spirals of the heart: Autonomic flexibility, as indexed by vagal tone, reciprocally and prospectively predicts positive emotions and social connectedness. *Biol Psychol., 85*(3), 432–436.

Lutz, A. et al. (2013). Altered anterior insula activation during anticipation and experience of painful stimuli in expert meditators. *Neuroimage, 64*, 538–546.

Pelphrey, K. A. et al. (2005). Functional anatomy of biological motion perception in posterior temporal cortex: An fMRI study of eye, mouth and hand movements. *Cerebral Cortex, 15*(12), 1866–1876.

Porges, S. W. (1995). Orienting in a defensive world: Mammalian modifications of our evolutionary heritage. A Polyvagal Theory. *Psychophysiology, 32*(4), 301–318; dt. (2010): Orientierung in einer Welt voller Feinde. In: *Die Polyvagal-Theorie.* S. 43–82. Paderborn: Junf.

Porges, S. W. (1998). Love: An emergent property of the mammalian autonomic nervous system. *Psychoneuroendocrinology, 23*(8), 837–861; dt. (2010): Liebe: Eine emergente Eigenschaft des Autonomen Nervensystems von Säugetieren. In: *Die Polyvagal-Theorie.* S. 173–192. Paderborn: Junfermann.

Porges, S. W. (2001). The Polyvagal Theory: Phylogenetic substrates of a social nervous system. *International Journal of Psychophysiology, 42*(2), 123–146.

Porges, S. W. (2003a). The polyvagal theory: Phylogenetic contributions to social behavior. *Physiology & Behavior, 79*(3), 503–513.

Porges, S. W. (2003b). Social engagement and attachment. *Annals of the New York Academy of Sciences, 1008*(1), 31–47; dt. (2010): Soziales Engagement und Bindung. In: *Die Polyvagal-Theorie.* S. 193–209. Paderborn: Junfermann.

Porges, S. W. (2004). Neuroception: A subconscious system for detecting threats and safety. *Zero to Three (J), 24*(5), 19–24; dt. (2010): Neurozeption. In: *Die Polyvagal-Theorie.* S. 29–41. Paderborn: Junfermann.

Porges, S. W. (2007). The Polyvagal Perspective. *Biological Psychology, 74*(2), 116–143. doi: 10.1016/j.biopsycho.2006.06.009

Porges, S. W. (2008). Music therapy and trauma: Insights from the Polyvagal Theory. *Symposium on Music Therapy and Trauma: Bridging Theory and Clinical Practice.* New York: Satchnote Press; dt. (2010): Musiktherapie und Trauma aus der Sicht der Polyvagal-Theorie. In: *Die Polyvagal-Theorie.* S. 257–264. Paderborn: Junfermann.

Porges, S. W. (2009). The Polyvagal Theory: New insights into adaptive reactions of the autonomic nervous system. *Cleveland Clinic Journal of Medicine, 76*, S86; dt. (2010): Die Polyvagal-Theorie: Neue Erkenntnisse über adaptive Reaktionen des ANS. In: *Die Polyvagal-Theorie.* S. 83–91. Paderborn: Junfermann.

Porges, S. W. (2011). *The Polyvagal Theory: Neurophysiological foundations of emotions, attachment, communication, and self-regulation.* New York: Norton; dt. (2010): *Die Polyvagal-Theorie. Neurophysiologische Grundlagen der Therapie.* Paderborn: Junfermann.

Porges, S. W., Doussard-Roosevelt, J. A., Portales, A. L., & Greenspan, S. I. (1996). Infant regulation of the vagal »brake« predicts child behavior problems: A psychobiological model of social behavior. *Developmental Psychobiology, 29*(8), 697–712; dt. (2010): Die Regulation der Vagusbremse bei Säuglingen … In: *Die Polyvagal-Theorie.* S. 109–127. Paderborn: Junfermann.

Porges, S. W., & Lewis, G. F. (2010). The polyvagal hypothesis: Common mechanisms mediating autonomic regulation, vocalizations and listening. In: S. M. Brudzynski (Hrsg.), *Handbook Of Mammalian Vocalization.* Vol. 19, S. 255–264. London: Elsevier; dt. (2010): Die Polyvagal-Hypothese. In: *Die Polyvagal-Theorie.* S. 213–224. Paderborn: Junfermann.

Stellar, J. E. et al. (2015). Affective and physiological responses to the suffering of others: Compassion and vagal activity. *Journal of Personality and Social Psychology, 108*(4), 572–585.

Stewart, A. M., Lewis, G. F., Heilman, K. J., Davila, M. I., Coleman, D. D., Aylward, S. A., & Porges, S. W. (2013). The covariation of acoustic features of infant cries and autonomic state. *Physiology & Behavior, 120*, 203–210.

Strauss, C. et al. (2016). What is compassion and how can we measure it? A review of definitions and measures. *Clinical Psychology Review, 47*, 15–27.

Truex, R. C., & Carpenter, M. B. (1969). *Human Neuroanatomy.* Baltimore: Williams and Wilkins.

KAPITEL 4 Literatur

Bawra, B. V. (2012). *Samkhya Karika*. Ravenna: Brahmrishi Yoga Publications.

Berntson, G. G. et al. (1991). Autonomic determinism: the modes of autonomic control, the doctrine of autonomic space and the laws of autonomic constraint. *Psychol. Rev., 98*, 459–487. doi: 10.1037/0033-295x.98.4.459

Black, D. S. et al. (2013). Yogic meditation reverses NF-kB and IRF-related transcriptome dynamics in leukocytes of family dementia caregivers in a randomized controlled trial. *Psychoneuroendocrinology, 38*, 348–355. doi: 10.1016/j.psyneuen.2012.06.011

Bower, J. E. et al. (2014). Yoga reduces inflammatory signaling in fatigued breast cancer survivors: A randomized controlled trial. *Psychoneuroendocrinology, 43*, 20–29. doi: 10.1016/j.psyneuen.2014.01.019

Brown, R. P., & Gerbarg, P. L. (2005a). Sudarshan Kriya Yogic breathing in the treatment of stress, anxiety, and depression: part II—clinical applications and guidelines. *J. Altern. Complement. Med., 11*, 711–717. doi: 10.1089/acm.2005.11.711

Brown, R. P., & Gerbarg, P. L. (2005b). Sudarshan Kriya Yogic breathing in the treatment of stress, anxiety and depression: part I—neurophysiologic model. *J. Altern. Complement. Med., 11*, 189–201. doi: 10.1089/acm.2005.11.189

Brown, R. P., & Gerbarg, P. L. (2012). *The Healing Power of the Breath: Simple Techniques to Reduce Stress and Anxiety*. Boston: Trumpeter.

Brown, R. P., Gerbarg, P. L., & Muench, F. (2013). Breathing practices for treatment of psychiatric and stress-related medical conditions. *Psychiatr. Clin. North Am., 36*, 121–140. doi: 10.1016/j.psc.2013.01.001

Ceunen, E., Vlaeyen, J. W., Van Diest, I. (2016). On the Origin of Interoception. *Front. Psychol., 7*, 743. doi: 10.3389/fpsyg.2016.00743

Chu, I.-H. et al. (2017). Effects of yoga on heart rate variability and depressive symptoms in women: a randomized controlled trial. *J. Altern. Complement. Med., 23*, 310–316. doi: 10.1089/acm.2016.0135

Cole, S. W. (2013). Social regulation of human gene expression: mechanisms and implications for public health. *Am. J. Public. Health, 103*, S84–S92. doi: 10.2105/ajph.2012.301183

Cole, S. W. et al. (2015). Loneliness, eudaimonia and the human conserved transcriptional response to adversity. *Psychoneuroendocrinology, 62*, 11–17. doi: 10.1016/j.psyneuen.2015.07.001

Cottingham, J. T., Porges, S. W., & Lyon, T. (1988a). Effects of soft tissue mobilization (Rolfing pelvic lift) on parasympathetic tone in two age groups. *Phys. Ther., 68*, 352–356. doi: 10.1093/ptj/68.3.352

Cottingham, J. T., Porges, S. W., & Richmond, K. (1988b). Shifts in pelvic inclination angle and parasympathetic tone produced by rolfing soft tissue manipulation. *Phys. Ther., 68*, 1364–1370. doi: 10.1093/ptj/68.9.1364

Craig, A. D. (2015). *How Do You Feel? An Interoceptive Moment with Your Neurobiological Self.* Princeton: Princeton University Press.

Cramer, H. et al. (2017). A systematic review of yoga for major depressive disorder. *J. Affect. Disord., 213*, 70–77. doi: 10.1016/j.jad.2017.02.006

Dale, L. P., Carroll, L. E., Galen, G., Hayes, J. A., Webb, K. W., & Porges, S. W. (2009). Abuse history is related to autonomic regulation to mild exercise and psychological wellbeing. *Appl. Psychophysiol. Biofeedback, 34*, 299–308. doi: 10.1007/s10484-009-9111-4

Dale, L. P. et al. (2011). Yoga practice may buffer the deleterious effects of abuse on women's self-concept and dysfunctional coping. *J. Aggress. Maltreat. Trauma, 20*, 90–102. doi: 10.1080/10926771.2011.538005

Easwaran, E. (2007). *The Upanishads.* Tomales: The Blue Mountain Center of Meditation.

Eckberg, D. L. (2003). The human respiratory gate. *J. Physiol., 548*, 339–352. doi: 10.1113/jphysiol.2002.037192

Farb, N. et al. (2015). Interoception, contemplative practice and health. *Front. Psychol., 6*,763. doi: 10.3389/fpsyg.2015.00763

Felitti, V. J. et al. (1998). Relationship of childhood abuse and household dysfunction to many of the leading causes of death in adults. *Am. J. Prev. Med., 14*, 245–258. doi: 10.1016/s0749-3797(98)00017-8

Fiori, F. et al. (2017). Interactions between body and social awareness in yoga. *J. Altern. Complement. Med., 23*, 227–233. doi: 10.1089/acm.2016.0169

Fredrickson, B. L. et al. (2013). A functional genomic perspective on human well-being. *Proc. Natl. Acad. Sci. USA, 110*, 13684–13689. doi: 10.1073/pnas.1305419110

Gard, T. et al. (2014). Potential self-regulatory mechanisms of yoga for psychological health. *Front. Hum. Neurosci., 8*, 770. doi: 10.3389/fnhum.2014.00770

Haase, L. et al. (2016). When the brain does not adequately feel the body: links between low resilience and interoception. *Biol. Psychol. 113*, 37–45. doi: 10.1016/j.biopsycho.2015.11.004

Halifax, J. (2012). A heuristic model of enactive compassion. *Curr. Opin. Support. Palliat. Care, 6*, 228–235. doi: 10.1097/spc.0b013e3283530fbe

Hayano, J., & Yasuma, F. (2003). Hypothesis: respiratory sinus arrhythmia is an intrinsic resting function of cardiopulmonary system. *Cardiovasc. Res., 58*, 1–9. doi: 10.1016/s0008-6363(02)00851-9

Henje Blom, E. et al. (2014). The development of an RDoC-based treatment program for adolescent depression: »Training for Awareness, Resilience, and Action« (TARA). *Front. Hum. Neurosci., 8*, 630. doi: 10.3389/fnhum.2014.00630

Hofmann, S. G. et al. (2016). Effect of hatha yoga on anxiety: a meta-analysis. *J. Evid. Based Med. 9*, 116–124. doi: 10.1111/jebm.12204

Ivtzan, I., & Papantoniou, A. (2014). Yoga meets positive psychology: examining the integration of hedonic (gratitude) and eudaimonic (meaning) wellbeing in relation to the extent of yoga practice. *J. Bodyw. Mov. Ther., 18*, 183–189. doi: 10.1016/j.jbmt.2013.11.005

Jackson, J. H. (1884). The Croonian lectures on evolution and dissolution of the nervous system. *British Medical Journal, 1*(1215), 703–707. doi: 10.1016/s0140-6736(02)23422-4

Jeter, P. E. et al. (2015). Yoga as a therapeutic intervention: A bibliometric analysis of published research studies from 1967 to 2013. *J. Altern. Complement. Med., 21*, 586–592. doi: 10.1089/acm.2015.0057

Keyes, C. L., & Simoes, E. J. (2012). To flourish or not: positive mental health and all-cause mortality. *Am. J. Public Health, 102*, 2164–2172. doi: 10.2105/ajph.2012.300918

Khattab, K. et al. (2007). Iyengar yoga increases cardiac parasympathetic nervous modulation among healthy yoga practitioners. *Evid. Based Complement. Alternative Med.*, 4,511–517. doi: 10.1093/ecam/nem087

Kolacz, J., & Porges, S. W. (2018). Chronic Diffuse Pain and Functional Gastrointestinal Disorders After Traumatic Stress: Pathophysiology Through a Polyvagal Perspective. *Front. Med., 5*, 145. doi: 10.3389/fmed.2018.00145

Larson, G. J. (2014). *Classical Samkhya: An Interpretation of Its History and Meaning.* Delhi: Motilal Banarsidass Publishers.

Mackenzie, M. J. et al. (2014). Associations between attention, affect, and cardiac activity in a single yoga session for female cancer survivors: An enactive neurophenomenology-based approach. *Conscious. Cogn., 27*, 129–146. doi: 10.1016/j.concog.2014.04.005

Mallinson, J., & Singleton, M. (2017). *Roots of Yoga.* London: Penguin.

Mehling, W. E. et al. (2011). Body awareness: a phenomenological inquiry into the common ground of mind-body therapies. *Philos. Ethics Humanit. Med., 6*, 6. doi: 10.1186/1747-5341-6-6

Miller, R. (2012). *The Samkhya Karika.* San Rafael: Integrative Restoration Institute.

Muehsam, D. et al. (2017). The embodied mind: A review on functional genomic and neurological correlates of mind-body therapies. *Neurosci. Biobehav. Rev., 73*, 165–181. doi: 10.1016/j.neubiorev.2016.12.027

Ostwald, M. (1962). *Aristotle: Nicomachean Ethics.* Indianapolis: Library of Liberal Arts.

Park, G., & Thayer, J. F. (2014). From the heart to the mind: cardiac vagal tone modulates top-down and bottom-up visual perception and attention to emotional stimuli. *Front. Psychol., 5*, 278. doi: 10.3389/fpsyg.2014.00278

Pascoe, M. C., & Bauer, I. E. (2015). A systematic review of randomised control trials on the effects of yoga on stress measures and mood. *J. Psychiatr. Res., 68*, 270–282. doi: 10.1016/j.jpsychires.2015.07.013

Payne, P., & Crane-Godreau, M. A. (2015). The preparatory set: A novel approach to understanding stress, trauma and the bodymind therapies. *Front. Hum. Neurosci., 9*, 178. doi: 10.3389/fnhum.2015.00178

Porges, S. W. (1993). The infant's sixth sense: awareness and regulation of bodily processes. *Zero to Three: Bull. Natl. Cent. Clin. Infant Programs, 14*, 12–16.

Porges, S. W. (1995). Orienting in a defensive world: Mammalian modifications of our evolutionary heritage. A Polyvagal Theory. *Psychophysiology, 32*(4), 301–318; dt. (2010): Orientierung in einer Welt voller Feinde. In: *Die Polyvagal-Theorie.* S. 43–82. Paderborn: Junfermann.

Porges, S. W. (1998), Love: An emergent property of the mammalian autonomic nervous system. *Psychoneuroendocrinology, 23*(8), 837–861; dt. (2010): Liebe: Eine emergente Eigenschaft des Autonomen Nervensystems von Säugetieren. In: *Die Polyvagal-Theorie.* S. 173–192. Paderborn: Junfermann.

Porges, S. W. (2001). The Polyvagal Theory: Phylogenetic substrates of a social nervous system. *International Journal of Psychophysiology, 42*(2), 123–146. doi: 10.1016/s0167-8760(01)00162-3

Porges, S. W. (2003). The Polyvagal Theory: Phylogenetic contributions to social behavior. *Physiology & Behavior, 79*(3), 503–513. doi: 10.1016/s0031-9384(03)00156-2

Porges, S. W. (2004). Neuroception: A subconscious system for detecting threats and safety. *Zero to Three (J), 24*(5), 19–24; dt. (2010): Neurozeption. In: *Die Polyvagal-Theorie.* S. 29–41. Paderborn: Junfermann.

Porges, S. W. (2007). The Polyvagal Perspective. *Biological Psychology, 74*(2), 116–143. doi: 10.1016/j.biopsycho.2006.06.009

Porges, S. W. (2009). The Polyvagal Theory: New insights into adaptive reactions of the autonomic nervous system. *Cleveland Clinic Journal of Medicine*, 76, S86; dt. (2010): Die Polyvagal-Theorie: Neue Erkenntnisse über adaptive Reaktionen des ANS. In: *Die Polyvagal-Theorie.* S. 83–91. Paderborn: Junfermann.

Porges, S. W. (2011). *The Polyvagal Theory: Neurophysiological foundations of emotions, attachment, communication, and self-regulation.* New York: Norton; dt. (2010): *Die Polyvagal-Theorie. Neurophysiologische Grundlagen der Therapie.* Paderborn: Junfermann.

Porges, S. W. (2017). Vagal pathways: portals to compassion. In: E. M. Seppälä (Hrsg.), *The Oxford Handbook of Compassion Science.* S. 189–202. New York: Oxford University Press; dt.: Kapitel 3 dieses Buches.

Porges, S. W., & Carter, C. S. (2017). Polyvagal Theory and the social engagement system: Neurophysiological bridge between connectedness and health. In: P. L. Gerbarg, P. R. Muskin & R. P. Brown (Hrsg.), *Complementary and Integrative Treatments in Psychiatric Practice.* S. 221–240. Arlington: American Psychiatric Association Publishing.

Porges, S. W., Doussard-Roosevelt, J. A., & Maiti, A. K. (2008). Vagal tone and the physiological regulation of emotion. *Monogr. Soc. Res. Child. Dev., 59*(2/3), 167–186. doi: 10.1111/j.1540-5834.1994.tb01283.x

Porges, S. W., & Kolacz, J. (2018). Neurocardiology through the Lens of the Polyvagal

Theory. In: R. J. Gelpi & B. Buchholz (Hrsg.), *Neurocardiology: Pathophysiological Aspects and Clinical Implications.* Amsterdam: Elsevier; dt.: Kapitel 1 dieses Buches.

Resnick, B. et al. (2011). Reliability and validity testing of the physical resilience measure. *Gerontologist, 51*, 643–652. doi: 10.1093/geront/gnr016

Sarang, P., & Telles, S. (2006). Effects of two yoga based relaxation techniques on heart rate variability (HRV). *Int. J. Stress Manag., 13*, 460–475.

Schmalzl, L. et al. (2015). Neurophysiological and neurocognitive mechanisms underlying the effects of yoga-based practices: towards a comprehensive theoretical framework. *Front. Hum. Neurosci., 9*, 235. doi: 10.3389/fnhum.2015.00235

Smith, R. et al. (2017). The hierarchical basis of neurovisceral integration. *Neurosci. Biobehav. Rev., 75*, 274–296. doi: 10.1016/j.neubiorev.2017.02.003

Singleton, M. (2010). *Yoga Body.* Oxford: Oxford University Press.

Stoler-Miller, B. (1998). *Yoga: Discipline of Freedom.* New York: Bantam.

Stoler-Miller, B. (2004). *The Bhagavad-Gita.* New York: Bantam.

Streeter, C. C. et al. (2012). Effects of yoga on the autonomic nervous system, gamma-aminobutyric-acid and allostasis in epilepsy, depression and post-traumatic stress disorder. *Med. Hypotheses, 78*, 571–579. doi: 10.1016/j.mehy.2012.01.021

Strigo, I. A., & Craig, A. D. (2016). Interoception, homeostatic emotions and sympathovagal balance. *Philos. Trans. R. Soc. Lond. B Biol. Sci., 371*, 20160010. doi: 10.1098/rstb.2016.0010

Sullivan, M. B. et al. (2018). Toward an explanatory framework for yoga therapy informed by philosophical and ethical perspectives. *Altern. Ther. Health Med., 24*, 38–47.

Taylor, A. G. et al. (2010). Top-down and Bottom-up mechanisms in mind-body medicine: development of an integrative framework for psychophysiological research. *Explore, 6*, 29–41. doi: 10.1016/j.explore.2009.10.004

Telles, S. et al. (2016). Heart rate variability in chronic low back pain patients randomized to yoga or standard care. *BMC Complement. Altern. Med., 16*, 279. doi: 10.1186/s12906-016-1271-1

Thayer, J. F., & Lane, R. D. (2000). A model of neurovisceral integration in emotion regulation and dysregulation. *J. Affect. Disord., 61*, 201–216. doi: 10.1016/s0165-0327(00)00338-4

Tsuji, H. et al. (1994). Reduced heart rate variability and mortality risk in an elderly cohort. *Circulation, 90*, 878–883. doi: 10.1161/01.cir.90.2.878

Tugade, M. M., & Fredrickson, B. L. (2004). Resilient individuals use positive emotions to bounce back from negative emotional experiences. *J. Pers. Soc. Psychol., 86*, 320–333. doi: 10.1037/0022-3514.86.2.320

Tugade, M. M., & Fredrickson, B. L. (2007). Regulation of positive emotions: emotion regulation strategies that promote resilience. *J. Happiness Stud., 8*, 311–333. doi: 10.1007/s10902-006-9015-4

Tyagi, A., & Cohen, M. (2016). Yoga and heart rate variability. *Int. J. Yoga, 9*, 97–113. doi: 10.4103/0973-6131.183712

Whitson, H. E. et al. (2016). Physical resilience in older adults: systematic review and development of an emerging construct. *J. Gerontol. A Biol. Sci. Med. Sci., 71*, 489–495. doi: 10.1093/gerona/glv202

KAPITEL 5 Anmerkungen

1 Porges, S. W. (2007). The Polyvagal Perspective. *Biological Psychology, 74*(2), 116–143. doi: 10.1016/j.biopsycho.2006.06.009

2 Kabat-Zinn, J. (1994). *Wherever You Go There You Are.* New York: Hyperion; dt. (1995): *Stark aus eigener Kraft: im Alltag Ruhe finden.* Bern: Barth.

3 Porges, S. W. (2015). Play as a neural exercise: Insights from the Polyvagal Theory. In: D. Pearce-McCall (Hrsg.), *The Power of Play for Mind Brain Health.* S. 3–7. Mindgains.org – Dt.: Kapitel 2 dieses Buches.

4 Magnon, C. (2013). Autonomic nerve development contributes to prostate cancer progression. *Science, 341*, 1236361.

5 Couck, M. D. et al. (2016). Vagal nerve activity predicts overall survival in metastatic pancreatic cancer, mediated by inflammation. *Cancer Epidemiol., 40*, 47–51.

6 MacVicar, M. G. et al. (1989). Effects of aerobic interval training on cancer patients' functional capacity. *Nurs Res., 38*, 348-351.

7 Winningham, M. L., & MacVicar, M. G. (1988). The effect of aerobic exercise on patient reports of nausea. *Oncol Nurs Forum, 15*, 447–450.

8 Winningham, M. L. et al. (1989). Effect of aerobic exercise on body weight and composition in patients with breast cancer on adjuvant chemotherapy. *Oncol Nurs Forum, 16*, 683-689.

9 Courneya, K. S., & Friedenreich, C. M. (2007). Physical activity and cancer control. *Semin Oncol Nurs., 23*, 242–252.

10 Courneya, K. S., & Friedenreich, C. M. (2001). Framework PEACE: An organizational model for examining physical exercise across the cancer experience. *Ann Behav Med., 23*, 263–272.

11 Courneya, K. S. (2014). Physical activity and cancer survivorship: A simple framework for a complex field. *Exerc Sport Sci Rev., 42*, 102–109.

12 Healy, G. N. et al. (2008). Television time and continuous metabolic risk in physically active adults. *Med Sci Sports Exerc., 40*, 63–65.

13 Seguin, R. et al. (2012). Sedentary behavior and physical function decline in older women: Findings from the women's health initiative. *J Aging Res.*, 271589.

14 Lynch, B. M. (2010). Sedentary behavior and cancer: A systematic review of the literature and proposed biological mechanisms. *Cancer Epidemiol Biomarkers Prev., 19,* 2691–2709.

15 Schmitz, K. H. et al. (2005). Controlled physical activity trials in cancer survivors: A systematic review and meta-analysis. *Cancer Epidemiol Biomarkers Prev., 14,* 1588–1595.

16 Speck, R. M. et al. (2010). An update of controlled physical activity trials in cancer survivors: A systematic review and meta-analysis. *J Cancer Surviv., 4,* 87–100.

17 Jones, L. W. et al. (2007). Early breast cancer therapy and cardiovascular injury. *J Am Coll Cardiol., 50,* 1435–1441.

18 Jones, L. W. et al. (2009). Exercise intolerance in cancer and the role of exercise therapy to reverse dysfunction. *Lancet Oncol., 10,* 598–605.

19 Boxer, R. S. et al. (2005). The effect of 6 months of androgen deprivation therapy on muscle and fat mass in older men with localized prostate cancer. *Aging Male, 8,* 207–212.

20 Bylow, K. et al. (2007). Does androgendeprivation therapy accelerate the development of frailty in older men with prostate cancer? *Cancer, 110,* 2604–2613.

21 Bylow, K. et al. (2008). Falls and physical performance deficits in older patients with prostate cancer undergoing androgen deprivation therapy. *Urology, 72,* 422–427.

22 Segal, R. J. et al. (2003). Resistance exercise in men receiving androgen deprivation therapy for prostate cancer. *J Clin Oncol., 21,* 1653–1659.

23 Bourke, L. et al. (2016). Exercise for men with prostate cancer: A systematic review and meta-analysis. *Eur Urol., 69,* 693–703.

24 Klepin, H. D. et al. (2011). Exercise for older adult inpatients with acute myelogenous leukemia: a pilot study. *J Geriatr Oncol., 2,* 11–17.

25 Alibhai, S. M. H. et al. (2012). A clinical trial of supervised exercise for adult inpatients with acute myeloid leukemia (AML) undergoing induction chemotherapy. *Leuk Res., 36,* 1255–1261.

26 Lynch, B. M. et al. (2010). Objectively measured physical activity and sedentary time of breast cancer survivors, and associations with adiposity: findings from NHANES (2003-2006). *Cancer Causes Control, 21,* 283–288.

27 Nelson, S. H. et al. (2016). Impact of very low physical activity, BMI, and comorbidities on mortality among breast cancer survivors. *Breast Cancer Res Treat., 155,* 551–557.

28 Campbell, P. T. et al. (2013). Associations of recreational physical activity and leisure time spent sitting with colorectal cancer survival. *J Clin Oncol., 31,* 876–885.

29 Lynch, B. M. et al. (2013). Don't take cancer sitting down. *Cancer, 119,* 1928–1935.

30 Bellizzi, K. M. et al. (2005). Health behaviors of cancer survivors: Examining opportunities for cancer control intervention. *J Clin Oncol., 23,* 8884–8893.

31 Mowls, D. S. et al. (2016). Lifestyle behaviors among US cancer survivors. *J Cancer Surviv., 10,* 692–698.

32 Phillips, S. M. et al. (2015). Physical activity and sedentary behavior in breast cancer survivors: New insight into activity patterns and potential intervention targets. *Gynecol Oncol., 138*, 398–404.

33 Nicklas, B. J. et al. (2014). Self-monitoring of spontaneous physical activity and sedentary behavior to prevent weight regain in older adults. *Obesity (Silver Spring), 22*, 1406–1412.

34 Smith, J. E. et al. (2005). Mindfulness-based stress reduction as supportive therapy in cancer care. *J Adv Nurs., 52*, 315–327.

35 Baer, R. A. et al. (2004). Assessment of mindfulness by self-report: The Kentucky inventory of mindfulness skills. *Assessment, 11*, 191–206.

36 Shennan, C. et al. (2011). What is the evidence for the use of mindfulness-based interventions in cancer care? *Psychooncology, 20*, 681–697.

37 Zainal, N. Z. et al. (2013). The efficacy of mindfulness-based stress reduction on mental health of breast cancer patients. *Psychooncology, 22*, 1457–1465.

38 Cramer, H. et al. (2012). Mindfulness-based stress reduction for breast cancer. *Curr Oncol., 19*, e343–e352.

39 Piet, J. et al. (2012). The effect of mindfulness-based therapy on symptoms of anxiety and depression in adult cancer patients and survivors. *J Consult Clin Psychol., 80*, 1007–1020.

40 Hoffman, C. J. et al. (2012). Effectiveness of mindfulness-based stress reduction in mood, breast- and endocrine-related quality of life, and well-being in stage 0 to III breast cancer: a randomized, controlled trial. *J Clin Oncol., 30*, 1335–1342.

41 Branstrom, R. et al. (2012). A randomized study of the effects of mindfulness training on psychological well-being and symptoms of stress in patients treated for cancer at 6-month follow-up. *Int J Behav Med., 19*, 535–542.

42 McNeely, M. L. et al. (2006). Effects of exercise on breast cancer patients and survivors. *Can Med Assoc J., 175*, 34–41.

43 Carlson, L. E. et al. (2013). Randomized controlled trial of mindfulness-based cancer recovery versus supportive expressive group therapy for distressed survivors of breast cancer. *J Clin Oncol., 31*, 3119–3126.

44 Carlson, L. E. et al. (2015). Mindfulness-based cancer recovery and supportive-expressive therapy maintain telomere length relative to controls in distressed breast cancer survivors. *Cancer, 121*, 476–484.

45 Carlson, L. E. (2016). Mindfulness-based interventions for coping with cancer. *Ann N Y Acad Sci., 1373*, 5–12.

46 Siegel, D. (2010). *Mindsight.* New York: Bantam; dt. (2010): *Die Alchemie der Gefühle.* München: Kailash.

47 Rejeski, W. J., & Gauvin, L. (2013). The embodied and relational nature of the mind: Implications for clinical interventions in aging individuals and populations. *Clin Interv Aging, 8*, 657–665.

48 Chen, Y. F. et al. (2017). The effectiveness of diaphragmatic breathing relaxation training for reducing anxiety. *Perspect Psychiatr Care, 53*, 329–336.

49 Friedrich, M. J. (2015). Unraveling the influence of gut microbes on the mind. *JAMA, 313*, 1699–1701.

50 Brown, K. W. et al. (2007). Mindfulness: theoretical foundations and evidence for its salutary effects. *Psychol Inq., 18*, 211–237.

51 Kabat-Zinn, J. (1990). *Full Catastrophe Living*. New York: Dell; dt. (1991). *Gesund und stressfrei durch Meditation*. München: Barth.

52 Dahl, C. J. et al. (2015). Reconstructing and deconstructing the self: Cognitive mechanisms in meditation practice. *Trends Cogn Sci., 19*, 515–523.

53 Marchand, W. R. (2014). Neural mechanisms of mindfulness and meditation: evidence from neuroimaging studies. *World J Radiol., 6*, 471–479.

54 Siegel, D. (2007). *The Mindful Brain*. New York: Norton; dt. (2007): *Das achtsame Gehirn*. Freiamt: Arbor.

55 McGilchrist, I. (2009). *The Master and His Emissary*. New Haven: Yale University Press.

56 Fredrickson, B. L. (2001). The role of positive emotions in positive psychology: The broaden-and-build theory of positive emotions. *Am Psychol., 56*, 218–226.

57 Kok, B. E., & Fredrickson, B. L. (2010). Upward spirals of the heart: Autonomic flexibility, as indexed by vagal tone, reciprocally and prospectively predicts positive emotions and social connectedness. *Biol Psychol., 85*, 432–436.

58 Fogel, A. (2009). *The Psychophysiology of Self-awareness*. New York: Norton.

59 Hewitt, M. et al. (2003). Cancer survivors in the United States: age, health, and disability. *J Gerontol A Biol Sci Med Sci., 58*, 82–91.

60 Li, C. et al. (2016). Can exercise ameliorate aromatase inhibitor-induced cognitive decline in breast cancer patients? *Mol Neurobiol., 53*, 4238–4246.

61 Cormie, P. et al. (2015). The potential role of exercise in neuro-oncology. *Front Oncol., 5*, 85.

62 Healy, G. N. et al. (2011). Sedentary time and cardio-metabolic biomarkers in US adults: NHANES 2003-06. *Eur Heart J., 32*, 590–597.

63 Edwardson, C. L. et al. (2012). Association of sedentary behaviour with metabolic syndrome. *PLoS ONE, 7*, e34916.

64 Santos, D. A. et al. (2012). Sedentary behavior and physical activity are independently related to functional fitness in older adults. *Exp Gerontol., 47*, 908–912.

65 Wilmot, E. G. et al. (2012). Sedentary time in adults and the association with diabetes, cardiovascular disease and death. *Diabetologia, 55*, 2895–2905.

66 Rothman, A. J. (2000). Toward a theory-based analysis of behavioral maintenance. *Health Psychol., 19* (1, suppl), 64–69.

67 Falk, E. B. et al. (2015). Self-affirmation alters the brain's response to health messages and subsequent behavior change. *Proc Natl Acad Sci USA, 112*, 1977–1982.

68 Tugade, M. M. et al. (2004). Psychological resilence and positive emotional granularity: examining the benefits of positive emotions on coping and health. *J Pers Assess., 72*, 1161–1190.

69 Brawley, L. R. et al. (2000). A group-mediated cognitive-behavioral intervention for increasing adherence to physical activity in older adults. *J Appl Biobehav Res., 5*, 47–65.

70 Rejeski, W. J. et al. (2003). Older adults with chronic disease: Benefits of group-mediated counseling in the promotion of physically active lifestyles. *Health Psychol., 22*, 414–423.

71 Rejeski, W. J. et al. (2011). Translating weight loss and physical activity programs into the community to preserve mobility in older, obese adults in poor cardiovascular health. *Arch Intern Med., 171*, 880–886.

72 McDermott, M. M. et al. (2012). The Group Oriented Arterial Leg Study (GOALS) to improve walking performance in patients with peripheral arterial disease. *Contemp Clin Trials, 33*, 1311–1320.

73 Rejeski, W. J. et al. (2009). The Lifestyle Interventions and Independence for Elders Pilot (LIFE-P): 2-year follow-up. *J Gerontol A Biol Sci Med Sci., 64*, 462–467.

74 Marsh, A. P. et al. (2013). The Cooperative Lifestyle Intervention Program-II (CLIP-II): design and methods. *Contemp Clin Trials, 36*, 382–393.

75 Neff, K. (2003). Self-compassion: an alternative conceptualization of a healthy attitude toward oneself. *Self Identity, 2*, 85–101.

76 Neff, K. D. et al. (2007). Self-compassion and adaptive psychological functioning. *J Res Pers., 41*, 139–154.

77 Rejeski, W. J. et al. (2014). A group-mediated, home-based physical activity intervention for patients with peripheral artery disease: effects on social and psychological function. *J Transl Med., 12*, 29.

78 Focht, B. C. et al. (2014). The Individualized Diet and Exercise Adherence Pilot Trial (IDEA-P) in prostate cancer patients undergoing androgen deprivation therapy: study protocol for a randomized controlled trial. *Trials, 15*, 354.

79 Byrne, E. A., Fleg, J. L., Vaitkevicius, P. V., Wright, J., Porges, S. W. (1996). Role of aerobic capacity and body mass index in the age-associated decline in heart rate variability. *J Appl Physiol., 81*, 743–750.

80 Kok, B. E., & Fredrickson, B. L. (2010). Upward spirals of the heart: Autonomic flexibility, as indexed by vagal tone, reciprocally and prospectively predicts positive emotions and social connectedness. *Biol Psychol., 85*, 432–436.

81 Cozolino, L. (2010). *The Neuroscience of Psychotherapy*. New York: Norton.

82 Sapolsky, R. M. et al. (1985). Prolonged glucocorticoid exposure reduces hippocampal neuron number: implications for aging. *J Neurosci., 5*, 1222–1227.

83 LeDoux, J. E. (1994). Emotion, memory and the brain. *Sci Am., 270*(6), 50–57.

84 Bandura, A. (1991). Self-efficacy mechanism in physiological activation and health-promoting behavior. In: J. Madden (Hrsg.), *Neurobiology of Learning, Emotion, and Affect.* S. 229–269. New York: Raven.

85 Carlson, L. E. (2012). Mindfulness-based interventions for physical conditions: A narrative review evaluating levels of evidence. *ISRN Psychiatry, 2012*, 651583.

86 Tang, Y. Y. et al. (2009). Central and autonomic nervous system interaction is altered by short-term meditation. *Proc Natl Acad Sci USA*, 106, 8865–8870.

87 Wu, S. D., & Lo, P. C. (2008). Inward-attention meditation increases parasympathetic activity: A study based on heart rate variability. *Biomed Res., 29*, 245–250.

88 Morris, B. A. et al. (2012). Posttraumatic growth after cancer: The importance of health-related benefits and newfound compassion for others. *Support Care Cancer, 20*, 749–756.

89 Danhauer, S. C. et al. (2015). Trajectories of posttraumatic growth and associated characteristics in women with breast cancer. *Ann Behav Med., 49*, 650–659.

KAPITEL 6 Literatur

Bargh, J. A. (2014). Our unconscious mind: Unconscious impulses and desires impel what we think and do in ways Freud never dreamed of. *Scientific American, 310*(1), 32–39.

Berns, G. (2005). *Satisfaction: The science of finding true fulfillment.* New York: Henry Holt.

Bowlby, J. (1988). A secure base. London: Routledge; dt. (1995): *Elternbindung und Persönlichkeitsentwicklung.* Heidelberg: Dexter.

Flores, P. (2010). Group psychotherapy & neuroplasticity. *International Journal of Group Psychotherapy, 60*, 546–570.

Fonagy, P. et al. (2002). *Affect regulation, mentalization and the development of the self.* New York: Other Press; dt. (2004): *Affektregulierung, Mentalisierung und die Entwicklung des Selbst.* Stuttgart: Klett-Cotta.

Grossmark, R., & Wright, F. (2015). *The one and the many: Relational approaches to group psychotherapy.* New York: Routledge.

Johnson, S. (2008). *Hold me tight.* New York: Little Brown; dt. (2011): *Halt mich fest.* Paderborn: Junfermann.

Norcross, J. C. (2001). *Psychotherapy relationships that work.* New York: Oxford University Press.

Ormont, L. (1992). *The group therapy experience.* New York: St. Martin's.

Porges, S. W. (1995). Orienting in a defensive world: Mammalian modifications of our evolutionary heritage. A Polyvagal Theory. *Psychophysiology, 32*(4), 301–318; dt. (2010): Orientierung in einer Welt voller Feinde. In: *Die Polyvagal-Theorie.* S. 43–82. Paderborn: Junfermann.

Porges, S. W. (2007). The Polyvagal Perspective. *Biological Psychology, 74*(2), 116–143. doi: 10.1016/j.biopsycho.2006.06.009

Porges, S. W. (2011). *The Polyvagal Theory: Neurophysiological foundations of emotions, attachment, communication, and self-regulation.* New York: Norton; dt. (2010): *Die Polyvagal-Theorie. Neurophysiologische Grundlagen der Therapie.* Paderborn: Junfermann.

Porges, S. W. (2015). Play as a neural exercise: Insights from the Polyvagal Theory. In: D. Pearce-McCall (Hrsg.), *The power of play for mind brain health.* S. 3–7. http://mindgains.org/ – Dt.: Kapitel 2 dieses Buchs

Porges, S. W., Doussard-Roosevelt, J. A., Portales, A. L., & Greenspan, S. I. (1996). Infant regulation of the vagal »brake« predicts child behavior problems. *Developmental Psychobiology, 29*(8), 697–712; dt. (2010): Die Regulation der Vagusbremse bei Säuglingen … In: *Die Polyvagal-Theorie.* S. 109–127. Paderborn: Junfermann.

Rutan, J. S. et al. (2014). *Psychodynamic group psychotherapy.* (5. Aufl.) New York: Guilford.

Schore, A. N. (2003). *Affect regulation and the repair of the self.* New York: Norton; dt. (2007): *Affektregulation und die Reorganisation des Selbst.* Stuttgart: Klett-Cotta.

Siegel, D. L. (1999). *The developing mind.* New York: Guilford; dt. (2006): *Wie wir werden die wir sind.* Paderborn: Junfermann.

Stern, D. N. (1995). *The motherhood constellation.* New York: Basic Books; dt. (1998): *Die Mutterschaftskonstellation.* Stuttgart: Klett-Cotta.

van der Kolk, B. (2014). *The body keeps the score.* New York: Penguin; dt. (2015): *Verkörperter Schrecken: Traumaspuren in Gehirn, Geist und Körper und wie man sie heilen kann.* Lichtenau: G. P. Probst Verlag.

Yalom, I. D., & Leszcz, M. (2005). *The theory and practice of group psychotherapy.* (5. Aufl.) New York: Basic Books; dt. (1974): *Gruppenpsychotherapie.* München: Kindler.

KAPITEL 7 Literatur

Aragona, B. J., & Wang, Z. (2009). Dopamine regulation of social choice in a monogamous rodent species. *Frontiers in Behavioral Neuroscience*, 3, 15. http://dx.doi.org/10.3389/neuro.08.015.2009

Bales, K. L. et al. (2004). Both oxytocin and vasopressin may influence alloparental behavior in male prairie voles. *Hormones and Behavior*, 45, 354–361. http://dx.doi.org/10.1016/j.yhbeh.2004.01.004

Bales, K. L. et al. (2007). Oxytocin has dose-dependent developmental effects on pair-bonding and alloparental care in female prairie voles. *Hormones and Behavior*, 52, 274–279. http://dx.doi.org/10.1016/j.yhbeh.2007.05.004

Barrett, J., & Fleming, A. S. (2011). All mothers are not created equal: Neural and psychobiological perspective on mothering and the importance of individual differences. *Journal of Child Psychology and Psychiatry*, 52, 368–397. http://dx.doi.org/10.1111/j.1469-7610.2010.02306.x

Beetz, A. et al. (2012). Psychosocial and psychophysiological effects of human-animal interactions: The possible role of oxytocin. *Frontiers in Psychology*, 3, 234. http://dx.doi.org/10.3389/fpsyg.2012.00234

Bosch, O. J., & Neumann, I. D. (2012). Both oxytocin and vasopressin are mediators of maternal care and aggression in rodents: From central release to sites of action. *Hormones and Behavior*, 61, 293–303. http://dx.doi.org/10.1016/j.yhbeh.2011.11.002

Brunton, P. J., & Russell, J. A. (2008). The expectant brain: Adapting for motherhood. *Nature Reviews Neuroscience*, 9, 11–25. http://dx.doi.org/10.1038/nrn2280

Cacioppo, J. T., & Patrick, W. (2008). *Loneliness: Human nature and the need for social connection*. New York: Norton.

Carter, C. S. (1998). Neuroendocrine perspectives on social attachment and love. *Psychoneuroendocrinology*, 23, 779–818. http://dx.doi.org/10.1016/S0306-4530(98)00055-9

Carter, C. S. (2007). Sex differences in oxytocin and vasopressin: Implications for autism spectrum disorders? *Behavioural Brain Research*, 176, 170–186. https://doi.org/10.1016/j.bbr.2006.08.025

Carter, C. S. (2014). Oxytocin pathways and the evolution of human behavior. *Annual Review of Psychology*, 65, 17–39. https://doi.org/10.1146/annurev-psych-010213-115110

Carter, C. S., DeVries, A. C., & Getz, L. L. (1995). Physiological substrates of mammalian monogamy: The prairie vole model. *Neuroscience and Biobehavioral Reviews*, 19, 303–314. http://dx.doi.org/10.1016/0149-7634(94)00070-H

Carter, C. S., Grippo, A. J., Pournajafi-Nazarloo, H., Ruscio, M. G., & Porges, S. W. (2008). Oxytocin, vasopressin and sociality. *Progress in Brain Research*, 170, 331–336. http://dx.doi.org/10.1016/S0079-6123(08)00427-5

Carter, C. S. et al. (2009). Consequences of early experiences and exposure to oxytocin and vasopressin are sexually dimorphic. *Developmental Neuroscience*, 31, 332–341. http://dx.doi.org/10.1159/000216544

Cho, M. M., DeVries, A. C., Williams, J. R., & Carter, C. S. (1999). The effects of oxytocin and vasopressin on partner preferences in male and female prairie voles (*Microtus ochrogaster*). *Behavioral Neuroscience*, 113, 1071–1079. http://dx.doi.org/10.1037/0735-7044.113.5.1071

Danalache, B. A. et al. (2010). Oxytocin-Gly-Lys-Arg: A novel cardiomyogenic peptide. *PLoS ONE*, 5(10), e13643. http://dx.doi.org/10.1371/journal.pone.0013643

Donaldson, Z. R., & Young, L. J. (2008). Oxytocin, vasopressin, and the neurogenetics of sociality. *Science*, 322, 900–904. http://dx.doi.org/10.1126/science.1158668

Feldman, R. (2012). Oxytocin and social affiliation in humans. *Hormones and Behavior*, 61, 380–391. http://dx.doi.org/10.1016/j.yhbeh.2012.01.008

Ferris, C. F. (2008). Functional magnetic resonance imaging and the neurobiology of vasopressin and oxytocin. *Progress in Brain Research, 170*, 305–320. http://dx.doi.org/10.1016/S0079-6123(08)00425-1

Grippo, A. J., Trahanas, D. M., Zimmerman, R. R., Porges, S. W., & Carter, C. S. (2009). Oxytocin protects against negative behavioral and autonomic consequences of long-term social isolation. *Psychoneuroendocrinology, 34*, 1542–1553. http://dx.doi.org/10.1016/j.psyneuen.2009.05.017

Handlin, L. et al. (2011). Short-term interaction between dogs and their owners – effects on oxytocin, cortisol, insulin and heart rate. *Anthrozoös, 24*, 301–315. http://dx.doi.org/10.2752/175303711X13045914865385

Headey, B., & Grabka, M. M. (2007). Pets and human health in Germany and Australia. *Social Indicators Research, 80*, 297–311. http://dx.doi.org/10.1007/s11205-005-5072-z

Headey, B. et al. (2008). Pet dogs benefit owners' health: A »natural experiment« in China. *Social Indicators Research, 87*, 481–493. http://dx.doi.org/10.1007/s11205-007-9142-2

Judd, L. L. et al. (2014). Adverse consequences of glucocorticoid medication: Psychological, cognitive, and behavioral effects. *The American Journal of Psychiatry, 171*, 1045–1051. http://dx.doi.org/10.1176/appi.ajp.2014.13091264

Karelina, K., & DeVries, A. C. (2011). Modeling social influences on human health. *Psychosomatic Medicine, 73*, 67–74. http://dx.doi.org/10.1097/PSY.0b013e3182002116

Kenkel, W. M., Paredes, J., Yee, J. R., Pournajafi-Nazarloo, H., Bales, K. L., & Carter, C. S. (2012). Neuroendocrine and behavioural responses to exposure to an infant in male prairie voles. *Journal of Neuroendocrinology, 24*, 874–886. http://dx.doi.org/10.1111/j.1365-2826.2012.02301.x

Kenkel, W. M. et al. (2013). Autonomic substrates of the response to pups in male prairie voles. *PLoS ONE, 8*(8), e69965. http://dx.doi.org/10.1371/journal.pone.0069965

Keverne, E. B. (2006). Neurobiological and molecular approaches to attachment and bonding. In: C. S. Carter, L. Ahnert, K. E. Grossman, S. B. Hrdy, M. E. Lamb, S. W. Porges & N. Saschser (Hrsg.), *Attachment and bonding: A new synthesis.* S. 101–118. Cambridge: MIT Press.

Landgraf, R., & Neumann, I. D. (2004). Vasopressin and oxytocin release within the brain: A dynamic concept of multiple and variable modes of neuropeptide communication. *Frontiers in Neuroendocrinology, 25*(3/4), 150–176. http://dx.doi.org/10.1016/j.yfrne.2004.05.001

MacLean, E. L., & Hare, B. (2015). Dogs hijack the human bonding pathway. *Science, 348*, 280–281. http://dx.doi.org/10.1126/science.aab1200

Meyer-Lindenberg, A. et al. (2011). Oxytocin and vasopressin in the human brain: Social neuropeptides for translational medicine. *Nature Reviews Neuroscience, 12*, 524–538. http://dx.doi.org/10.1038/nrn3044

Nagasawa, M. et al. (2009). Dog's gaze at its owner increases owner's urinary oxytocin during social interaction. *Hormones and Behavior*, *55*, 434–441. http://dx.doi.org/10.1016/j.yhbeh.2008.12.002

Nagasawa, M. et al. (2015). Oxytocin-gaze positive loop and the coevolution of human-dog bonds. *Science*, *348*, 333–336. http://dx.doi.org/10.1126/science.1261022

Norman, G. J. et al. (2011). Oxytocin increases autonomic cardiac control: Moderation by loneliness. *Biological Psychology*, *86*, 174–180. http://dx.doi.org/10.1016/j.biopsycho.2010.11.006

Odendaal, J. S., & Meintjes, R. A. (2003). Neurophysiological correlates of affiliative behaviour between humans and dogs. *Veterinary Journal*, *165*, 296–301. http://dx.doi.org/10.1016/S1090-0233(02)00237-X

Olff, M. (2012). Bonding after trauma: On the role of social support and the oxytocin system in traumatic stress. *European Journal of Psychotraumatology*, *3*. http://dx.doi.org/10.3402/ejpt.v3i0.18597

Olmert, M. D. (2009). *Made for each other: The biology of the human-animal bond.* Cambridge: Da Capo Press.

Pedersen, C. A., & Prange, A. J., Jr. (1979). Induction of maternal behavior in virgin rats after intracerebroventricular administration of oxytocin. *Proceedings of the National Academy of Sciences, USA*, *76*, 6661–6665. http://dx.doi.org/10.1073/pnas.76.12.6661

Porges, S. W. (1998), Love: An emergent property of the mammalian autonomic nervous system. *Psychoneuroendocrinology*, *23*(8), 837–861; dt. (2010): Liebe: Eine emergente Eigenschaft des Autonomen Nervensystems von Säugetieren. In: *Die Polyvagal-Theorie.* S. 173–192. Paderborn: Junfermann.

Porges, S. W. (2011). *The Polyvagal Theory: Neurophysiological foundations of emotions, attachment, communication, and self-regulation.* New York: Norton; dt. (2010): *Die Polyvagal-Theorie.* Paderborn: Junfermann.

Pournajafi-Nazarloo, H. et al. (2013). Exposure to chronic isolation modulates receptors mRNAs for oxytocin and vasopressin in the hypothalamus and heart. *Peptides*, *43*, 20–26. http://dx.doi.org/10.1016/j.peptides.2013.02.007

Rehn, T. et al. (2014). Dogs' endocrine and behavioural responses at reunion are affected by how the human initiates contact. *Physiology & Behavior*, *124*, 45–53. http://dx.doi.org/10.1016/j.physbeh.2013.10.009

Romero, T. et al. (2014). Oxytocin promotes social bonding in dogs. *Proceedings of the National Academy of Sciences, USA*, *111*, 9085–9090. http://dx.doi.org/10.1073/pnas.1322868111

Russell, J. A. et al. (2003). The magnocellular oxytocin system, the fount of maternity: Adaptations in pregnancy. *Frontiers in Neuroendocrinology*, *24*, 27–61. http://dx.doi.org/10.1016/S0091-3022(02)00104-8

Szeto, A. et al. (2008). Oxytocin attenuates NADPHdependent superoxide activity and IL-6 secretion in macrophages and vascular cells. *American Journal of Physiology, Endocrinology and Metabolism*, *295*, E1495–E1501. http://dx.doi.org/10.1152/ajpendo.90718.2008

Williams, J. R., Insel, T. R., Harbaugh, C. R., & Carter, C. S. (1994). Oxytocin administered centrally facilitates formation of a partner preference in female prairie voles (*Microtus ochrogaster*). *Journal of Neuroendocrinology*, *6*, 247–250. http://dx.doi.org/10.1111/j.1365-2826.1994.tb00579.x

Winslow, J. T., Hastings, N., Carter, C. S., Harbaugh, C. R., & Insel, T. R. (1993). A role for central vasopressin in pair bonding in monogamous prairie voles. *Nature*, *365*, 545–548. http://dx.doi.org/10.1038/365545a0

Zhang, L. et al. (2012). Hypothalamic vasopressin system regulation by maternal separation: Its impact on anxiety in rats. *Neuroscience*, *215*, 135–148. http://dx.doi.org/10.1016/j.neuroscience.2012.03.046

KAPITEL 8 Literatur

Porges, S. W. (2005). The vagus: A mediator of behavioral and visceral features associated with autism. In: M. L. Bauman & T. L. Kemper (Hrsg.), *The neurobiology of autism*. S. 65–78. Baltimore: Johns Hopkins University Press.

Porges, S. W. et al. (2013). Respiratory sinus arrhythmia and auditory processing in autism: Modifiable deficits of an integrated social engagement system? *Int. J. Psychophysiol.*, *88*(3), 261–270.

Porges, S. W. et al. (2014). Reducing Auditory Hypersensitivities in Autistic Spectrum Disorder: Preliminary Findings Evaluating the Listening Project Protocol. *Frontiers in Pediatrics*. 2(3), 80; dt.: Kapitel 9 dieses Buches.

KAPITEL 9 Anmerkungen

1 Coleman, M., Gillberg, C. (1985). *The Biology of the Autistic Syndromes*. New York: Praeger.

2 Dissanayake, C., & Sigman, M. (2001). Attachment and emotional responsiveness in children with autism. In: L. Masters Glidden (Hrsg.), *International Review of Research in Mental Retardation: Autism*. S. 239–266. San Diego: Academic Press.

3 Frith, U., & Baron-Cohen, S. (1987). Perception in autistic children. In: D. J. Cohen et al. (Hrsg.), *Handbook of Autism and Pervasive Developmental Disorders*. S. 85–102. New York: John Wiley & Sons.

4 Hayes, R., & Gordon, A. (1977). Auditory abnormalities in autistic children. *Lancet*, 2, 767. doi: 10.1016/S0140-6736(77)90278-1

5 Klin, A. (1992). Listening preferences in regard to speech in 4 children with developmental disabilities. *J Child Psychol Psychiatry, 33*, 763–769. doi: 10.1111/j.1469-7610.1992.tb00911.x

6 Lockyer, L., & Rutter, M. (1969). A five-to-fifteen year follow-up study of infantile psychosis: III. Psychological aspects. *Br J Psychiatry, 115*, 865–882. doi: 10.1192/bjp.115.525.865

7 Mundy, P. (1995). Joint attention and social-emotional approach behavior in children with autism. *Dev Psychopathol., 7*, 63–82. doi: 10.1017/S0954579400006349

8 Rosenhall, U. et al. (1999). Autism and hearing loss. *J Autism Dev Disord., 29*, 349–357. doi: 10.1023/A:1023022709710

9 Čeponienė, R. et al. (2003). Speech-sound selective auditory impairment in autism: can perceive but do not attend. *Proc Natl Acad Sci USA, 100*, 5567–5572. doi: 10.1073/pnas.0835631100

10 Dawson, G. (1988). Cerebral lateralization in autism: Clues to its role in language and affective development. In: D. L. Molfese & S. J. Segalowitz (Hrsg.), *Brain Lateralization in Children*. S. 437–461. New York: Guilford.

11 Gage, N. M. et al. (2003). Cortical auditory system maturational abnormalities in children with autism disorder: An MEG investigation. *Brain Res Dev Brain Res., 144*, 201–209. doi: 10.1016/S0165-3806(03)00172-X

12 Gervais, H. et al. (2004). Abnormal cortical voice processing in autism. *Nat Neurosci., 7*, 801–802. doi: 10.1038/nn1291

13 Khalfa, S. et al. (2004). Increased perception of loudness in autism. *Hear Res., 198*, 87–92. doi: 10.1016/j.heares.2004.07.006

14 Maziade, M. et al. (2000). Prolongation of brainstem auditory-evoked responses in autistic probands and their unaffected relatives. *Arch Gen Psychiatry, 57*, 1077–1083. doi: 10.1001/archpsyc.57.11.1077

15 Smith, D. E. et al. (1988). Conductive hearing loss in autistic, learning disabled, and normal children. *J Autism Dev Disord, 18*, 53–65. doi:10.1007/BF02211818

16 Tecchio, F. et al. (2003). Auditory sensory processing in autism: A magnetoencephalographic study. *Biol Psychiatry, 54*, 647–654. doi: 10.1016/S0006-3223(03)00295-6

17 Thivierge, J. et al. (1990). Brainstem auditory evoked response and subcortical abnormalities in autism. *Am J Psychiatry, 147*, 1609–1613.

18 Marco, J. E. et al. (2011). Sensory processing in autism: a review of neurophysiologic findings. *Pediatr Res., 69*, 48–54. doi: 10.1203/PDR.0b013e3182130c54

19 Khalfa, S. et al. (2002). Psychometric normalization of a hyperacusis questionnaire. *ORL J Otorhinolaryngol Relat Spec.*, 64, 436–442. doi: 10.1159/000067570

20 Borg, E., & Counter, S. A. (1989). The middle-ear muscles. *Sci Am., 261*, 74–80. doi: 10.1038/scientificamerican0889-74

21 Liberman, C. M., & Guinan, J. J. (1998). Feedback control of the auditory periphery: anti-masking effects of middle ear muscles vs. olivocochlear efferents. *J Commun Disord, 31*, 471–483. doi: 10.1016/S0021-9924(98)00019-7

22 Zwislocki, J. J. (2002). Auditory system: peripheral nonlinearity and central additivity, as revealed in the human stapedius-muscle reflex. *Proc Natl Acad Sci USA, 99*, 14601–14606. doi: 10.1073/pnas.222543199

23 Porges, S. W., & Lewis, G. F. (2010). The polyvagal hypothesis: Common mechanisms mediating autonomic regulation, vocalizations and listening. In: S. M. Brudzynski (Hrsg.), *Handbook Of Mammalian Vocalization.* Vol. 19, S. 255–264. London: Elsevier; dt. (2010): Die Polyvagal-Hypothese. In: *Die Polyvagal-Theorie.* S. 213–224. Paderborn: Junf.

24 Kryter, K. D. (1962). Methods for the calculation and use of the articulation index. *J Acoust Soc Am.*, 34, 1689–1697. doi: 10.1121/1.1909094

25 American National Standards Institute (1997). *ANSI S3.5-1997: Methods for Calculation of the Speech Intelligibility Index.* New York: Acoustical Society of America.

26 Hanks, W. D., & Rose, K. J. (1993). Middle ear resonance and acoustic immittance measures in children. *J Speech Hear Res., 36*, 218–222.

27 Schiaffino, S., & Reggiani, C. (2011). Fiber types in mammalian skeletal muscles. *Physiol Rev., 91*, 1447–1531. doi: 10.1152/physrev.00031.2010

28 Porges, S. W. (2005). The vagus: a mediator of behavioral and visceral features associated with autism. In: M. L. Bauman & T. L. Kemper (Hrsg.), *The Neurobiology of Autism.* S. 65–78. Baltimore: Johns Hopkins University Press.

29 Porges, S. W. (2007). The Polyvagal Perspective. *Biol Psychol., 74*(2), 116–143. doi: 10.1016/j.biopsycho.2006.06.009

30 Lord, C. et al. (1994). Autism diagnostic interview-revised: A revised version of a diagnostic interview for caregivers of individuals with possible pervasive developmental disorders. *J Autism Dev Disord, 24*, 659–685. doi: 10.1007/BF02172145

31 American Psychiatric Association (1994). *Diagnostic and Statistical Manual of Mental Disorders.* (4. Aufl.) Washington: American Psychiatric Association.

32 World Health Organization (1992). *International Classification of Diseases.* (10. Aufl.) Genf: World Health Organization.

33 Bazhenova, O. V. et al. *The Social Interaction Coding Scale (SICS)* (unveröffentl.).

34 Lord, C. et al. (2000). The autism diagnostic observation schedule – generic: A standard measure of social and communication deficits associated with the spectrum of autism. *J Autism Dev Disord, 30*(3), 205–223. doi: 10.1023/A:1005592401947

35 Seibert, J. M. et al. (1982). Assessing interactional competencies: the early social-communication scales. *Infant Ment Health J.*, 3, 244–258.

36 Bettison, S. (1996). The long-term effects of auditory training on children with autism. *J Autism Dev Disord, 26*, 361–374. doi: 10.1007/BF02172480

37 Porges, S. W., Macellaio, M., Stanfill, S. D., McCue, K., Lewis, G. F., Harden, E. R. et al. (2013). Respiratory sinus arrhythmia and auditory processing in autism: Modifiable deficits of an integrated social engagement system? *Int J Psychophysiol., 88*, 261–270. doi: 10.1016/j.ijpsycho.2012.11.009

38 Keith, R. W. (1986). *SCAN: A Screening Test for Auditory Processing Disorders*. San Antonio: Harcourt Brace.

39 Keith, R. W. (2000). *SCAN: A Screening Test for Auditory Processing Disorders in Children – Revised*. San Antonio: Harcourt Brace.

40 Berard, G. (1993). *Hearing Equals Behavior*. New Canaan: Keats.

41 Tomatis, A. A. (1991). *The Conscious Ear: My Life of Transformation Through Listening*. Barrytown: Station Hill Press.

42 Edelson, S. M. et al. (1999). Auditory integration training: A double blind study of behavioral and electrophysiological effects in people with autism. *Focus Autism Other Dev Disabl., 14*, 73–81. doi: 10.1177/108835769901400202

43 Rimland, B., & Edelson, S. M. (1995). Brief report: a pilot study of auditory integration training in autism. *J Autism Dev Disord, 25*, 61–70. doi: 10.1007/BF02178168

44 Gillberg, C. et al. (1997). Auditory integration training in children with autism. *Autism, 1*, 97–100. doi: 10.1177/1362361397011009

45 Kershner, J. R. et al. (1990). Two-year evaluation of the Tomatis listening training program with learning disabled children. *Learn Disabil Q, 13*, 43–53. doi: 10.2307/1510391

46 Mudford, O. C. et al. (2000). Auditory integration training for children with autism: no behavioral benefits detected. *Am J Ment Retard, 105*, 118–129.

47 Zollweg, W. et al. (1997). The efficacy of auditory integration training. *Am J Audiol., 6*, 39.

48 Gilmor, T. (1999). The efficacy of the Tomatis method for children with learning and communication disorders. *Int J Listening, 13*, 12–23. doi: 10.1080/10904018.1999.10499024

49 Lewis, G. F., & Porges, S. W. (2012). *US Patent Application No. WO2012082721 A2*. Washington: U. S. Patent and Trademark Office.

50 Porges, S. W., & Lewis, G. F. (2013). *US Patent Application No. 13/992,450*. Washington: U.S. Patent and Trademark Office.

KAPITEL 10 Literatur

Porges, S. W. (2017). *Die Polyvagal-Theorie und die Suche nach Sicherheit. Gespräche und Reflexionen*. Lichtenau: G. P. Probst Verlag.

ANHANG Literatur

Cabrera, A., Kolacz, J., Pailhez, G., Bulbena-Cabre, A., Bulbena, A., & Porges, S. W. (2018). Assessing body awareness and autonomic reactivity: Factor structure and psychometric properties of the Body Perception Questionnaire Short Form (BPQ SF). *International Journal of Methods in Psychiatric Research*, *27*(2), e1596.

Dobzhansky, T. (1962). *Mankind evolving.* New Haven: Yale University Press; dt. (1965): *Dynamik der menschlichen Evolution*. Frankfurt: S. Fischer.

Dobzhansky, T. (1973). Nothing in biology makes sense except in the light of evolution. *The American Biology Teacher*, *35*(3), 125–129.

Hess, W. (1949). The Central Control of the Activity of Internal Organs. https://www.nobelprize.org/prizes/medicine/1949/hess/lecture/ [Abruf: 5.6.2017].

Jackson, J. H. (1884). The Croonian lectures on evolution and dissolution of the nervous system. *British Medical Journal, 1*(1215), 703–707. doi: 10.1016/s0140-6736(02)23422-4

Kolacz, J., Dale, L., Nix, E., Lewis, G. F., & Porges, S. W. (unveröffentl.). Trauma History Predicts Self-Reported Autonomic Reactivity and Psychological Wellbeing during the COVID-19 Pandemic.

Porges, S. W. (1993). *Body perception questionnaire.* Laboratory of Developmental Assessment, University of Maryland.

Porges, S. W. (1995). Orienting in a defensive world: Mammalian modifications of our evolutionary heritage. A Polyvagal Theory. *Psychophysiology, 32*(4), 301–318; dt. (2010): Orientierung in einer Welt voller Feinde. In: *Die Polyvagal-Theorie.* S. 43–82. Paderborn: Junfermann.

Porges, S. W. (2003). Social engagement and attachment. *Annals of the New York Academy of Sciences, 1008*(1), 31–47; dt. (2010): Soziales Engagement und Bindung. In: *Die Polyvagal-Theorie.* S. 193–209. Paderborn: Junfermann.

Porges, S. W. (2004). Neuroception: A subconscious system for detecting threats and safety. *Zero to Three (J), 24*(5), 19–24; dt. (2010): Neurozeption. In: *Die Polyvagal-Theorie.* S. 29–41. Paderborn: Junfermann.

Porges, S. W. (2007). The Polyvagal Perspective. *Biological Psychology, 74*(2), 116–143. doi: 10.1016/j.biopsycho.2006.06.009

Porges, S. W. (2009). The Polyvagal Theory: New insights into adaptive reactions of the autonomic nervous system. *Cleveland Clinic Journal of Medicine, 76*, S86; dt. (2010): Die Polyvagal-Theorie: Neue Erkenntnisse über adaptive Reaktionen des ANS. In: *Die Polyvagal-Theorie.* S. 83–91. Paderborn: Junfermann.

Personen- und Stichwortverzeichnis

O, P, Q

R

V, W

Y

Z

Über Stephen W. Porges

Dr. Stephen W. Porges ist *Distinguished University Scientist* an der Indiana University Bloomington, wo er die *Traumatic Stress Research Initiative* im *Kinsey Institute* leitet. Er ist Professor der Psychiatrie an der University of North Carolina, emeritierter Professor der University of Illinois in Chicago, wo er im Department of Psychiatry das *Brain-Body Center* geleitet hat, und emeritierter Professor der University of Maryland, wo er Leiter des Department of Human Development sowie des *Institute for Child Study* war.

Stephen Porges ist ehemaliger Präsident der *Society for Psychophysiological Research* sowie der *Federation of Associations in Behavioral and Brain Sciences.* Er hat einen *Research Scientist Development Award* des National Institute of Mental Health empfangen.

Zu seinen Publikationen zählen mehr als 250 im Peer-Review-Verfahren begutachtete wissenschaftliche Aufsätze in den Bereichen Anästhesiologie, Intensivmedizin, Ergonomie, Trainingsphysiologie, Gerontologie, Neurologie, Geburtshilfe, Kinderheilkunde, Psychiatrie, Psychologie, Raumfahrtmedizin und Substanzmißbrauch.

Im Jahre 1994 hat Stephen Porges die Polyvagal-Theorie vorgestellt, die den Zusammenhang zwischen der Entwicklung des Autonomen Nervensystems bei Wirbeltieren und der Entstehung sozialen Verhaltens beschreibt. Die Polyvagal-Theorie hat Erkenntnisse über die Vermittlung von Symptomen ermöglicht, die bei verschiedenen behavioralen, psychischen und physischen Störungen und Erkrankungen auftreten. Die Formulierung der Polyvagal-Theorie hat die Entstehung von Forschungsprojekten und Behandlungsverfahren gefördert, die der Bedeutung des physiologischen Zustandes und der Verhaltensregulation für den Ausdruck verschiedener psychischer Störungen Rechnung tragen, und sie hat eine theoretische Grundlage für Untersuchungen über die Behandlung von Streß und Traumata geschaffen.

Eine ausführliche Präsentation sämtlicher lieferbaren und geplanten Titel unseres Verlages finden Sie im Internet unter *www.gp-probst.de*

STEPHEN W. PORGES IM G. P. PROBST VERLAG – weitere Titel

Band 29 – Porges: *Die Polyvagal-Theorie und die Suche nach Sicherheit* (5. Aufl.)
Band 38 – Porges & Dana (Hrsg.): *Klinische Anwendungen der Polyvagal-Theorie*
Band 59 – Porges & Porges: *Sicherheit und Heilung finden*

TITELLISTE – AUSWAHL

Band 02 – Emerson & Hopper: *Trauma-Yoga* (5. Aufl.)
Band 03 – Williams & Poijula: *Das PTBS-Arbeitsbuch* (3. Aufl.)
Band 04 – Rosengren: *Arbeitsbuch Motivierende Gesprächsführung* (3. Aufl.)
Band 12 – Putnam: *Handbuch Dissoziative Identitätsstörung* (2. Aufl.)
Band 13 – Scaer: *Das Trauma-Spektrum* (2. Aufl.)
Band 17 – Paulsen: *Trauma und Dissoziation mit neuen Augen sehen* (2. Aufl.)
Band 23 – van der Kolk: *Verkörperter Schrecken* (9. Aufl.)
Band 24 – Emerson: *Trauma-Yoga in der Therapie* (2. Aufl.)
Band 32 – Steele et al.: *Die Behandlung traumabasierter Dissoziation* (2. Aufl.)
Band 34 – Schwartz: *Arbeitsbuch Komplexe PTBS* (2. Aufl.)
Band 35 – Najavits: *Trauma, Sucht und die Suche nach Sicherheit* (2. Aufl.)
Band 36 – Dana: *Die Polyvagal-Theorie in der Therapie* (3. Aufl.)
Band 40 – Mischke-Reeds: *Somatische Psychotherapie – ein Werkzeugkasten* (2. Aufl.)
Band 42 – Schwartz & Maiberger: *EMDR-Therapie und Somatische Psychologie*
Band 43 – Dana: *Arbeiten mit der Polyvagal-Theorie* (2. Aufl.)
Band 44 – Dana: *Leben mit der Polyvagal-Theorie*
Band 45 – Delahooke: *Mehr als Verhalten* (2. Aufl.)
Band 46 – Schwartz: *Vom Trauma genesen – ein Übungsbuch*
Band 50 – Fisher: *Traumaspuren transformieren*
Band 51 – Dana: *Flipchart Polyvagal-Theorie* (2. Aufl.)
Band 53 – Schwartz: *Die Praxis der Behandlung komplexer PTBS*
Band 54 – Anderson: *Traumata überwinden mit der IFS-Therapie*
Band 55 – Sanders & Thompson: *Die Polyvagal-Theorie und die Entwicklung des Kindes*
Band 56 – Schwartz: *Therapeutisches Yoga und Polyvagal-Theorie*
Band 57 – Delahooke: *Brain-Body Parenting*
Band 58 – Truitt: *Die heilende Macht des Self-Havening*
Band 60 – Ackermann & Fiebig: *Über das Herz zur Polyvagal-Theorie*